医療の質
用語事典

監　修

飯田　修平
飯塚　悦功
棟近　雅彦

日本規格協会

医療の質用語事典編集委員会

監　修	飯田　修平	財団法人東京都医療保健協会練馬総合病院院長
	飯塚　悦功	東京大学大学院工学系研究科化学システム工学専攻教授
	棟近　雅彦	早稲田大学理工学術院理工学部経営システム工学科教授
委員長	飯田　修平	財団法人東京都医療保健協会練馬総合病院院長
委　員	飯塚　悦功	東京大学大学院工学系研究科化学システム工学専攻教授
	池田　俊也	慶應義塾大学医学部医療政策・管理学教室専任講師
	黒田　幸清	財団法人日本規格協会審査登録事業部審査計画センター所長
	竹下　正生	財団法人日本規格協会理事
	田村　誠	日本ガイダント株式会社副社長
	水流　聡子	東京大学大学院工学系研究科化学システム工学専攻助教授
	冨田　信也	株式会社クロス・ロード代表取締役社長
	永井　庸次	株式会社日立製作所水戸総合病院院長
	長谷川友紀	東邦大学医学部社会医学講座医療政策・経営科学分野教授
	前原　泰則	BSIマネジメントシステムジャパン株式会社 製品認証事業本部本部長
	光籐　義郎	JUKI株式会社中央技術研究所技術統括部長
	棟近　雅彦	早稲田大学理工学術院理工学部経営システム工学科教授
	村上　美好	（元）済生会横浜市南部病院看護部長
	柳川　達生	財団法人東京都医療保健協会練馬総合病院副院長

（敬称略，委員50音順，所属は発刊時）

まえがき

　経済不況をはじめ，閉塞感が蔓延し，先行きが不透明である．また，産業区分を問わず，不祥事，事故，倒産等多くの問題が露呈している．医療においては，医療事故や医事紛争などの問題も多く，医療不信は深刻な社会問題となっている．これらを，"質問題"と考えると，その解決には，質管理（質マネジメント）（Quality Management）の考え方や手法が有用である．

　しかし，"医療は特殊である"あるいは"質管理は医療には適用しにくい"という考え方が医療界にも質管理界にもあり，医療界への質管理の導入は困難である．その理由は，相互理解の努力が不足しているだけではなく，理解しようにも相互の分野の用語や概念の理解が困難だからである．また，同じ用語を用いても，定義や意味が異なる場合が多いからである．

　本事典出版の目的は，医療と質管理の相互の基本的な用語や概念を統一して標準的用語解説の基盤とし，医療界への質管理，総合的質経営・総合的質マネジメント（TQM: Total Quality Management）の展開を推進することである．本事典出版の背景として，1999年12月，第69回品質管理シンポジウムにおいて"良いものを効率的に作ることを要請された時代"から"付加価値の高い製品・サービスや事業を創出することを要請される時代"への変化に対応できるTQMを，原点を見据えて構築し，他の優れたマネジメント技術と共同し，日本社会の再生に貢献しなければならないことを主旨とする"箱根宣言"が採択されたことがあげられる．産官学が協力して，日本ものづくり・人づくり質革新機構が設立された（2000年）．その医療部会（第8部会）では，ISO 9000医療版を検討した．経済産業省の平成15(2003)年度"保健医療福祉分野における標準化事業"の"ISO 9000の取得支援に関する調査研究"のなかの"ISO 9001のQMS調査研究委員会"と日本品質管理学会の"医療の質保証用語特別委員会"が協力して"医療の質保証用語集"（報告書別冊）を作成した．筆者は両委員会の委員長を担当し，医療および質管理の両分野に見識と経験のある委員を選定した．

　"医療の質保証用語集"では，数多くの質管理および医療の質に関する文

献調査から,上記の目的を実現するために必要と思われる用語を抽出した.その結果,約1800語が抽出されたが,さらに重要と思われる200語を抽出し,45グループ77用語についてその意味を解説した.解説の内容記述の基本方針は,"正確さ"を追求することよりも"分かりやすさ"を第一優先とした.すなわち,ある質管理用語が,医療現場のどのような局面で使用される可能性が高いのかを想定し,その局面における使用に役立つような内容とすることに注力して執筆した.

医療の質用語事典編集委員会で,編集方針と執筆要綱を決めた.事典としての"正確さ"と"分かりやすさ"に留意し,特に,医療関係者に理解しやすく,実務に活用することができるように,具体的な事例あるいは状況設定をした.用語は,"医療の質保証用語集"の検討過程および資料を参考にし,医療および質管理の基本的重要用語を追加し,内容もさらに充実させて,122語を選択した.そして,執筆方法は,用語ごとに医療界と質管理界から1名ずつ計2名が執筆を担当し,相互に内容をチェックした上で元原稿とした.

監修方法は,基本的概念や様式を統一するために,次のように修正を繰り返した.監修者3名(飯田,飯塚,棟近)がそれぞれすべての用語を検討し,ついで監修者が一堂に会して一語ずつ審議した.その審議結果を受けて用語ごとに監修者のいずれかが書き直し,さらに監修者が一堂に会して検討することを繰り返した.結果として,分量・内容ともに各執筆者の原稿を大幅に変更した部分が多いことと,出版が遅れたことをご容赦いただきたい.

超多忙な編集委員会委員および監修者の全面的なご協力に感謝申し上げる.また,編集担当の末安いづみ氏には,原稿の整理と多くの示唆だけでなく,進捗が遅れがちなところを叱咤激励いただいたことに感謝したい.

先行きが不透明で,意思決定が困難な時期にこそ,基本に戻って考える必要がある.経営の基本とは質の向上であり,質を機軸にした経営,総合的質経営(TQM)を導入することが近道である.

質管理を導入しようとする病院関係者およびそれを支援する質管理関係者が本事典を参考にして,さらに連携を進めていただければ幸いである.

2005年8月

医療の質用語事典編集委員会委員長　飯田　修平

目　次

まえがき　3
凡　例　12

第1章　基本概念

●質

質　14
医療の質　20
医療経営の質　22
組織の質　24
設計の質・適合の質　26
当たり前品質・魅力品質　29
QOL　31
適合・不適合　33
質マネジメント　35
質保証　37

●顧客・要求

顧客　42
顧客指向・顧客重視　44
要求事項　46
患者の権利　48

●製品・サービス

製品・サービス　50
医療　52
診療　55
看護　57
薬剤関連業務　59

●組織

組織とその経営　61
経営理念　64
専門職と組織管理　66
責任・権限　68
人的資源の管理　70
委員会・プロジェクトの運営　72
インフラストラクチャー　74

- ●管理
  - PDCA サイクル　76
  - 事実に基づく管理　78
  - 根拠に基づいた医療　80
  - プロセス重視　82
  - プロセスアプローチ　84
  - 重点指向　88
  - 管理技術　90
  - SQC　93
  - 後工程はお客様　95
  - 指標　97
  - 満足度　99
  - アウトプット・アウトカム　101
  - 病院管理指標　103
  - 臨床指標　105
  - 信頼性　107
  - 有効性・効率　110
  - 質ロス　112
  - ばらつき　114

- ●改善
  - 改善　117
  - 問題解決　120

- ●その他
  - 質マネジメントの歴史　122
  - CSR　127
  - 説明責任　129
  - 情報開示・情報公開　131
  - 医療制度　133
  - 医療保険制度　135

第2章　質マネジメント

- ●マネジメントシステム
  - マネジメントシステム　138
  - 質マネジメントシステム　140
  - TQM　142
  - 経営改善プログラム　145
  - 質マネジメントの原則　149
  - 医療連携　152
  - チーム医療　154

● 質マネジメント(QM)要素・管理

- 日常管理　156
- 方針管理　158
- 経営要素管理　160
- 工程管理　162
- 生産管理　164
- 購買管理　166
- 原価管理　169
- 日程管理　171
- プロジェクトマネジメント　173
- QC工程表　175
- 労働安全衛生　178
- PL　180
- 製品実現　182
- 設計・開発　184
- 診療計画　186
- インフォームドコンセント　188
- 不適合処置　190
- 検査　192
- 品質監査　194
- 監査プログラム　197
- 検証・妥当性確認・レビュー　200
- 症例検討会　202
- 疾病管理　204
- 臨床試験　206
- トレーサビリティ　208

● 文書化・標準化

- 文書化　210
- 質マネジメントシステム文書　213
- 診療記録　216
- 標準・標準化　218
- 医療における標準化　221
- 作業標準（書）　224
- クリニカルパス　226
- 標準病名とコーディング　229
- ケースミックス　231
- 国家規格・国際規格　232
- 質マネジメントシステム規格　235
- ISO 9001に固有な要求事項　238
- ナレッジマネジメント　241

第3章　医療安全

医療事故　244
リスクマネジメント（危険管理）　246
医療事故分析　249
医療安全推進　253
ヒューマンファクター・ヒューマンエラー　255

第4章　運用・推進技術

5S　260
QCサークル　262
人材開発　264
教育訓練　266
医療における教育・研修　268
臨床研修　270
人事考課　273
質マネジメント推進団体　275
医療の質関連組織　278
第三者評価　282
質マネジメントシステム審査登録制度　284
品質賞　287

第5章　手法・技法

QC手法　290
QCストーリー　294
統計的方法　296
QC七つ道具　299
新QC七つ道具　302
品質機能展開　306
FMEA・FTA　309
IE手法　314

参考文献　317
引用・参考規格　321
関連組織のウェブサイト　325
索　引　327

50音順目次

- **あ** IE手法　314
  - ISO 9001に固有な要求事項　238
  - アウトプット・アウトカム　101
  - 当たり前品質・魅力品質　29
  - 後工程はお客様　95
- **い** 委員会・プロジェクトの運営　72
  - 医療　52
  - 医療安全推進　253
  - 医療経営の質　22
  - 医療事故　244
  - 医療事故分析　249
  - 医療制度　133
  - 医療における教育・研修　268
  - 医療における標準化　221
  - 医療の質　20
  - 医療の質関連組織　278
  - 医療保険制度　135
  - 医療連携　152
  - インフォームドコンセント　188
  - インフラストラクチャー　74
- **え** SQC　93
  - FMEA・FTA　309
- **か** 改善　117
  - 看護　57
  - 監査プログラム　197
  - 患者の権利　48
  - 管理技術　90
- **き** QOL　31
  - QC工程表　175
  - QCサークル　262
  - QC手法　290
  - QCストーリー　294
  - QC七つ道具　299
  - 教育訓練　266
- **く** クリニカルパス　226
- **け** 経営改善プログラム　145
  - 経営要素管理　160
  - 経営理念　64
  - ケースミックス　231
  - 原価管理　169
  - 検査　192
  - 検証・妥当性確認・レビュー　200
- **こ** 工程管理　162
  - 購買管理　166
  - 5S　260
  - 顧客　42

	顧客指向・顧客重視　44		人的資源の管理　70
	国家規格・国際規格　232		信頼性　107
	根拠に基づいた医療　80		診療　55
さ	作業標準（書）　224		診療記録　216
し	CSR　127		診療計画　186
	事実に基づく管理　78	せ	生産管理　164
	質　14		製品・サービス　50
	疾病管理　204		製品実現　182
	質保証　37		責任・権限　68
	質マネジメント　35		設計・開発　184
	質マネジメントシステム　140		設計の質・適合の質　26
	質マネジメントシステム規格　235		説明責任　129
			専門職と組織管理　66
	質マネジメントシステム審査登録制度　284	そ	組織とその経営　61
			組織の質　24
	質マネジメントシステム文書　213	た	第三者評価　282
		ち	チーム医療　154
	質マネジメント推進団体　275	て	TQM　142
			適合・不適合　33
	質マネジメントの原則　149	と	統計的方法　296
	質マネジメントの歴史　122		トレーサビリティ　208
	質ロス　112	な	ナレッジマネジメント　241
	指標　97	に	日常管理　156
	重点指向　88		日程管理　171
	情報開示・情報公開　131	は	ばらつき　114
	症例検討会　202	ひ	PL　180
	新QC七つ道具　302		PDCAサイクル　76
	人材開発　264		ヒューマンファクター・ヒューマンエラー　255
	人事考課　273		
			病院管理指標　103

	標準・標準化　218	ま	マネジメントシステム　138
	標準病名とコーディング　229		満足度　99
	品質監査　194	も	問題解決　120
	品質機能展開　306	や	薬剤関連業務　59
	品質賞　287	ゆ	有効性・効率　110
ふ	不適合処置　190	よ	要求事項　46
	プロジェクトマネジメント　173	り	リスクマネジメント（危険管理）　246
	プロセスアプローチ　84		臨床研修　270
	プロセス重視　82		臨床試験　206
	文書化　210		臨床指標　105
ほ	方針管理　158	ろ	労働安全衛生　178

凡　例

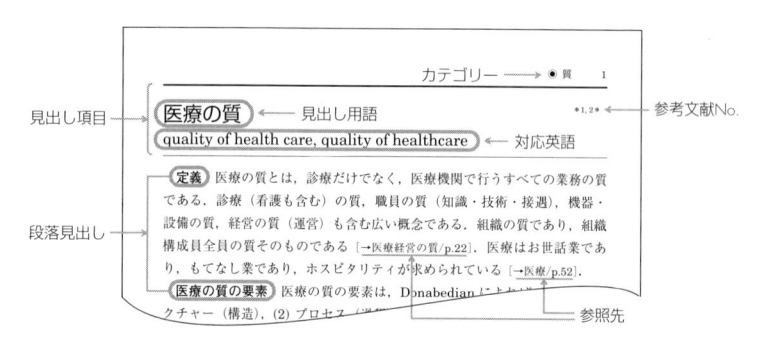

```
                                    カテゴリー ──→ ● 質    1

見出し項目 ──  医療の質  ← 見出し用語              *1, 2*  ── 参考文献No.
              quality of health care, quality of healthcare ← 対応英語

              定義 医療の質とは，診療だけでなく，医療機関で行うすべての業務の質
              である．診療（看護も含む）の質，職員の質（知識・技術・接遇），機器・
段落見出し ──  設備の質，経営の質（運営）も含む広い概念である．組織の質であり，組織
              構成員全員の質そのものである [→医療経営の質/p.22]．医療はお世話業であ
              り，もてなし業であり，ホスピタリティが求められている [→医療/p.52]．
              医療の質の要素 医療の質の要素は，Donabedian によると，(1) ストラ
              クチャー（構造），(2) プロセス（過程）         ── 参照先
```

見出し用語の収録順序

- 医療と質マネジメントの基本概念などを，体系立てて理解しやすいように配列した（体系的な配列）．見出し用語を 50 音順で検索したい場合は，50 音順目次（p.9）を利用されたい．

用語，記号

- 略称が一般的な場合には，それを見出し用語とする（例：TQM）．
- 見出し用語に対応する英語は，日本的なものなどでも監修者らの判断で表記した．
- 本文中の［→○○○○/p.xx］は，参照先（見出し用語とそのページ）を示す．
- 見出し項目の右上にある ＊x, x, x＊ は，参考文献No.を示す（p.317 参照）．

その他

- 理解を助けるために，原則として，段落に見出しをつけている．主な段落見出しには，次のものがある．
  定　義
  意　義
  質保証上の意義………質保証の観点から見出し用語の意義を説明．
  医療での適用…………見出し用語を医療分野に読み替えたり，どのように適用すべきかなどを説明．
  医療における意義……医療分野において，見出し用語のもつ意義は何かを説明．
  関連用語の説明
- 本事典では，原則として"品質"ではなく"質"を用いた．ただし，固有名詞，語感的な面などから"品質"とする場合もある．
- 本事典では，特に断りがない場合，ISO 9000 とは 2000 年版を指す．

第 1 章

基 本 概 念

質
quality

定義　質マネジメントの国際規格である ISO 9000 [→質マネジメントシステム規格/p.235] において，品質（質，quality）は "本来備わっている特性の集まりが要求事項を満たす程度" と定義されている．この定義で引用されている要求事項とは，"明示されている，通常暗黙のうちに了解されている，又は義務として要求されているニーズ若しくは期待" と定義されている．"本来備わっている特性" とは，価格，商品名などあとから付与される特性でなく，そのものが存在している限りもっている特性を意味する．"通常暗黙のうちに了解されている" とは，"明示はされていないが常識的に要求されており，提供側・受取側の双方が了解していると考えられる" という意味である [→要求事項/p.46]．この定義における重要概念は，"要求事項を満たす"，すなわち "ニーズ・期待を満たす" ということである．

ISO 9000 の 1994 年版（現行は 2000 年版）では，品質は "ある 'もの' の，明示された又は暗黙のニーズを満たす能力に関する特性の全体" と定義されていた．表現上は大きく変更されているように見えるが，本質的には "考慮の対象に対するニーズ・期待にかかわる特性の全体像" あるいは "考慮の対象がニーズや期待を満たす程度" という意味であり，"ニーズ・期待を満たす" ということが質の中核概念であると理解してよい．

質について考慮する対象としては，製品・サービスをはじめとして，プロセス，システム，人，経営，組織などどのようなものでも考えることができる．それぞれの考慮の対象に対するニーズ・期待にかかわる特性の全体像がその質ということになる．

質，品質　なお，"質" および "品質" は quality の訳語であり同義である．質の管理の主たる対象が有形の工業製品であった時代，"品物の質" というニュアンスがあっても問題ないことから "品質" は違和感なく使われ，またあらゆる対象の質的側面を意味するときにも違和感なく受け入れられていた．ところが質を考慮する対象が拡大して，特に "サービスの品質" という表現に対する強い違和感が指摘され，従来の品質と全く同じ意味で "質"

という用語が広く使われるようになってきた．意味が正しく伝わるのであれば，品質をやめて"質"に統一していくのがよいだろう．本事典においても，品質と称していた事実を表現するときや，固有名詞的に用いるときを除いて，基本的に"質"に置き換えて記述する．

顧客 次に，誰のニーズ・期待であるかが質概念の重要な関心事となる．製品・サービスの取引においては"顧客"[→顧客/p.42]のニーズ・期待ということになる．この意味で，質とは"顧客満足"あるいは"顧客満足度"であるという定義の仕方もあり得る．顧客の意味を，広義の受取手・受益者，さらにすべての関係者に拡大すると，利害関係者（ステークホルダー）の満足・受けとめ方という概念が生まれる．

意義 質の良し悪しは，製品・サービスに対する受取手の評価によって決まるということの，事実上最初の明確な表現は米国のJ.M. Juranによる"fitness for use"（使用適合性）である．この表現から，質とは実は，目的適合性，外的基準による評価の重視を示唆しており，目的指向の考え方にほかならない．提供側でなく受取手のニーズ・期待にあるという質概念の基盤には，"取引（財の移動）において受取手が取引対象の良し悪しを決める"という考え方がある．何らかの価値あるものが取引されて経済が成立するが，その取引されるものの価値は受取側が決めるという考え方である．

質保証・質経営上の意義 前述した意味での質を保証し，質のための経営，質中心の経営に焦点を当てるという質保証・質経営の思想，方法論において，質概念は極めて重要な意味をもつ．

原価，納期，必要投入時間などは，経営の視点から利益に直結するという意味で重要であるが，それらに比して"質"は根元的である．例えば，原価を下げること，早くすること，大量に作ることなどは普遍的に正しいとは限らないが，質をよくすることは，常に善なることである．質を活動目標の中心に据えることは，それ自体が正義であり，関与する人々にとっての求心力となり得る．この意味で，経営において，"質第一"を理念とすることの確かさは，疑いようがない．

質の良し悪しは顧客が決める，という哲学に従う行動原理が"顧客指向"である[→顧客指向・顧客重視/p.44]．取引においては，価値の受取手が満足し

なければ，その価値を提供し続けることはできない．それゆえ，顧客指向という原則は，事業の持続性を保証するものとして本質的である．狭い視野で，やや直截に経営の目的は利益であると考えたとしても，当然の帰結として質の重要性が強調される．利益をあげるためには，売上げを増し，原価を下げる必要がある．顧客に受け入れられること，すなわちよく売れることが質のよさであるから，質向上が売上増の方策の中心となる．原価を下げるためには，目的に適合する妥当な資源投入だけを行い，無駄・手戻りを減少することが必須で，これは結果を生み出すすべてのプロセスの質を上げることにほかならない．質中心経営が，安定した利益を約束する理由はこれらの点にある．

質を，あらゆる対象にかかわるニーズ・期待の総体であると考えると，経営のあらゆる側面および要素のレベル向上を図ることができる．質中心経営は，経営・管理の重要な結果である製品・サービスの質のために，経営のあらゆる面の質の維持と向上を図る経営アプローチということができる．プロセスの質と資源の質によって製品・サービスの質が確保でき，それによって顧客の満足を得て，結果として財務的な成功が得られ，それがまた質のための諸活動に投資されるという構図である．

質を効果的・効率的に獲得するための確かな方法は，科学性とシステム指向である．満足な結果を得るためには，それが得られるような条件を整える必要がある．因果は常に同じように働くから，そのメカニズムを知り，よい結果が得られるように状況を設定すればよい．その際，事実に基づく論理的な思考によって，結果とそれを生み出す条件の関係に関する法則を知る科学的方法論が有効である．こうして得られた根拠ある知識に基づき，結果に影響を与えるシステム（プロセスと資源）に着目し，その要素に求められることを明確にし，そのように整え最適化を図る．これがシステム指向である．

医療での適用　質にかかわる概念や方法論の一般性ゆえに，それは医療分野においても適用可能である．むしろこれまでのアプローチを振り返り再構築するために，質という視点から医療のあるべき姿，そのためになすべきことを考察することは有効である．

医療における質の意味を深く理解するためには，"顧客"と"製品"を明確に定義することがポイントである．顧客を患者およびその関係者と考える

と，医療の質とは，患者およびその関係者に提供される医療サービス全体の質であって，より具体的には，治療前後における患者の状態の変化に関する，医療サービスの受取手の要望・期待をどの程度満たすかを表現する特性の全体となる [→医療の質/p.20]．顧客をより広く定義すれば，医療の質は，地域・社会にとってのニーズ・期待を満たす程度にまで拡大される．

医療の質について考えるにあたり，その構成要素を考察することが必要であり，また有用でもある．例えば，医療の質のうち，"診療の質" [→診療/p.55] は，健康のアウトカム，看護の質 [→看護/p.57]，検査の質，診療指針・計画の質，その実施プロセスの質，診療行為の質などから構成される．診療に付帯するサービスの質には，患者への応対，待ち時間などがある．

質の基本関連概念：顧客，製品　質を論じるためには，誰に提供されるのか，何に関するものかを明確にしなければならない．提供されるものが広義の"製品" [→製品・サービス/p.50] であり，その製品の受取手が"顧客"である．受取手の立場で，その対象に対するニーズ・期待の総体を構造化して理解することによって，製品を通して顧客に提供すべき"質"が定義される．

関連用語の説明：質の対象　質を考慮する対象にかかわる顧客（目的）を正しく認識することによって，様々な対象に対する質的側面を考察することができる．すなわち，"業務の質"，"プロセスの質"，"システムの質"，"組織の質"，"経営の質" [→組織の質/p.24] という表現で，その対象に何が望まれ，いかにあるべきかを考察することができる．"医療の質"，"医療経営の質" [→医療経営の質/p.22] という概念も重要で，医療や医療経営にかかわる多様な関係者（顧客）のニーズ・期待の総体を意味することになり，医療における多くの問題・課題に取り組む原点とすることができる．

関連用語の説明：質の評価主体　質を評価する主体を考察することによって，"顧客満足" [→満足度/p.99, 顧客指向・顧客重視/p.44]，"商品価値"，"社会的質"という概念が生まれる．製品・サービスについて顧客に提供され評価される側面を強調するとき"商品"という用語を使うことがある．"商品価値"とは，顧客に提供する価値の総体としての商品の質を意味している．また，質の評価主体として社会を考えることもできる．顧客と供給者の二者間関係でなく，製品・サービスがその他の第三者に与える影響を考慮する必要

が生じて"社会的質"という概念が生まれた。公害，環境負荷などの被害，地域貢献・科学技術の進展など社会への貢献がその例である．

質の評価主体としての患者に焦点を当てた関連用語としては，"患者満足"，"患者指向"，"患者本位"，"患者中心"などがある．顧客満足に含まれる重要概念は，質の考慮対象である顧客（患者）の立場から良質といえる製品・サービス（医療サービス）の提供によって顧客が満足することである．そのために患者のニーズ・期待に焦点を当てるべきことが，患者指向，患者本位，患者中心という用語に込められている．

顧客を，製品・サービスを提供する対象としての組織の顧客（外部顧客）だけではなく，"後工程はお客様"［→後工程はお客様/p.95］という組織内部にも拡大する考え方がある．平易な表現に深遠な意味を込めた名言である．この表現は日本で生まれ，米国に紹介され"内部顧客"という概念が生まれた．

関連用語の説明：質評価・質要素　質に何が求められ，それがどのように実現されるか，さらにそれらがどのような要素から構成されるかという関心から，要求品質，質要素，質展開，質特性，真の質特性，代用特性，狭義の（品）質，広義の（品）質，質水準，質目標などの用語が使われる．

"要求品質"とは，（顧客による）ニーズ・期待の総体である．質の構成要素を"質要素"という．質要素には，機能，性能，信頼性，安全性，操作性，経済性などがある．対象の質要素を構造化表現したもの，あるいは構成要素を明らかにするために分析・展開することを"質展開"という．

質評価の対象となる性質・性能を"質特性"という．要求品質を直接把握・測定して評価することが難しいとき，質を決定付けていると想定される特性を用いて評価することが行われる．代用特性とは，要求される質特性を直接測定することが困難なためその代用として用いるその他の質特性である．これに対し代用特性を通して把握したいと考えている質特性を"真の質特性"という．代用特性によって把握できる質特性の全貌を"狭義の質"，真の質特性の全体像を"広義の質"ということがある．これらは，製品・サービスが有する特性について，顧客が認知した特徴がその製品・サービスの質であるという思想に基づくものである．また，質特性によって把握できる質のよさの程度を"質水準"といい，その目標を"質目標"という．

質はニーズにかかわる概念であるが,そのニーズが顕在していないこともある.ニーズを抱く主体自らがそのニーズに気づかない場合や,製品・サービスの提供側が顧客のニーズの全貌を知覚できずまた構造化できないこともあり得る.顕在化しているニーズを"顕在ニーズ",そうでないニーズを"潜在ニーズ"という [→要求事項/p.46].潜在ニーズに,存在はするが知覚・認知されていないニーズという意味に加えて,今は存在があいまいだが将来その存在が明確になるかもしれないニーズという意味を含めることがある.

考慮の対象についての物理的特性の充足度や優秀さと,心理的特性の関係の考察から提案される概念が,"当たり前品質・魅力品質" [→当たり前品質・魅力品質/p.29] である.機能・性能などについて,物理的特性があるレベルにないと不満を感じるが,優れていても特に満足は感じないような質要素を"当たり前品質"という.逆に,物理的特性が劣っていても特に不満は感じないが,優れていると満足を感じるような質要素を"魅力品質"という.

質はニーズ・期待への"適合"に関係しており,設計の質,適合の質,製造の質,計画の質,実施の質という概念がある [→設計の質・適合の質/p.26]."設計の質"とは,(顧客の)ニーズ・期待が製品・サービスの仕様にどの程度反映されているかの程度である.これに対し,現実に実現した製品・サービスがその仕様にどの程度適合しているかを表す概念を"製造の質","適合の質"という.目的がどの程度達成できたかという見方をすれば,設計の質とは"計画の質",適合の質とは"実施の質"にほかならない.

質を実現するためのマネジメントにかかわる用語として,"質保証" [→質保証/p.37],"質管理","質マネジメント" [→質マネジメント/p.35] などがある.また,これらのマネジメントのためのシステムにかかわる用語として,"質保証システム" [→質保証/p.37],"質マネジメントシステム" [→質マネジメントシステム/p.140] など,さらに質を中核に置いた包括的な経営モデル,経営アプローチとして,"TQM","総合的質マネジメント","総合質経営" [→TQM/p.142] がある.質を達成するために様々な思想,哲学,方法論が有効で,例えば,"PDCAサイクル","プロセス重視","事実に基づく管理","改善","重点指向","標準・標準化","プロセスアプローチ" などがある.意味,意義については,それぞれの項を参照されたい.

医療の質 [*1,2*]
quality of health care, quality of healthcare

定義 医療の質とは，診療だけでなく，医療機関で行うすべての業務の質である．診療（看護も含む）の質，職員の質（知識・技術・接遇），機器・設備の質，経営の質（運営）も含む広い概念である．組織の質であり，組織構成員全員の質そのものである［→医療経営の質/p.22］．医療はお世話業であり，もてなし業であり，ホスピタリティが求められている［→医療/p.52］．

医療の質の要素 医療の質の要素は，Donabedianによれば，(1)ストラクチャー（構造），(2)プロセス（過程），(3)アウトカム（結果）［→アウトプット・アウトカム/p.101］である．

(1) 構造とは，①建物・設備，②仕組み・制度であり，(2) 過程とは，①技術，すなわち適切性，②人間関係，すなわち信頼と安心，③快適性，すなわち気持ちよさであり，(3) 結果とは，①診療の効果・成績，②経済性，すなわち費用対効果である．

別の切り口では，①診療（技術・能力・成果），②付帯サービス（設備・接遇・その他），③提供体制（制度・組織・運営），④経済性（費用対効果・効率性・支払制度）である．

質の評価 評価には，自己評価と他者評価があり，他者評価には当事者評価と第三者評価がある．できる限り，多くの立場の評価を総合して判断することが必要である．同じ項目，同じ基準で評価することが望ましい．患者満足度は，他者評価かつ当事者評価である．医療における第三者評価としては，病院機能評価，医療の質奨励賞，ISO 9001がある．新聞や雑誌などの医療機関ランキングは必ずしも妥当ではないものが多い．

質保証上の意義 質保証活動において必要な事項は，①質重視の概念，すなわち顧客指向・患者指向の概念，②目的を達成するためには，個人の能力や努力も重要であるが，それらを統合的に管理して，仕組みとして定着させること，③医療提供の現場の職員全員が参画できるように，組織をあげた活動をすること，④ミス，トラブル，事故等の不具合を教訓にして，改善の努力をすること，⑤高度先進（特殊な）医療も必要であるが，一般的な医療

（当たり前のこと）を当たり前に行うこと，である．

　これらの事項に留意した経営が重要である［→医療経営の質/p.22］．

　医療および医療の質を広義に捉えてはじめて，質向上につながる［→医療/p.52］．すなわち，医学・医療の急速な進歩によって，複雑化・高度化・専門分化が進み，専門資格職・専門部署が多くなったが，部門・部署・職種の壁が厚いままである．一方，顧客としての患者の要求水準はとどまるところなく上昇し続けている．

　また，医療においては，結果としての診療成績が最も重要な要素であるが，結果だけではなくその経過も重要である［→アウトプット・アウトカム/p.101］．診断・治療の過程でのできばえが，最終結果に影響するだけではなく，それぞれの業務や行為自体が患者に評価される．すなわち，全過程を通しての質保証が求められているのである．これはサービス業に共通することである．

　したがって，医療を適切かつ円滑に行うためには，他の分野よりも，組織的運営が重要である．組織医療とは，チーム医療であり，診療部門と支援部門を含めた，すべての部門横断的な連携をいう［→チーム医療/p.154］．"後工程はお客様"を医療に当てはめると，患者だけではなく，職員・同僚もお客様（内部顧客）という考え方が必要である．

　質向上と質保証　質向上は，標準化と継続的向上によって行われる．その達成のためには，組織をあげて MQI（Medical Quality Improvement：医療の質向上活動）を実践しなければならない．総合的質経営，総合的質マネジメント（TQM: Total Quality Management）である［→TQM/p.142］．

　まず第一に行うべき事項は，医療従事者の質向上，すなわち，教育・研修の充実である［→医療における教育・研修/p.268］．また，質向上の成果を評価し，保証するためには，明確かつ合理的な指標，基準や標準などが必要である［→医療における標準化/p.221］．

医療経営の質

1,2

quality of health care management, quality of healthcare management

定義 医療経営の質とは,医療機関全体の質,総合的質をいう.すなわち,①診療(経過・結果),②組織管理(人事労務・労働安全衛生・施設設備・安全・環境),③経営指標(財務),④職員(能力・態度・成果),⑤患者満足(苦痛軽減・診療成績・時間・経済性)であり,医療の質向上のために経営システムの質を上げることが重要である.

関連用語の説明 経営とは,営利か非営利かに関係なく,すべての組織の運営であり,組織管理をいう.有限の資源を活用して,組織の目的を達成するために行う活動である.医療とは,医療機関の運営,医療機関における業務のすべてをいう[→医療/p.52].病院とは,組織的,科学的に,機能に応じて,適切,効率的に良質の医療を提供する病床をもつ医療機関をいう(医療法第1条の2).組織とは,同じ目的を達成するために,協働する集団(複数の人あるいは組織)をいう.チームともいう.

留意すべき事項 "医療は特殊である"から"経営"を考えてはいけない[→医療/p.52],"医療は非営利である"から"利益"を考えてはいけない,赤字でもよい医療をするべきである,よい医療をすれば赤字になる,赤字は国が補填するべきである,と考える人が多い.しかし,医療は特殊ではなく,組織管理の面では一般産業・企業と共通する部分のほうが多い[→医療の質/p.20].一般産業・企業から学ぶことが多い.反対に,医療から一般企業に発信する事項も多い.

医療経営の社会的背景 我が国の医療保険制度は,原則としてすべての国民が加入する国民皆保険制度であり,大部分は医療保険による診療(保険診療)が行われている.医療が一般産業と異なる点は,医療保険制度すなわち診療報酬制度で公定価格が決められており,収入に関しては社会主義ともいえるものである.それに対して,支出に関しては資本主義の自由市場である.

社会制度構造改革の一環として,医療制度改革が医療費抑制策として推し進められている.医療費(経費)を抑制しつつ質の向上を目指すことは,至難のわざである.今,必要なことは,国民や患者が求める医療の水準を規定

し，それに必要な資源，すなわち費用の負担を誰がするかを決めることである．医療経営においても，経済原理が働くことを明言しなければならない．

医療経営における質向上　質重視を経営戦略，すなわちTQM（総合的質経営，総合的質マネジメント）として，MQI（医療の質向上活動）を実施する必要がある．なぜ質の向上かといえば，個の尊重，価値観の多様化によって，患者要求水準が向上し，限りない期待の上昇があるからである．医療は，規制が厳しく，競争原理が働かず，非効率，すなわち，無駄が多い，また，患者が選択するための情報を得にくいと指摘されている．一方では，医療事故をはじめとする医療機関の運営上の問題が指摘され，医療の質，すなわち，医療機関の総合的な経営の質が問われている．

規制緩和，公正な競争原理の導入，経営の効率化，公私の役割分担の明確化，受益と負担の関連，すなわち，自己責任を果たすことが求められている．

医療経営の構造（図）は複雑であり，すべての関係者の満足を得ることは困難である．

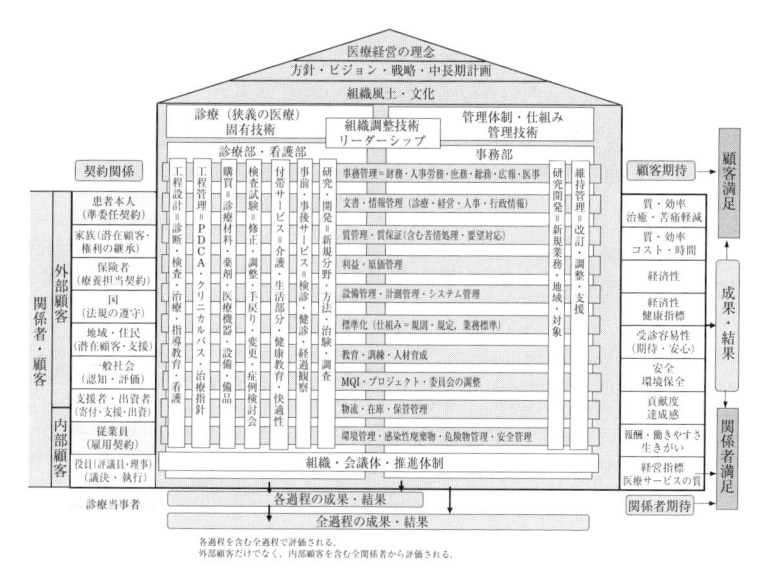

図　医療経営の構造

組織の質
quality of organization

定義 組織の質とは，顧客を中心とするすべての利害関係者（ステークホルダー）の視点からの製品やサービスを提供する組織活動（経営）全体の質をいう．すなわち，組織経営の質（経営品質）である［→組織とその経営/p.61］．

意義 組織の構成要素は，理念・目的，構成員，活動範囲，資源，仕組みである［→専門職と組織管理/p.66，医療経営の質/p.22，組織とその経営/p.61］．したがって，組織の質とは，各構成要素に関する質と，これらの要素を活用して運用した結果の組織全体の質である．病院の組織の例を図1に示す．

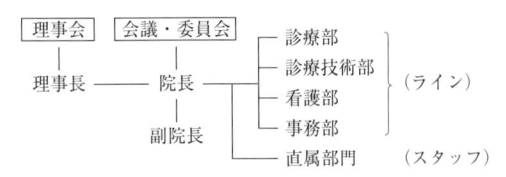

図1 病院の組織

組織は，理念・目的・方針に基づいて継続的に活動し，それぞれの組織風土を形成する．活動の前提として，社会一般の常識，倫理，規制などがある．組織構成員には，職業人としての専門技術，管理職には管理技術が求められる［→専門職と組織管理の図/p.66］．そして，組織構成員は，場面場面に応じて各人の役割，すなわち，リーダーシップ（指導・調整技術）を発揮しなければならない（図2）．

リーダーシップ交代理論

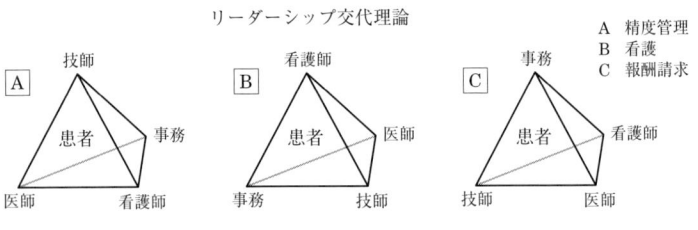

A 精度管理
B 看護
C 報酬請求

図2 組織の正四面体理論

経営品質の概念は，既に Juran の "*Managerial Breakthrough*"（1964）に見られるが，衆目を集める契機となったのは，米国の経済再興のために制定された MB 賞（マルコム・ボルドリッジ国家品質賞）である（1987）．MB 賞は，経営品質で成果をあげた企業を国家表彰するものである．特長は，顧客の視点からの経営全体の質（経営品質）を客観的に評価する考え方にある．企業は徹底した顧客重視と質重視の経営革新を行い，競争力を高め，1990 年代の米国経済復活の大きな要因となった．

また，TQM（総合的質マネジメント）も，組織の体質改善に有効なシステムである．

関連用語の説明 組織の定義は，"医療経営の質"（p.22）と "組織とその経営"（p.61）の項を参照されたい．

全体最適とは，①部門・部署ごとではなく，組織全体，②特定の職種や個人ではなく，組織構成員全体，③その企業や組織だけではなく，顧客や関係者を含めた，④短期ではなく，中長期の，⑤個客に限らず，多くの顧客あるいは潜在顧客の，⑥製品やサービスだけではなく，それを提供する仕組み，プロセス，組織構成員の質も含めた最適であり，⑦利益追求ではなく，質の高い製品やサービスを継続的に提供できるプロセスとしての組織風土や体制を重視する，などの広い範囲にわたる概念である．

医療における意義 医療機関における組織活動すべての質，①診療（経過・結果），②組織管理（人事労務・労働安全衛生・施設設備・安全・環境），③経営指標（財務），④職員（能力・態度・成果），⑤患者満足（苦痛軽減・診療成績・時間・経済性）である．医療経営の構造［→医療経営の質の図/p.22］は複雑で，すべての関係者の満足は困難であるが，達成の努力が必要である．

設計の質・適合の質
quality of design, quality of conformance

定義 設計の質とは，製造あるいはサービス提供の目標としてねらった質のことで，ねらいの質ともいう．適合の質とは，設計の質をねらって製造した製品の実際の質をいう．できばえの質，製造の質ともいう．

製品・サービスを提供するためには，顧客のニーズを踏まえて，どのようなコンセプトの製品・サービスにするか，そしてそれをどのような具体的な仕様にするかを決定する必要がある．前者を製品企画，後者を製品設計と呼ぶ．それぞれに対応する製品・サービスの質が，企画の質，設計の質である．

企画の質，設計の質は，製品・サービスをどのようなものにするか計画することであり，両者を合わせたものが計画の質である．計画の質は，顧客ニーズと実際の製品・サービスの仕様との差である．適合の質は，この計画と実際にできたものがどの程度差があるのかを示したものである．製品・サービスに限らず，業務においても計画の質，適合の質を当てはめることができる．業務の場合，適合の質は実行の質を意味する．設計の質と適合の質との関係を図に示す．

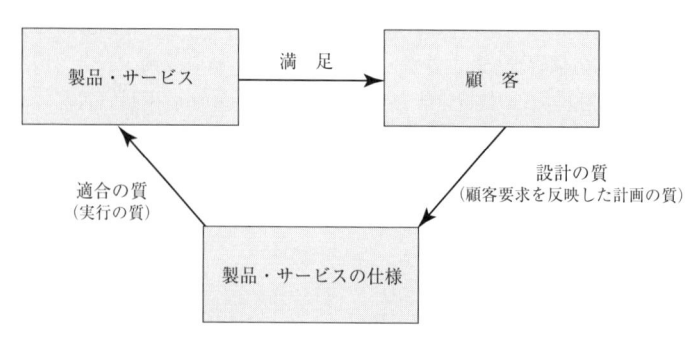

図 設計の質と適合の質との関係

意義 管理活動の対象である質には様々なものがあるが，1950 年代に日本に導入された QC（質管理）では，設計の質と適合の質の二つに分けて考

えていた．しかし，設計の質の設定の仕方が問題となり，要求品質と企画の質の概念が出てきた．設計の質は設計図面や仕様書などに記載される．適合の質は，できあがった製品を測定することによって設計の質にどれだけ適合しているかで評価される．したがって，設計の質はばらつくことはなく，適合の質は必ずばらつきをもつ．

適合の質は，設計の質にどれだけ適合しているかであり，設計の質に合致していればよい．適合の質は，ばらつきを小さくすることが重要である．しかし，設計の質，すなわちねらいの質自体が悪い場合には，製造の質のばらつきがなくても質がよいとはいえない．また，設計の規格の幅が広ければ，規格どおりであっても質がよいとはいえない．

設計の質をよくするには顧客の要求に適合した設計が必要であり，顧客の要求を無視した設計をすれば，製造の質はよくてもできあがった製品・サービスは顧客に受け入れられない．

関連用語の説明 要求品質とは，顧客が求める顕在的，潜在的質の総称である．顧客の生の声（原始データ）は明確でなく，論理的ではない場合が多いので，属性や条件等を分析して質の言葉に変換したものである．企画の質とは，要求品質に対する質目標である．QFD（品質機能展開）は，顧客の要求を要求品質として捉え，この要求品質から企画の質を設定し，顧客の要求に合致した設計の質を設定する方法である．

医療における意義 医療における設計の質とは，診断の質，治療計画の質である．また，診断，治療計画どおりに診断と治療が実施され，計画どおりの結果が得られた場合に適合の質がよいと判断できる．

しかし，医療は，不確実性，複雑性，個別性が強く，個々の症例における適合性を測定することは困難である．また，治療と診断が同時進行的に行われることもあるので，設計の質，適合の質を明確に区別することは困難なことが多い．

さらに，医療の特徴として，診断治療の経過における変更は常である．変更があった場合に，設計の質の不良なのか，あるいは適合の質の不良なのか，あるいは患者の状態の変化によるものなのかの判断が困難な場合が多い．設計か適合かを分けるよりも，患者状態に適応した診療をすることに注力すべ

きで，それが患者満足につながる．

　一方，診断，治療において，設計の質，適合の質を明確に区別できる場合もある．例えば，クリニカルパスは治療の計画を明示したものであり，設計の質が問われる．適合の質は，診療記録監査，症例検討会，臨床病理検討会，死因検討会などで評価される．

　医療においては，結果が悪い場合も多い．その典型的な例は，悪性腫瘍の再発あるいは死亡である．正しい診断と適切な治療を行っても，疾患の特性および進行度によっては，再発あるいは死亡する場合がある．患者の初診時の状態を勘案し，全経過における診断と治療の質を評価することが必要である．

　診断，治療のような試行錯誤的あるいは同時進行的ではない業務であれば，医療であれ他業種であれ，設計の質，適合の質の概念は適用可能である．与薬，検査，受付，会計などの業務であれば，その業務の目的は何か，どのように行うかに関する計画が，きちんと立案されなければならない．そして，何か不具合があった場合には，設計の質に問題があったのか，適合の質，すなわち実行の質に問題があったのかを明確にして，改善を図る必要がある．患者のニーズに適していたかどうかは，計画，すなわち設計の質に立ち返って改善することが重要である．

当たり前品質・魅力品質
must-be quality, attractive quality

2, 3

定義 当たり前品質とは，それが充足されれば当たり前と受けとめられるが，不充足ならば不満と受けとめられる質要素である．魅力品質とは，それが充足されれば満足を与えるが，不充足であってもしかたないと受けとめられる質要素である．

質に関する概念整理 W.A. Shewart (1931) は，"*Economic Control of Quality of a Manufactured Product*" で，質には客観的側面と主観的側面の二つの側面があるとした．狩野理論 (Kano Model) はこれを，物理的充足度と満足度とを二次元で図式化したものである．

狩野理論 狩野紀昭ら (1984) は，客観的（充足度）と主観的（満足度）の二次元的見方で当たり前品質があるという魅力品質理論を提案した．

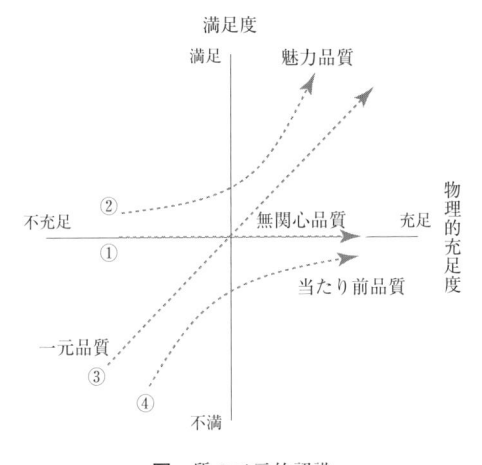

図　質の二元的認識

魅力品質のライフサイクル 狩野理論では，図に示すように，質に関して，顧客の認識が①→②→③→④へと変化していくという，魅力品質のライフサイクルを示唆している．

① 無関心品質：新規製品やサービスの提供の初期には，全く新規のものは理解されないので無関心である．
② 魅力品質：製造側・提供側が宣伝・広報に力を入れ，あるいは，口コミによって社会に広まる．新規の質要素が充足されれば満足するが，不充足に対しても何も感じない．
③ 一元品質：人々が繰り返しあるいは広範に使うことによって，そのよさが浸透し，価値が認められるとその質要素が不充足なものに対して不満を感じるようになり，充足の場合には満足と評価される．
④ 当たり前品質：商品やサービスが成熟すると，その質要素が不充足の場合には不満であるが，充足しても当たり前と評価される．

医療での適用 以上の①〜④を，医療で読み替えると次のとおりである．

当たり前品質：医療安全推進委員会を設置し，事故防止や継続的質向上の努力の結果，安全が確保され，安心して受診できることは，いまや当たり前品質である．また，正常な出産なども当たり前品質である．

魅力品質：夜間・時間外・休祭日であってもいつでも診てくれることは，魅力品質である．短時間で苦痛がなく，適切な診療が受けられ，すぐ回復することも，魅力品質である．

一元品質：外来診療における待ち時間と満足度は反比例し，一元品質といえる．

無関心品質：病院機能評価認定病院，臨床研修病院などの施設基準は，一般的な国民や患者にとっては，いまだ無関心品質の段階である．しかし，専門家にとってみれば，魅力品質から一元品質への移行段階である．また，病院内の教育・研修，質向上活動，各種委員会活動，あるいは，人事考課の実施などは，患者には見えないので，無関心品質である．

組織運営において，ライフサイクルのどの段階の質を重視するかが問題ではない．提供するサービスがどの段階に位置するかを認識することが重要である．

QOL
QOL, quality of life

定義　QOL（Quality of Life）の訳語には，生命の質，生活の質，人生の質などがある．医療においては，生活の質の概念で捉えられることが多い．QOLには，主観的（subjective）・客観的（objective），または，身体的（physical）・精神的（mental）・機能的（functional）という観点がある．主観的QOLは，満足度ともいえる．延命を最優先に考えてきた現代医療に対する反省として，患者の立場に立って，苦痛や障害の緩和といった生活の質（QOL）の側面に焦点を当てることの重要性が認識されるようになってきた．

医療におけるQOL　医療は，身体的な治療だけでなく，心理・精神・社会的なケアを提供し，患者の自然治癒力を引き出したり，患者が疾病と共存してよりよく生活できるように助ける役割も果たす．また，患者が医療に期待することは，単なる延命だけではなく，疾病による患者が望む生活への支障や影響を最小限に抑え，できる限りよりよく生きることのできる環境が提供されることでもある．したがって，生存率や臨床検査値のような旧来の臨床指標だけではなく，患者が感じるQOLを科学的妥当性・信頼性をもつ尺度で定量的に測定することによって，医療の質を多面的に評価し，質の改善に活かすことができる．

例えば，乳がん症例においては，根治度とQOLの関係が極めて重要である．すなわち，乳房の切除範囲とリンパ節郭清は，美容と反比例の関係にある．医学的には拡大手術（乳房切断）か縮小手術（乳房温存）かの選択が行われる．また，直腸がん症例においては，直腸切断・人工肛門造設か肛門温存手術かの選択が行われる．人工肛門造設では，人前での臭いの問題とともに，浣腸の煩わしさがある．一方，肛門温存手術をしても，手術中の直腸神経叢の損傷によって，排便の調節が困難になる場合がある．直腸神経叢の損傷をおそれて，リンパ節郭清が不十分になれば，再発の可能性が高くなる．

進行度と根治度のバランスは生存率に直接影響するので，術前診断は極めて重要である．また，放射線療法や化学療法（抗腫瘍剤）の併用療法も，入

院・通院期間や副作用などの問題もあり，選択には患者の要望も重視しなければならない．

患者の要望を考慮することも必要であるが，生存期間を短縮する結果にならないように，医学的情報を患者に開示し，専門職としての考えを伝えることも必要である．

QOL の構成要素 QOL を構成する要素には，身体的側面，心理的側面，役割／機能的側面，社会文化的側面，宗教的（スピリチュアル）な側面などがある．このように定性的な側面の強い QOL という状態を定量的に測定しようとする尺度開発の研究が進んでおり，特に健康面に焦点を当てたものを健康関連 QOL 尺度と呼ぶ．

なお，患者満足度も患者自身が感じ報告する評価尺度であるが，QOL とは区別して考えられるのが一般的である．

QOL 尺度：SF-36 健康を多次元で捉えて測定する健康関連 QOL 尺度として，SF-36（Short Form 36）が国際的に用いられている．SF-36 は，1970 年から 1980 年代に開発された身体や社会的機能を測定する尺度，健康に対する認識尺度，精神的な安寧を測定する尺度などの項目を基盤として，米国の MOS（Medical Outcomes Study）の研究者によって開発された．SF-36 は，身体機能・心の健康，日常役割機能（身体），日常役割機能（精神），身体の痛み，全体的健康感，活力，社会生活機能の 8 領域，36 項目から構成されている．

QOL 尺度：EQ-5D また，健康状態を単一の数値（効用値）として測定する健康関連 QOL 尺度として，EQ-5D（EuroQol 5 Dimensions）がある．EQ-5D は，欧州 5 か国の研究者グループによって開発された．EQ-5D は，移動の程度，身の回りの管理，普段の活動，痛み／不快感，不安／ふさぎ込みの 5 領域についてそれぞれ 3 段階で評価を行うことによって，完全な健康を 1，死亡を 0 とする目盛り上で健康状態を評価することができる．

SF-36 や EQ-5D のような，あらゆる病態・疾病を対象として用いることのできる包括的尺度だけではなく，特定の疾病を対象とした疾病特異的尺度も各領域で開発されてきている．

適合・不適合
conformity, nonconformity

4,5

定義 適合とは,"要求事項を満たしていること"である (ISO 9000).不適合とは,"要求事項を満たしていないこと"である.工業製品の代表的な不適合は,不良品である.製品に限らず,定められた要求事項に合わない行為,例えば標準に従わなかった,定められた手順を抜かしたなども不適合である.決められている処方箋の書き方を守らなかった,決められていた薬剤の監査を行わなかったなどは,標準手順を守らなかった不適合である.

関連用語の説明 質の定義は種々あるが,Juran の "fitness for use" という定義が最も明快である.すなわち,質とは顧客要求への適合である [→質/p.14].適合の度合いは満足度,すなわち具合のよさであり,不適合の度合いは不満足度,すなわち悪さ加減である.顧客要求に適合させるためには,不適合の有無とその程度を把握し,その原因と問題を分析することが必要である.

不適合の際の実施事項 不適合が発見された場合は,不適合処置を行う.不適合処置では,まず不適合の現象を取り除くための応急処置が必要である.その後,悪さ加減の程度と内容によって,改善の重点項目を絞り込み,改善目標・達成目標を定めて対策を実施する.この際,結果としての悪さ加減の修正だけではなく,プロセスの適合にまで改善・向上の努力を展開すること,すなわち,プロセスに対する是正処置,予防処置が必要である.是正処置は,検出された不適合またはその他の望ましくない状況の原因を除去する処置である.是正処置の目的は再発防止であるが,予防処置は発生を未然防止するためである.不適合の再発防止のための是正処置,予防処置が必要である [→不適合処置/p.190].

医療における適合評価 医療をはじめとするサービス業における(質の)適合評価は,最終の段階だけではなく,経過のすべてにおいて行われる.すなわち,作業レベル,機能レベル,職員,病院全体のそれぞれについて評価される.つまり,業務の質,職員の質,組織の質が問われている.また,医療提供側は,診断・治療の適否(適合・不適合)判断を,最終段階だけでは

なく，診療の経過中に，常に繰り返している．症例検討会，対診，診断的治療（治療への反応に基づく診断）などである．

医療での適合・不適合の規定の困難さ　医療における適合を規定することは，非常に難しい．患者本人（顧客）自身が要求事項を明確にし得ないので，"早く"，"楽に"，"安く" してほしいという抽象的表現しかできないことが多い．医師の診察と判断の結果，初めて何が問題（原因）であり，どのような検査や治療（対策）が必要であり，どのような経過で，どんな結果になる見込みか（到達目標・予後）が分かることが多いからである．また，その間の患者状態の変化が，疾患の経過によるものか，あるいは，医療提供側の不適合（ミス・過誤）によるものかの判断がつきにくい場合が多い．しかし，臨床検査室における，血液や尿などの生化学検査業務に限れば，流れ作業の工場と類似しており，適合・不適合を比較的明確にできる．法令，基準，手順などへの適合の評価は比較的容易である．

医療は，元来，疾病や苦痛等の問題や悩み（不具合）をもつ患者を対象としており，さらに，診断・治療そのものが侵襲であること，患者の個体差が大きいこと，生体は複雑であり反応が予測しがたいこと，などの特徴がある．医療における不適合とは，単に結果が悪いということではなく，明らかなミスや想定外の悪い結果をいう．ただし，想定外かどうかは現在の医療技術水準に依存することであり，どの技術水準にあるかは病院間，医療従事者間でかなりばらつきがあることである．このばらつきを減らす努力も必要であるが，技術水準を一意に決定することは困難である．したがって，何を不適合と捉えるかは，少なくとも病院内で議論し，コンセンサスを得て決定する必要がある．

インフォームドコンセントの重要性　医療では，結果が同じであっても，患者や家族への説明の仕方や内容が不適切であったためにトラブル（不適合）になる場合が多い．未然防止・予防処置として，事前に納得していただける説明をすることが重要である．すなわちインフォームドコンセントを適宜実施していくことが，トラブルの防止には不可欠である．

質マネジメント
quality management

定義 質マネジメントとは，買手の要求に合った質の品物またはサービスを効率的に作り出すための手段の体系のことである．組織が質のよい製品・サービスを提供するために行われる総合的マネジメントである．日本では，単に製品・サービスの質をよくする活動ではなく，質を中心に経営活動全体をマネジメントする方式を作りあげることで成功してきた．

ISO での質マネジメントの意味 欧米的な考え方の代表として，ISO 9000 ファミリー規格における質マネジメントの概念を説明しよう．ISO 9000 では，"品質に関して組織を指揮し，管理するための調整された活動"と定義されている．ISO での質マネジメントの目的は，質方針および質目標を達成することである．そのために質計画（Quality Planning），質管理（Quality Control），質保証（Quality Assurance），質改善（Quality Improvement）という四つの活動を行う．つまり，質管理（Quality Control）は質マネジメントのなかの一部の活動である．欧米の認識では，QC とは"質要求事項を満たすための統制的活動"であり，日本での概念よりもずっと狭い．まず，"質計画"によって質要求事項は明らかにされているもとで QC を行うのである．要求を明らかにするとか，それをどのようにして達成するかといった計画行為は QC には含まれていない．また，QC は総合的な活動ではなく，質要求事項を満たすために行われる制御・統制的，狭義の管理的な活動である．QC をその意味を正確に伝えるように日本語に訳すとすれば，"質統制"といったものになる．具体的には製品を検査するとか，管理図で工程を管理するなどの活動である．

QM, QC の用語の使い方 従来日本では，質マネジメントの意味で質管理（Quality Control）という用語を用いてきた．欧米では，早くから質管理（Quality Control）と質マネジメント（Quality Management）を区別して用いてきた．最近では，日本での用語の用法も ISO に合わせる傾向にある．したがって，質を中心にした経営管理活動の意味を伝えたい場合であれば，"質マネジメント"という用語を用いたほうがよい．TQC を TQM と

呼ぶようになったのも、この理由によるところが大きい。ISO の 1994 年版では、Quality Management と Quality Control をいずれも品質管理と訳し、これらを区別するために Quality Control には"品質管理手法、品質管理(狭義)"という訳語を与えていた。2000 年版では、これらの違いがかなり理解されてきたので、Quality Management を"品質マネジメント"、Quality Control を"品質管理"という訳語にしている。

用語の使い方に関する注意 このように、質管理という用語は、歴史的にいろいろな変遷をたどっているので、使用者によっていろいろな意味をもつ場合があるので注意が必要である。例えば、病院において"QC 活動"という言葉が用いられることがある。この場合、QC サークル活動のような職場での小集団による改善活動を指していることが多い。一方、工業においては、QC 活動は TQM で行っている様々な活動を指したり、小集団に限らず改善活動を意味することが多く、QC サークル活動を意味するものとして QC 活動という言葉は用いていない。

質経営の意味 質経営という用語は、ほぼ TQM（総合的質マネジメント）と同義語である。一方、質を重視する経営姿勢、経営方式を質経営と呼ぶこともある。質を重視する姿勢を表すために、"質第一"というスローガンが使われることもある。質を重視するというのは、顧客の満足する製品やサービスを提供することを第一に考えて、組織の持続的成長を図るということである。

医療での適用 医療においても、質を中心にした経営を行っていくことが必須である。提供するサービスの質をよくすることは、医療の目的そのものである。質マネジメントは、工業的に大量生産する品物のための手段であるという誤解があるが、大量生産のためだけに必要なのではない。工業製品でも大量生産しないものは多数存在するし、サービス業でも質マネジメントは行われている。それぞれの業種、業態に応じた質マネジメントが必要であり、医療の質マネジメントをどのような方式で行うべきかが重要な課題となっている。

質保証
quality assurance

6, 7

定義 質保証には，我が国で広く理解されてきた概念（広義の質保証）と，ISO 9000 によってもたらされた概念（狭義の質保証）の二つがある．我が国で理解されてきた質保証は"消費者の要求する質が十分に満たされていることを保証するために，生産者が行う体系的活動"と定義される．ISO 9000 での品質保証（質保証，Quality Assurance）は"品質要求事項が満たされるという確信を与えることに焦点を当てた品質マネジメントの一部"と定義され，確信を与えるためには実証が必要であるとしている（ISO 9000）．

ISO 9000 での品質保証 ISO 9000 での質保証という概念を理解するには質要求事項と実証という二つの用語の意味を理解しなければならない．質要求事項とは，製品，プロセス，システムなど考慮の対象について"本来備わっている特性に対する要求事項"である．要求事項とは"明示されている，通常暗黙のうちに了解されている，又は義務として要求されているニーズ若しくは期待"である．"通常暗黙のうちに了解されている"とあるが，基本的には合意され確立している要求事項を満たしているかどうかが問題にされる．顧客の潜在ニーズ，真の要望というような，製品競争力にかかわる側面に目を向けたものではない．ISO 9000 でいう質保証とは，契約型製品であれば契約事項，市場型製品であれば製品仕様に明示された事項に関して，また組織内部で定めた要求事項に関して，これらを満たすという確信を与えるという限定されたことを意味している．

ISO 9000 でいう質保証においては"実証"が重要である．要求事項に適合する製品・サービスを提供する能力があることを証拠に基づいて示し，それによって信頼感を与える，というのが ISO 9000 での質保証の意味である．だから，手順が存在する証拠としての手順書を示し，手順書どおりの実施の証拠としての記録を提示する．程度の問題を別にすれば，文書化や記録が重視されるのは，ISO 9000 での質保証においては本質的なことである．

以下では，質保証の二つの意味のうち，広義の質保証について説明する．

質保証の考え方の変遷 質保証が重視されるようになってきたのは，生

産・販売の大規模化と製品構造の複雑化と密接な関係がある．取引が始まって，近年まで通用してきた質に関する責任の原則は，自分の所有物に対しては自分で責任をもつという"買い手危険もち"であった．ところが，商品が複雑になり，また大量生産・大量販売によって売り手と買い手の距離が遠くなると，使ってみて不具合があれば取り替えるという"売り手危険もち"という原則に変更しなければ売れなくなってきた．こうして質保証という考え方が生まれた．

当初の質保証は，新品の，しかも"保証"というより"補償"という考え方が中心であった．しかしながら，1950年代以降の家電ブームを迎え，新品の保証にとどまらず，購入後もある一定期間中に生じたメーカー責任の不具合に対してメーカーが補償するという"品質保証書"付きでなければ販売ができなくなった．このような状況で，修理や取り替えによって補償するだけではユーザーの信頼も得られず，またメーカー側も修理や取り替えの費用の増加が経営を圧迫するので，メーカーは保証期間後も性能を発揮することを保証するような体制の見直しと改善を行った．

生産・販売の大規模化というと，生産工場の自動化とか流通チャンネルなどを思い浮かべるが，地味ではあるが最も重要なのは，実は質保証である．質を重視しこれを保証しないと，売上げそのものが伸びないし，補償にとどまっているとその費用ゆえに製品競争力が低下することになる．

質保証の方法の変遷　日本の質管理の歴史を振り返ってみると，質保証の方法論は"検査重点主義"，"工程管理重点主義"，"新製品開発重点主義"と進歩を遂げてきた．日本が米国から近代的質管理を学んだ第2次世界大戦直後は，製品の質を保証する方法の中心は検査であった．検査の基本的考え方は，保証の対象になっている製品の集まり（ロット）について，その全部または一部についていくつかの特性を計測・評価することによって，そのロット全体の質レベルを評価し，ある一定以上のレベルと判断されたものだけを出荷あるいは以降の工程に流すというものである．一部だけを測定する際には，確率論を基礎とする抜取検査によって一部の情報から全体を推測し合理的な判断を行う．これを反映して，抜取検査は当時の質管理の主要なテーマであった．

しかし検査には弱点があった．検査だけでは質は向上しない．一部から全体が推測できるような安定した製品ロットにはなっていないかもしれない．全数検査を行ったとしても評価すべきすべての質特性を評価することは不可能である．検査後に特性が変化することもある．検査は作ってしまった不良品を除くだけの機能しかない．はじめから良品を作るほうが合理的である．こうして日本では1950年代に入って，製造工程を厳密に管理することによってはじめから良品を作ろうという考え方が広まった．当時の"質は工程で作り込め"という教えは，この考えを端的に物語っている．

1960年代になると，いくら製造工程が整然としていても，製造工程における不良率がどんなに低くても，売れなければ何にもならないという考え方が生まれてきた．すなわち，規格に合致しても質がよいとはいえず，真に質を保証するためには，よい製品仕様を作ることが重要であるとの考えが芽生えた．しかも，製造工程でのトラブルをよくよく分析してみると，その原因の多くは上流工程である生産準備や設計・開発にあることが次第に明らかになり，その後10年ほどのうちに，新製品開発において質を確保しようという考え方が主流を占めるようになった．こうして生まれたのが"質は企画・設計で作り込め"という言葉である．

質保証の仕組み　保証するとは"顧客に信頼感を与える"ことであるから，保証とは，①はじめから質のよい製品が生み出せるようにすることと，②もし不具合があったら適切な処置をとることの二つからなる．前者をさらにブレークダウンすれば，①-1 手順を確立する，①-2 その手順が妥当であることを確認する，①-3 手順どおりに実行する，①-4 製品を確認する，の四つの活動になる．後者は，②-1 応急対策と②-2 再発防止策に分かれる．

質保証は，製品・サービスのライフサイクルを通じて，すべての段階で実施されるべき活動である．一般に，①質の計画，②確保，③確認，④約束，⑤伝達の五つの活動で構成される．

製品・サービスのライフサイクルとは，①調査・企画，②試作・設計，③生産準備（工程の計画・開発），④生産，⑤販売・サービス，⑥販売後の活動，⑦廃棄・リサイクルの7段階である．質保証システムは，これらの各段階で行われる質保証活動を組織的に実施するための仕組みである．この仕

組みを図示したものが質保証体系図である.

　質保証体系図とは,製品・サービスの企画から販売・提供,アフターサービスに至るまで,その組織で扱う製品・サービスに共通に,どのように質を重視し,保証するかを明確に規定するために,設計・企画,製造,販売,質管理等の各部門および委員会などの役割を,製品・サービスが企画されてから利用者あるいは使用者に使用されるまでの各段階を明確にした全体図をいう.この図には,各ステップにおける業務を各部門に割り振ったフロー図として,関連規定や主要な標準類とともに示されることが多い.

　質保証の組織と運営　質保証体系を構築する際には,商品企画,開発・設計,生産,販売・サービスといった顧客への製品提供のステップと各ステップの入出力・手順を明確にすることに加えて,質保証のための組織と全社的な運営についても考慮する必要がある.

　その第一は経営陣のコミットメントである.質保証に対する経営陣のかかわりとして,質方針,組織,経営陣によるレビューを組み込む必要がある.

　第二に,質保証のための組織として,質保証部門,会議体・委員会の設置についても考慮する必要がある.質保証部門は,質保証活動の事務局として,各部門における質保証活動の推進を支援し,質保証にかかわる全社的な課題・問題を明確にし,その解決を図るために設置される.質保証部門の,全社の質保証活動の事務局としての役割としては,以下のような事項がある.

・経営陣のブレーンとして
　　質方針の起案,経営陣に対する質状況の報告,年度質保証計画の起案
・全社的質保証体制の充実
　　質保証規程の改廃の起案,質保証体制の整備・推進,PLP(製造物責任予防)体制の整備・推進
・全社的調整
　　ライン各部門間にわたる質問題に対する調整,クレーム処理についての全社的調整,質会議の主催,全社重要質問題解決にかかわる調整
・質保証活動
　　クレーム処理,試験設備管理,検査業務管理,品質監査の企画・実

施,品質報告書などの発行

第三に,質評価,質情報システム,質報告書,品質監査,重要質問題,質改善活動など,質保証体系を有機的に運用するための要素についても考慮する必要がある.

意義 質保証は,TQM(総合的質マネジメント)の中核となる活動である[→ TQM/p.142].質保証は質改善・質向上と一対で行われるものである.質保証にとどまらず,継続的質向上(CQI: Continuous Quality Improvement)を図り,顧客満足(customer satisfaction),さらには,顧客歓喜(customer delight)を保証する仕組みが必要である.

医療での適用 医療においても,患者満足を確実なものとするという意味での,質保証に関する組織をあげた活動が重要である.なぜなら,質保証の対象である製品・サービスの質には組織のすべての部門,階層,人々がかかわるからである.そのため,工業で培われてきた質保証の全社的運営の考え方や方法を,医療機関にも積極的に適用すべきである.

医療分野には,クリニカルパス,リスクマネジメントなど,医療で問題となった事項への対処として独自に発展させてきた方法で,質保証の視点から注目すべきものがある.クリニカルパスは,診療プロセスでの質の作り込みおよび適切な診療への標準化という意味があり,この観点から患者状態に応じて適切な診療を行い診療プロセスにおいて質と安全の保証をする方法として再構築できる.リスクマネジメントは,医療事故防止のための全組織的活動と位置付けられるようになってきており,この視点から特に安全保証のために医療マネジメントシステムの不備や脆弱さを,組織をあげて改善していく方法として再構築できる.

さらに,説明という概念は,提供する医療サービスの質や安全について,患者(すなわち顧客)の理解を目的とするという点において,信頼感を与えるという保証の根元的意味からも重要であり,そのための方法を確立すべきである.その他にも,医療分野には,質および安全の保証という視点から意味ある活動が既に数多く実施されており,これらを質保証システムとして明示的に体系化することには大きな意義がある.

顧客
customer *5*

定義 顧客とは，製品（サービスを含む）を受けとる組織または人である．供給者とは製品を提供する組織または人であり，供給者から製品を購入する組織または人が購入者である．利害関係者（ステークホルダー）は，組織の業績，成功等に利害関係をもつ組織または人であり，顧客，供給者のほか，所有者，組織内の人々，銀行家，組合，パートナー，社会などが含まれる．

顧客を考えることの重要性 質がよいというのは，顧客の要求を満たすことであるという考え方が，質マネジメントの分野では広く受け入れられている．顧客の要求を満たすことができるものがよい製品である．つまり，顧客の要求が基準ということである．製品の質を保証するということは，顧客が誰であり，どういう製品を提供するのかということが明確になってはじめて可能となる．その意味で，顧客が誰かということを考えることは質保証上不可欠のことであり，その要求は何かということを考えることが製品の質を考えるということである．

顧客の多様性1 顧客とは，直接製品を購入してくれる人だけではない．まず，購入者と使用者が異なる場合がある．ギフト商品や玩具などは代表的な例である．また，医療機器であれば，購入者，使用者，管理者，校正者（機器の調整・整備），使用対象者（患者）などがかかわる．このように，製品の影響を受ける人は顧客と捉えるのが一般的である．

顧客の多様性2 これから製品を購入してくれそうな人，いわゆる潜在顧客は，要求を把握する対象としては既に購入してくれた人よりも重要である．利害関係者も広い意味で顧客である．例えば，社会が組織の存在価値やブランド価値を認めることで，その組織の製品をより多く購入することになるので，持続的成長のためには社会という顧客に認めてもらうことが必要である．また，株主は製品を通じて顧客満足を達成している組織に対してより多くの投資を行うのであり，これはよい製品に対する対価を払っていると見ることができる．従業員やパートナーは，よりよい製品を提供しようとしている，あるいは優れた活動をしようとしている組織に対して大いに"協力"しよう

とする．すなわち，顧客満足を達成するために利害関係者は不可欠な存在であるとともに，顧客満足を達成することで利害関係者の満足に進展するという構造になっていることを理解すべきである．結局，利害関係者の満足を考えることが顧客満足に通じるのであり，利害関係者も顧客と捉えて何ができるかを考えることが重要である．

内部顧客・外部顧客 顧客，供給者，利害関係者はいずれも組織の内外に存在する．外部顧客とは組織の外部の顧客であり，内部顧客とは組織内の顧客のことで，外部顧客や組織外の人が受けとる前のモノを提供される組織，人である．これは"後工程はお客様"に通じるものである．お客様には患者だけでなく，内部の職員，委託業者，利害関係者等も入っているという認識の醸成には，顧客を中心とした組織の質保証体系図を作成することが有用である．

医療での適用 医療分野では，これまで顧客とは誰か，製品は何かといったことを強く意識してこなかった．質を考える，あるいは向上させることを目指すということは，製品は何で，顧客が誰かを明確にする必要があるので，医療分野においてもこのことを強く意識する必要がある．医療における顧客とは，通常は患者を意味する．製品とその質を考えるには，顧客の要求を知る必要があるので，患者が意思決定や意思表示を正確に行えない場合には，患者の要求を代弁できる人を含めて顧客と考えるのがよい．例えば，子供が患者であればその親が，患者の意識が正常でない場合にはあらかじめ指名された，または妥当とみなされる患者の代理人（家族，弁護士など）がこれにあたる．通常は，患者およびその代理人を顧客と考えるのがよい．

より広く考えた顧客 医療分野においては，より広い意味で顧客を捉えることがある．例えば，特定の検査や手術のために患者を紹介し，退院後の継続治療を担当する診療所は，広い意味で顧客である．同様に，連携医療機関も顧客となる．会社の委託による健診では，健診を受ける個人と会社が顧客である．伝染病予防や環境汚染といった社会的質を考慮すれば，近隣，地域住民も顧客となる．保険者を顧客と考えることもできる［→医療経営の質/p.22］．先に述べたように，医療においても利害関係者の満足をどのように達成するかを考慮することも大切である．

顧客指向・顧客重視
customer oriented approach, customer focused approach

5

定義　顧客が満足する製品・サービスを提供することで顧客満足度を向上させることを含めて，組織のすべての活動を顧客の視点で捉えて実施していく考え方を，顧客指向（顧客志向）または顧客重視と呼ぶ．医療の場合の顧客は，一義的には患者と家族，弁護士などの代理人であるが，連携医療機関，近隣，地域住民，その他利害関係者なども含めて考えることが大切である．

意義　質がよいというのは，顧客の要求を満たすことである．したがって，顧客を中心に据えて製品・サービスがどうあるべきかを考えていくのは当然のことである．顧客が製品・サービスに満足していれば，質のよい製品・サービスを提供していると判断できるので，その評価尺度である顧客満足度を継続して見ていくことが必要である．その指標としては，クレーム件数，売上げ，新規顧客数，顧客による紹介件数，リピーター率，返品率などがある．顧客の苦情は顧客満足が低いことの一般的な指標であるが，顧客は不満足を言動として示さずに再購入，再利用しないという行動で示すこともあり，顧客の苦情がないことは必ずしも顧客満足度が高いことを意味しない．したがって，顧客から入手した情報の活用とともに，積極的に顧客の不満足度を測定することも重要である．

関連用語の説明　顧客指向に関連して，プロダクトアウト，マーケットインという用語が使われることがある．プロダクトアウトとは，製造側・提供側が自組織の方針・計画に基づき製品・サービスを提供することであり，企業のシーズ主導で商品開発を進めることである．作ったものを売りさばく，つまり顧客のことを考慮せずに製品・サービスを提供する考え方を示し，どちらかというと批判的な意味で用いられる．マーケットインはその逆で，購入側・利用側の要求を十分に把握し，製品・サービスを提供すること，すなわちマーケットニーズ主導で市場の求めるものを開発，生産，販売するという考え方である．マーケットインの概念をさらに進めたものがカスタマーインであり，顧客ではなく，個客指向であり，ワン・ツー・ワン・マーケティングといわれる．当然のことながら，顧客指向を実現するためには，マーケ

ットインに基づいて製品・サービスを提供しなければならない.

医療での適用　医療分野においても,顧客指向で医療を実践していくことが大切である.まずは患者がどう思っているかを知る努力が大切であり,顧客の要望を斟酌して,患者のためになることを実行していくことが顧客指向である.医療の場合,患者自身が医療の内容に不案内で,自身の状態を正しく把握できず,医療自体が複雑かつ非定型的な多種多様の患者状態適応型プロセスであることから,患者の要望を把握することは難しい.それらを把握するためには,患者の話をよく聞き,医師などの医療従事者との対話を通じて要望を定めていくとともに,マーケティングと満足度調査,他施設との比較が必須である.また,患者の価値観を尊重する必要もあるので,患者の自己選択権を含めた医療を考慮しなければならない.

要は患者を単なる医療を受ける人と認識するのではなく,積極的な医療参加者・パートナーと捉え,患者教育を推進することが重要である.顧客である患者の要望を重視し,患者の権利に重点を置き,患者の積極的参加も考慮に入れた,証拠に基づく診療を行うことが患者重視の医療である.

QMSでの配慮　顧客指向を実現するには,顧客のためのQMS(質マネジメントシステム)構築に向けた設計をすることが重要である.各部門,各職種の機能をお互いに理解したうえでチーム医療を実践することを念頭に置いて,質保証体系図などによって,顧客重視のプロセスを設計することが望ましい.

顧客指向の広まり　諸外国では医療にもマーケティング理論が適用されて,顧客満足の測定が重要視されている.我が国では国民皆保険制度のもとで患者=顧客という概念が乏しく,ややもすれば医療は医療者の立場から見られていた.しかし,近年顧客満足に留意する医療機関が増えつつある.そのため,患者=顧客や医療=サービス業という考え方が広まり,患者・保険者の側からみて有効かつ効率のよい医療,病院のアメニティなどが重視されてきている.また,ストラクチャー,プロセス,アウトカムのすべての面において,顧客のニーズを満たすことが医療者の責務であるという観点が広まりつつある.

要求事項
requirement
7

定義 要求事項とは，組織が達成することを求められている事項である．製品やサービスに対する顧客要求（明示・暗黙），各組織の規定・規則，法的要求事項と，ISOで規定された要求事項がある．

ISO 9000では，要求事項とは，"明示されている，通常暗黙のうちに了解されている，又は義務として要求されているニーズ若しくは期待"をいう．ISO 9001では，質をマネジメントするために，何をしなければならないかを具体的に明記したものであり，どのように実現するかは規定されていない．それぞれの組織の状況に応じて，それぞれの組織が考えて行うべきことである．

関連用語の説明 特定の要求事項であることを示すために，製品要求事項，質マネジメント要求事項，顧客要求事項など修飾語を用いることがある．

顧客要求事項とは，製品・サービスに関して顧客が注文（要求）した事項であり，例えば品名，数量，仕様，納期，価格などである．製品要求事項とは，製品（サービス）を製造（提供）するうえで，必要な事項である．"顧客要求事項"＋"製品を製造するうえで必要となる要求事項"＋"法規制"＋"組織で追加が必要と判断した要求事項"の総合が製品要求事項である（ISO 9001）．規格要求事項とは，主にISOの規格に規定された要求事項のことをいう．購買要求事項とは，製品・サービスの購入あるいは利用時に必要とする事項である．例えば，部品の購入の場合は，品名，数量，納期，価格，仕様などがあげられる．

"7.2.1（製品に関連する要求事項の明確化）"と，"8.2.1（顧客満足）"の監視がISO 9001の2000年版の要求事項である．これら二つの要求事項を受けて，PDCAサイクルを効果的に回すために，経営者の運営管理活動への直接，間接的関与の責任が明確に規定され，システム運用担当者と必要な施設・設備に対する要求事項が新設，強化された．

医療における注意事項 近年，個の尊重，価値観の多様化によって，患者の選択権，患者の決定権などが尊重され，患者要求事項が，極めて高度，詳

細かつ広範になる傾向がある．患者ごとに要求事項の内容も多様，かつ，その要求水準が高い．一方では，患者自身が自分の要求事項を明確にできないことが多い [→適合・不適合/p.33]．したがって，常に，個々の患者の要求に適合させることは困難であるので，医療提供側は，患者の真の要求を適切に把握する努力が必要である．この際，患者の立場で考えることが重要である．

要求事項を達成するためには，医療提供側は QFD（品質機能展開）などを用いて，患者の顕在要求だけでなく，潜在要求を表出させて，患者の要求を明確にして，分析し，それに応える方策を業務に落とし込んで，実施し，結果を評価することが必要である [→品質機能展開/p.306]．

医療における例 医療における規制要求事項は多い．医療法，医師法，健康保険法，国民健康保険法，建築基準法，労働基準法などがある．規制緩和の流れに逆行する動きもある．診療指針（診療ガイドライン）やパス（パス法）は外部からの要求事項ではないが，各医療機関が自院に合わせて，自らに課した職員に対する要求事項として，規定することに意義がある．

例えば，終末期の患者が，殺してくれ（顕在要求）ということがあるが，真意は苦痛をとってほしい（潜在要求）ということであろう．

あるいは夜間，外出中に，上腹部痛を訴えて来院した患者を想定しよう．患者の直接の（顕在）要求は，腹痛の除去である．潜在要求として，腹痛の原因を追究し，それを根本的に除去することである．しかも，可及的速やかに，苦痛が少なく，経済的負担を軽くという潜在要求がある．診察の結果，胃穿孔が疑われれば，血液検査，レントゲン撮影，胃内視鏡検査，場合によっては，CT，超音波検査が行われる．

規制要求事項を厳格に適用すると，健康保険証を持参しない患者には，自費診療をしなければならない．また，結果として，胃穿孔ではなく，急性虫垂炎であった場合には，上記の検査をすべて実施しても，支払基金の診査で査定されることがある．

このように，医学的・倫理的に正しい医療を提供したとしても，様々な要求事項に適合することが困難な場合がある．

患者の権利
patient's rights

定義 患者の権利とは，医療提供プロセスの全般にわたって，患者が有する権利をいう．医療者中心のパターナリズム［豊かな知識をもつ父親（医師・医療者）が，子供（患者）に関する様々な意思決定を本人に代わり実行したほうがよいという考え方］から，患者指向の医療への変化のなかで，発生した概念である．治療に関係する自分の情報を知る権利，治療法の選択権，自己決定権などが，代表的な権利といえる．

医学的研究における倫理的配慮に関しては，1947年のニュールンベルク綱領と1964年の世界医師会総会のヘルシンキ宣言がある．

患者の権利を明記した文書として，いくつかの患者の権利宣言がある．全米病院協会の患者の権利章典（1973），世界医師会総会のリスボン宣言（1981）が，その代表的なものといえる．

ヘルシンキ宣言（1964）では，"ヒトを対象とする医学研究の倫理的原則"が述べられており，被験者となる対象者や患者に対するインフォームドコンセントの必要性，被験者の意思決定の尊重，被験者が不利益を被らないようにすること，被験者を犠牲にした医学的貢献・社会貢献は存在し得ないこと，などが明記されている．

リスボン宣言（1981）では，医師，患者，社会一般という三者間の関係性の変容を認識し，"患者の権利"が明記されている．①良質の医療を受ける権利，②選択の自由，③自己決定権，④意識喪失患者（に関する対応），⑤法的無能力者（に関する対応），⑥患者の意思に反する処置・治療，⑦情報に関する権利，⑧秘密保持に関する権利，⑨健康教育を受ける権利，⑩尊厳性への権利，⑪宗教的支援を受ける権利，は患者指向の医療を形成する要素として捉えることができる．

患者の権利章典（1973）では，次のように，より具体的な権利内容が記載されている．

①思いやりのある人格を尊重したケアを受ける権利，②分かりやすい言葉で説明を受ける権利，③代替となる治療法を知らされる権利，④法律が許す

範囲で治療を拒絶する権利,⑤プライバシー権(自己情報の制御権・秘密が守られる権利),⑥患者の要求に病院側に正しく応えることを期待する権利,⑦かかっている医療機関が自分に関連して連絡調整している医療専門職や医療機関を知る権利(個人情報の流通的視点から),⑧自分に対して適用されようとしている医学研究を知る権利・拒否する権利,⑨ケアの合理的な連続性を期待する権利,⑩請求書を点検し説明を受ける権利,⑪自分の患者としての行動に適用される病院の規定・規則を知る権利.

1960～1980年代の各種の患者の権利擁護活動を受けて,1980～1990年代には,医療機関が患者の権利宣言を提示し,患者が権利を主張できる条件が整備されてきた.インフォームドコンセントは,患者の知る権利・自己決定権を具現化する手続きといえる［→インフォームドコンセント/p.188］.

患者の努力義務 患者の権利を明確にすることで,患者自身が責任をもって医療に参画するという考え方がある.これをさらに進めて,患者の権利と義務を明記した文章を掲示する医療機関もある.患者は,権利だけではなく,責任があり,義務も果たさなければならないという考え方である.参画するというからには,権利には義務が付随するものであるということを,患者に認識することを求めるものである.その場合の患者の努力義務あるいは責任とは,診療を円滑にするために自分自身に関する情報を医療側に提示すること,診療に協力すること,医師をはじめとする医療者の説明を理解する努力をすること,他の患者や病院職員に迷惑をかけないことなどである.

質保証と患者の権利 権利意識は個々の患者によって異なり,また,患者ごとの価値観の違いによって,同様の医療を受けても,その評価は異なる場合があり,患者満足は,主観的で,総合的なものである.また,診療の結果いかんにかかわらず,患者は,権利が侵されたと思ったときに不満を感じる.したがって,患者の権利を擁護することは必要である.

しかし,それだけでは,患者満足にはつながらない.満足は,権利―義務の関係では達成できない.権利―義務の関係では,最低限の質保証しかできないからである.むしろ,権利―義務の関係を超えて,患者の顕在する要求だけでなく,潜在している要求をも満たす,質保証システムを構築しなければならない.

製品・サービス
product, service

5

製品・サービスを明確にすることの重要性　質保証は，保証すべきものが何で，誰に対して保証するのかが決まらなければ実行できない．つまり，製品・サービス，顧客が明確に決まっていることが必要である．したがって，自分たちが提供している製品・サービスが何であるかをはっきりさせておくことが重要である．

定義　広辞苑では，製品は製造した品物，サービスは物質的生産過程以外で機能する労働，用役，用務と定義されている．製品はいわゆる"モノ"であり，サービスは無形のものである．一般にはこの定義が受け入れられている．

一方，ISO 9000 では，製品とは"プロセスの結果"と定義されており，製品は四つの一般的な分類，すなわちサービス（例：輸送），ソフトウェア（例：コンピュータプログラム，辞書），ハードウェア（例：エンジン機械部品），素材製品（例：潤滑剤）に分けられるとしている．つまり，製品が最上位の概念で，下位の一要素にサービスがある，サービスは製品に含まれるという考え方である．また，サービスは供給者と顧客との間のインターフェースで実行される，少なくとも一つの活動の結果と説明されている．ISO 14000 では，製品とサービスは別物として扱われており，どちらかといえば ISO 9000 の定義は特殊である．

製品・サービスがもつ価値　製品やサービスがどのような形態であれ，製品・サービスの提供者は，顧客に対して製品・サービスがもつ価値を提供しているということを認識すべきである．製品に内在している価値，例えばパソコンであれば仕事が速く進む，情報を多く手に入れられるなど，顧客が獲得している価値が何かに配慮して，製品・サービスの向上に努める必要がある．

関連用語の説明　最終製品とは，使用前にそれ以上加工や変化を必要としない製品である．一般には，エンドユーザーに渡る形での製品を指すことが多い．中間製品とは，単位プロセスからの入力または出力をいい，さらに加

工や変化が必要なものである．半製品は中間製品と同義語である．サービスの場合には，最終，中間のような区別は用いない．

医療における製品　医療における製品には，狭義の医療（診療）と広義の医療（医療機関が提供するサービス全体）がある．診療と考える場合には，最終的な診療の結果が最も大切ではあるが，検査などを含めた診療の過程で提供される様々な医療行為も製品と捉えるべきである．最終結果だけでなく，顧客に提供されるすべての医療行為がよいものであれば顧客満足につながるのであり，あらゆる製品の質向上に努める必要がある．また，医療機関が提供するサービスは診療だけではないので，最終的には広義の医療の質向上を目指す必要がある．

やり直しのきかない製品　医療は，他のサービスと同様に一度提供したらやり直しがきかないというのが大きな特徴である．つまり，製品の検査によって質保証を行うことはできないのであり，他の製品よりも一層その提供プロセスを確かなものにすることが要求される業種である．

製品の確定は顧客との共同作業　医療が他のサービス一般と大きく異なる点は，顧客の多くは医療者の助言を得るまで自分の求めるべき製品が分からないことである．病気や病態によっては顧客が望むとおりの製品を提供できないこともしばしばあり，顧客が予想しなかった製品が必要であると告げられることもまれではない．したがって，製品の選択や顧客要求の確認は，医療者と顧客との共同作業となる．

製品を明確にするために行うべきこと　医療は，医療者と患者との間で実行されるものであり，医療機関がどのような製品（医療）をどのような顧客（患者，その他の利害関係者）に提供しようとしているかという理念の構築が重要である．そのために質保証体系図を作成し，個々の医療の枠組みをプロセス図として決定していくことが重要である．顧客である患者・家族のニーズ・期待をどの程度自組織が把握し，実現していると認識しているか，さらに患者側がどの程度その要求事項に医療機関側が応えていると考えているかを検討することが必要である．また，医療機関には患者側の要求事項以上のことをどの程度実現可能か，そのために何をしなければならないかという検討も必要である．

医療

health care, healthcare

[1,2]

定義 医療は,基本法ともいえる医療法では定義されていない.一般には,医療は医学の社会的適用であるといわれている.すなわち実践である.

医療とは,狭義には,診療(診断と治療:medical care)をいう.広義には,健康に関する世話(health care)をいう.健康に関する世話とは療養(ケア)のことであり,医療と同義である.療養とは長期療養(ロングタームケア)であると誤解する傾向があるが,療養には短期療養(ショートタームケア)と長期療養がある.

健康保険法および保険医及び保険医療機関療養担当規則(療養担当規則)は,保険医療に関する規定であり,短期療養と長期療養の両方を含む.短期療養は一般病床,長期療養は療養病床(医療療養)および老人保健施設で行うことを前提としている.介護療養は介護施設の範疇であり,介護保険から支払われる.このように,施設基準における名称に関して担当部局による不整合がある.

ロングタームケアは,介護も含んだ意味で使われる場合がある.介護保険制度創設の本旨に沿えば,短期療養は医療,長期療養は介護に明確に分けられると考えられる.

関連用語の説明 看護とは,健康に関する世話,および,健康の維持向上に必要な生活上の世話である.保健師助産師看護師法によれば,療養上の世話や,医師の診療の補助をすることである.介護とは,生活上の不具合をもつ者に,その能力に応じ自立した日常生活を営むことができるように世話することである.

医療の特徴 医療の特徴は,侵襲性,緊急性,即時性,個別性,不確実性,複雑性,非定型性,リスク性,地域性である.医療はサービス業であるといわれている.サービスの特徴としてやり直しがきかないことがある.すなわち,第一線の医療提供の現場で,その場で柔軟に対応することが必要である."ちょっと待って","もう一度","次の機会に"といえないことが特徴である.質を保証する場合に,これらの特徴を理解することが重要である.以下

に要点を述べる．

緊急性：急性疾患や慢性疾患の急性増悪，あるいは事故・災害の場合には，緊急あるいは即時の対応が必要である．

状態適応性：医療の提供と利用が同時に行われる．個体差が大きいばかりではなく，同じ個体においても，経過や時期によって状態が変わるので，環境や患者の状態に応じて，適時適切な対応が必要である．一般産業，特に大量生産と異なる部分である．

主観的：緊急性や必要度は，診察の結果分かることである．重篤でない場合でも，患者の訴えだけでは，緊急対応が必要か否かの判断はできない．つまり，医学的な必要性，緊急性と患者の要望，"不安"との食い違いがある．

個別性：教育，健康維持や公衆衛生を目的とする場合以外には，個々の患者を対象にする．治療に対する反応は個体ごとに異なるという特徴がある．患者の状態や要望は一律ではなく，個別の対応が求められている．

地域性：一部の病院を除いて，来院患者の大部分は，周辺地域の住民であり，極めて地域性が高い．診療圏とは生活圏のことである．

年中無休と負荷変動：病院は，救急診療と入院患者に対して，24時間，365日，年中無休で応需の体制が必要である．交代勤務が必要である．施設・設備・人員配置はいずれも，最大負荷時に対応できるように準備する必要がある．

不具合を対象とする：医療の対象（患者）は，苦痛や障害等の不具合をもっている．不具合の軽減・消失，あるいは，現状維持が期待される．また，加齢と終局的な死をまぬがれないという宿命がある．

侵襲性：医療は，生体に対して侵襲を加える行為である．薬剤投与は異物・劇物・毒物の投与であり，検査・処置・治療行為は疼痛・苦痛や外的傷害をともなう場合がある．したがって，厚生労働大臣あるいは都道府県知事が認めた専門資格職による行為に限り，刑法の傷害罪の適用が除外される（業務独占）．

不確実性：不具合をもつ対象に対して，また，多様かつ複雑な反応を示す個体に対して，さらに侵襲を加えるのであり，その経過と結果は予測困

難である．しかも，従来は治療の適応ではなかった状態の患者に対しても，適応を拡大し，あるいは，新しい診断・治療法を適用するために，不確実性が極めて高いことが医療の特徴である．

非定型性：不確実，即時性など，前述の特徴に由来するのであるが，定型的業務がむしろ少なく，患者の状態の変化に適合するように，常に個別対応が求められている．むしろ，非定型業務が常であるといえる．

リスク性：前述のとおり，医療行為は不安全行為であり，リスクが高いことが特徴である．リスクとは，不具合が発生する確率ではなく，不具合によって受ける影響，すなわち，不利益の程度とその発生する確率の積である．

留意すべき事項 "医療は特殊である"という神話がある．医療従事者は，"よいことをしている"という自負が強く，自らを変えるという意識が乏しい．一方，患者や国民も，"医療は分からない"，"不透明である"という疑心暗鬼があり，医療を理解する努力に欠ける．両者ともに，"医療は特殊である"とする根拠として，①生命を扱う，②許認可・規制が厳しい，③情報の非対称性がある，をあげる人が多い．しかし，①，②は医療だけではなく，他の産業にもある．③に関しても同様で，専門性の本質は，情報量，判断力，能力・技術の差である．情報の非対称性があることが問題ではない．情報開示と説明責任が求められているのである．

医療提供側と受療者側の双方が医療の特殊性を強調する限り，問題は解決しない．医療は特殊ではなく，組織管理の面では一般産業・企業と共通する部分のほうが多いと考えることが必要である［→医療経営の質/p.22］．だからこそ，医療においても質管理の考え方や方法が有用である．共通項を基盤に意思の疎通を図ることが重要である．

診療
1, 2

diagnosis and treatment

定義 診療とは，字義のとおり，診断と治療をいう．すなわち，狭義の医療と同義である［→医療/p.52］．

診療行為・医療行為 かつての医療は，医（医師）の行為（medical care）を意味していた．しかし，医療の進歩とともに，専門分化が進み，多くの医療職種が派生し，医療は医師の行為だけではなくなり，医師が行っていた医療行為も，他職種が行うようになった．看護師による限定的な点滴行為，検査技師による採血，放射線技師のレントゲン撮影，薬剤師の服薬指導，救急救命士の人工呼吸チューブ挿管など，むしろ，医師以外の職種の役割が拡大している［→専門職と組織管理/p.66］．有機的に連携したチーム医療が求められている．

関連用語の説明 健康診査（健診）とは，個体の健康状態を評価（診査）するものである．目的によって，診査の内容が異なる．学童や学生の入学時あるいは定期的な診査と，企業や地域の成人あるいは高齢者に対する診査では，内容が異なる．人間ドックはその一種である．検診とは，特定の疾患の有無やその程度を検査するものである．乳がん検診，胃がん検診，肝がん検診などがある．目的とする疾患によって内容が異なる．脳ドックもその一種である．

診療に関する区分 診療には，保険診療と保険外診療がある［→医療/p.52］．両者を併用することを混合診療という．保険外診療とは，公的医療保険によらない診療，すなわち，自費診療を意味する．

受診後の時間軸では，初期診療と後期診療に分かれる．初期診療とは，最初に患者の診断と治療を行うことであり，プライマリーケアともいう．初期診療には，外来と入院があり，通常は，主に診療所と一般病院の外来が担当する．後期診療は，初期診療が一段落した後の診療という意味であり，初期診療に対比する場合以外には，ほとんど用いられない．

専門性の観点から，一般診療と専門診療に区分することがあるが，大病院，特定機能病院においても，総合診療科を設置して，専門外来として診療する

施設もあり，医師の初期卒後臨床研修においては，重要な役割をもつ．

最初の診療を初診といい，2回目以降を再診という．

診療の工程　診療の流れ（工程）を示すと，次のとおりである．

①苦痛，不安，悩みなどの不具合の自覚，②診断と治療の必要性の自覚，③特定の医療機関の受診の決定，④診療申込み（準委任契約の成立），⑤不具合等の受診目的の伝達，⑥診療科・医師選定，⑦診察（問診・視聴触打診），⑧検査（検体・理学的・生理・画像），⑨全身状態把握，⑩診断［全身状態，疾患の有無，病期，良悪性の有無，治療の適応（外科的・内科的），治療方法の選択］，⑪全身状態の是正（治療），⑫局所状態の是正（治療），⑬治療実施，⑭治療による全身状態評価（副反応・副作用等），⑮治療効果判定，⑯治療の継続・終了あるいは変更検討，⑰経過観察，⑱診療終了あるいは中断，⑲経過観察，⑳再燃・再発・治癒・死亡，症例検討会（術前・術後・死亡・臨床病理），症例報告，でこの間，対診，診療・検査依頼，症例検討，説明と承諾が繰り返されるが，各工程に多くの職種が関与しているのが特徴である．

手術を行う場合には，術前診断・術中診断・術後診断が行われる．組織学的診断として，病理診断・剖検診断が行われることがある．

質保証上の意義　診療の過程（工程）で示したとおり，多くの職種が多くの場面で関与している．各工程で，適切な診療が行われることが必要であり，特に，情報の共有と業務の標準化が必要である［→医療/p.52］．

診療とは，問題解決そのものである．問題解決サイクル，PDCAサイクルを回すことである．診断とは，現状把握（情報収集・分析），原因追究，対策立案であり，治療とは実施，評価である．また，疑診または暫定的診断に基づき，治療を行い，生体の反応から，確定診断または効果判定するなどの，治療的診断があり，positive feed back, negative feed back の仕組みが常に行われている．診断と治療が入れ子になっている．

看護
8,9

nursing care

定義 看護業務とは，診療補助業務と生活支援業務，およびこれらの業務を円滑に提供するための管理業務からなる．

関連用語の説明 医療，療養，看護，介護などの定義は，医療の項 (p.52) を参照されたい．

意義 診療補助業務は，医師の指示に基づいて診療を円滑に行うために実施する行為である．患者に接する行為（例：注射，処置）と，それに関連して発生する間接的な行為（例：準備，片付け，記録）とが存在する．生活支援業務は，心身の健康障害を有するあるいはその発生が予測される患者に対して，看護師の査定・決定・計画・指示に基づいて実施される療養生活の質と尊厳を保証する行為である．清拭・排泄介助等の生活上の世話である．管理業務は，診療補助業務と生活支援業務の質を保証するために，経営資源（人・モノ・金・情報）を効率的・効果的に提供する組織的な活動である．

実施方法・活動内容 看護業務を具体的に示すと，次のようなものがある．①検体採取・検査や外来診療のための搬送，検査補助，創傷処置等の医療処置・投薬（例：内服，外用，注射，輸液）の準備と実施，術前準備，手術室と病棟間の搬送と申し送り，術後管理，医行為後の状態観察，患者に使用中の医療器材および機器の監視・管理など，②指導・教育として，検査・手術や処置等の説明や指導，薬剤服用に関する説明と指導，ADL 向上のための自立支援・生活指導など，③特殊な医療材料・機器などの使用・装着時の管理として，ME 機器のフィルター交換や作動状態の確認，留置カテーテル等の管理，④生活支援として，清潔，整容更衣，栄養食事，移動，安全，苦痛予防軽減，呼吸機能維持，循環機能維持，病床室内環境整備，意思疎通，発育発達，心理的安定，気分転換など，⑤家族支援として，家族の相談指導，家族の意思決定支援，家族との調整，時には家族の健康管理など，⑥管理業務としては，入院・退院・転棟・転床を総合的に取り扱う病床管理，入院患者の重症度・診療内容種別・看護度別統計管理，看護職員の勤務管理，⑦組織間調整として，患者の要望に配慮した日程調整，社会保障制度の利用支援，

退院時の調整，緊急搬送時の救急隊への対応，⑧死者および遺族に対して，死後の処置，死者の尊厳の維持，遺族に対する配慮，⑨その他，療養型の医療機関においては，介護必要度の査定と指示など．

固有技術と管理技術　看護師は専門資格職の特徴として，固有（専門）技術（例：知識，技術，認知力，思考力，協同作業能力）の習得には熱心である．医学・看護学の進歩が著しく，看護の固有技術の習得はますます重要である．質保証に重要な因子である専門職資源をどのように役割分担・権限委譲し，組織化するかという管理技術には関心が少ない傾向にあるが，とても重要なものである．

看護の役割　看護は，他の職種と比較して，医療の提供において多くの場面に関係しているので，看護の質は，医療の質保証（医療安全・効果・効率・尊厳維持）に重要な位置を占めている．したがって，医療の質向上活動，安全確保，感染管理，褥創対策などのプロジェクト活動の中心的役割を果たしている．また，患者状態に依存する転倒・転落事故防止に関しては，生活上の支援として特に看護が重要な意味をもつ．

質保証上の意義　病棟においては，24時間継続的に3交代・2交代などの不規則な勤務態勢である．したがって，質を保証するためには，労働環境の整備と，患者状態に適応した適切な看護を提供する必要があり，情報の共有と業務の標準化が特に必要である．看護の勤務体制としては，従来からある機能別看護だけではなく，近年，患者ごとに担当看護師を設定して，当該看護師が立案した看護計画に沿って業務を実施するプライマリーナーシングや，チームで一定の患者グループを担当するチームナーシング，モジュール型継続受け持ち方式などが行われている．チームリーダーは患者状態の把握，調整などのリーダー業務を行い，プライマリーナースは受け持ち患者の入院から退院まで責任をもち，その他の看護師は看護計画に沿った実施と記録を，助手を含む機能別メンバーは連携して点滴や口腔ケア・嚥下訓練，ナースコールの対応なども行う．また，混合型看護方式として，機能別による効率性とチームナーシングによる安全性，そしてプライマリーナーシングによる質の向上を融合することで，それぞれの看護方式の欠点を補う試みがなされている．

薬剤関連業務
medication related services

定義 薬剤関連業務とは，購入薬品決定，保管，処方（指示），指示受け，監査，服薬指導，調剤，投与（実施），効果・反応確認など，医療機関における薬剤に関連するすべての業務をいう．

意義 治療方法には，手術，処置，放射線，物理（加熱，冷凍，マイクロ波，ラジオ波），理学，薬物療法などがある．科学技術の進歩によって，効果が大きく，切れ味の鋭い薬物が製造され，他の治療法にとって代わる薬物も多い．その反面，危険性も増大し，また，多くの職種が関与することから，薬物に起因する医療事故が重大な問題である．したがって，薬剤関連業務においては，薬剤の効果を高めるとともに，医療事故防止，安全確保の取組みが重要である．薬剤師の役割の重要性が高まっている．

投薬プロセス 入院の薬剤投与の典型的なプロセスは，次のとおりである．

① 医師が処方設計し，指示または入力して，処方箋を記載または出力する．
② 運用によっては，処方内容を転記する．
③ 薬剤師が処方箋・注射箋に基づき，薬剤の監査，調剤あるいは取り揃えをする．
④ 薬剤師（もしくは医師や看護師）が薬剤の効果・副作用および服用方法について患者に指導する．
⑤ 看護師が与薬・実施する（場合によっては内服薬を患者が自己管理し，看護師が内服を確認する場合もある）．

注射薬では，薬剤師ではなく，病棟で看護師が調製する場合も多い．しかし，ナースコールや患者の急変などで業務が中断されることもあるため，抗がん剤など危険度の高い薬剤については，薬剤師による調製が望ましい．

なお，病院薬剤師による薬剤管理指導業務には，監査，調剤や服薬指導以外に，医薬品管理，医薬品情報管理，薬歴管理，服薬指導などの業務が含まれる．

薬剤関連業務と安全管理　医療事故のなかでは薬剤関連のものが多く，生命に重篤な危険を及ぼす可能性もある．したがって，薬剤関連業務の全過程を安全の視点から見直す必要がある．投薬プロセスには多職種がかかわるので，薬剤師や看護師などと患者を含めたチームで，処方や指示の内容，調剤，注射準備や与薬の全プロセスにわたって相互チェックを行うことが必要である．プロセスの改善によって質を保証することが必要である．

米国で実施された薬剤関連事故に関する研究（Adverse Drug Event Prevention Study）によれば，半年間の入院患者延べ4 031人に対して264件の予防可能な事故やニアミス事例が発生しており，そのなかに334件のエラーが認められている．エラーの8割は"医師の指示"と"看護師による与薬"の段階で発生している．医師の指示間違いは，後に薬剤師や看護師によって訂正されることが多いが，投薬プロセスの最終実行者である"看護師の与薬"時のエラーは2％しか防がれていない．

処方オーダーリングシステムあるいは電子カルテの導入は，薬剤関連事故の回避に効果がある．医師による処方入力の際にエラーチェックや相互作用チェックがなされること，転記によるミスがなくなること，薬剤師や看護師による処方指示記録の見読性が確保されること，などによる．

厚生労働省の医療安全対策検討会議の報告書"医療安全推進総合対策～医療事故を未然に防止するために～"（2001年4月）での，医療機関における医薬品の安全管理に関する記述の要旨は，以下のとおりである．

① 医薬品採用時には，安全の視点から，できる限り採用品目数を削減する．
② 病棟で保管する医薬品は，医薬品の種類，数量ともに極力少なくし，また，使用期限や保管状態などを点検する．病棟における医薬品の保管は，取り違えを防ぐための配置や施錠などの工夫が必要である．
③ 処方に関する薬剤師による疑義照会を徹底する．
④ 注射薬剤に関しては，薬剤部門から，患者ごとに注射薬剤を仕分けして払い出す．混合する際は，他の業務で中断されることなく当該業務に専念できる十分な広さをもつ環境下で実施する．

組織とその経営
organization and its management

組織 組織とは，理念・目的，構成員，活動範囲，資源，仕組みからなる，同じ目的を達成するために協働する集団をいう．また，その構成の仕方を指す場合もある．組織は複数の人や設備の集まりであるが，ただの集まりではなく，組織の目的を果たすために組織を構成する要素の責任と権限，および要素間の関係が決められていなければならない．

組織構造 組織の責任と権限，要素間の関係を表したものが組織構造である．組織は一般に，部門，部，課，係などの階層構造からなる部署から構成されており，どのような部署から成り立っているかを示したものを組織図と呼ぶ．組織図は組織構造を表すための有効な方法であるが，組織構造のすべてを表したわけではない．組織図において，各部署の分掌業務，責任と権限，指揮・命令系統，部署間の関係などが説明されたものが組織構造である．

ライン機能・スタッフ機能 部・課・係のような直系組織による指揮系統に従って，購買，製造，販売などの日常的業務を遂行する機能をライン機能という．経営活動が複雑になるに従って，経営管理者の個人の能力・時間だけでは経営の基本活動の決定命令を行うことが不十分となり，ライン機能を補佐，援助，促進する機能が必要となってきた．調査，分析，企画などの間接業務を専門に分担し，ライン部門に対して助言・支援する機能をスタッフ機能という．製造業においては製造部門，営業部門などがライン部門であり，生産管理部門，品質保証部門などがスタッフ部門である．

医療においては，診療部門，検査部門，薬剤部門などがライン機能を果たす．人事部門の教育研修担当はライン機能である．スタッフ部門の例としては，経営企画室，医療安全推進室，人事部門の人事戦略担当などがある．

マネジメントシステムと組織構造 多くの構成員や要素からなる集まりを運営管理するためには，構成員や要素を機能させるための仕組みやルール，すなわちそれぞれの役割，責任および権限，各部門の職務分掌に関する事項，委員会・会議体の運営に関する事項などを明確にし，規定することが必要である．この仕組みやルールがマネジメントシステムである．

マネジメントシステムは論理的に考えられるものであるが，それを実際に運用するためには人に仕事を割り付ける必要がある．その受け皿が組織であり，したがって組織や組織構造をどのようにするかを考えなければならない．また，指揮・命令系統，部署間の関係では情報のやりとりが必要であり，組織構造を決める際には，情報システムをどのように構築するかも重要となる．

多くの構成員が，同時並行的にある目的を達成するために行動する際に組織のなかで発生する問題は，プロセス相互の相互関係が適切に機能していないことに起因する場合が多いことが，経験的によく知られている．例えば，役割分担があいまいなことに起因する判断の抜け・落ちが原因であったり，業務が重複しているために相互に依存して問題が放置されたり，なかには権限争いで処理が遅れたりすることもある．相互関係の明確化によって，これらの問題発生を未然に防止することができる．

組織経営 組織構造を活用して，組織の活動が円滑に進むように運営管理することを組織経営という．組織経営の形態には，トップダウン，ボトムアップ，マトリックス管理，プロジェクト管理など様々なものがある．これらのスタイルは，どれか一つを採用して組織経営を行うものではなく，課題に応じて適切なものを選ぶ，あるいは組み合わせて用いるのが一般的である．

運営形態 トップダウンとは，組織の上層部が業務の意思決定をし，上層部から下部へ指示する管理方式である．ボトムアップとは，下部から上層部への発言で意思決定が行われる管理方式である．日本における稟議制度は，ボトムアップの一つの形態という見方もある．また，QCサークル，提案制度もボトムアップ活動とみることができる．

トップダウンやボトムアップでは，通常組織図上の縦の階層構造に従って指示や情報が流れるが，部門間にまたがる問題は横断的な管理が必要となる．これを，機能別管理あるいはクロスファンクショナル管理と呼ぶ．通常の縦の階層構造と，横の機能別管理を組み合わせて用いる場合をマトリックス管理と呼ぶ．これらの管理方式は，既存の組織構造を基礎に行われるものであるが，課題によっては各部門からその課題に関する適任者を選任して，組織構造から離れた形で運用するほうが効果的，効率的な場合がある．それがプ

ロジェクトである．一般に課題に特化したプロジェクトチームが構成され，目標が達成されればチームは解散する［→プロジェクトマネジメント/p.173］．

トップダウンの重要性　これらの運営形態のうち，トップダウンによるマネジメントが確実でないといずれもうまく機能しない．例えば，ボトムアップでは下からの情報を，機能別では部門間の情報を集約するためのコミュニケーションに関する仕組みを整えることが必要であり，それはトップダウンによって行うべきことである．QCサークルや提案制度はボトムアップを実践するための一つのやり方であり，そのような環境作りを行うのもトップダウンで確立すべきである．すなわち，トップダウンによる管理体制を整えることが，組織経営における基本である．トップダウン方式では，最低限トップマネジメントが方針，目標を定め，それを全部門に展開し，トップ自らがその運営状況についてレビューすることが必要である．

医療における意義　医療も組織で運営されるので，組織，組織構造をどのように定めるかは，重要な問題である．特に，専門職種で部門が構成されているなかで，チーム医療の実施，各種委員会による課題達成を効率的，効果的に進めるには，責任・権限の明確化が必要である．具体的には，チーム医療における各職種の責任・権限，治療方針の決定権について，主治医または受持医の分担，優先権，他部門・職種間の情報伝達手段・手順，合同検討体制，権限委譲している各種委員会の責任・権限などの明確化が重要である．このような組織構造を整えたうえで，トップマネジメントが方針，目標の展開，活動状況のレビューを実施することが大切である．

QMSと組織構造　近年は医療の質向上が重視されてきており，QMS（質マネジメントシステム）運営のために，組織，組織構造がいかにあるべきかを考える必要がある．医療の場合は，ほとんどがライン機能の人で構成されており，製造業の品質保証部門にあたる部署が存在しないのが現状である．質向上のための活動は多岐にわたり，QMSの活動を各部門，個々人が確実に実施していく必要があり，そのマネジメントはもはや専任の部署を設けないと不可能である．質を管掌するスタッフ部門ないしは担当者をおいて，QMSの運営，リスクマネジメント委員会などの質にかかわる委員会の運営，質向上活動の推進などの業務を実施していくことが必要である．

経営理念
6, 11
fundamental idea on management, management philosophy

定義 組織が作成する経営基本方針は，社是，社訓，経営理念，基本理念などの名称で示されることが多い．組織の経営理念とは，何のために存在しているのか，何のためにこの事業を行うか，経営をどういう目的で，またどのようなやり方で行っていくのかという経営の根幹にかかわる組織の基本的な考え方，信念，価値観，行動基準や，その実現のための基本的指示を明らかにしたものである．この経営理念を実現させるために描く，将来のあるべき姿を示すものが経営ビジョンである．

経営戦略 経営ビジョンと現実の間には乖離があるのが当然で，その乖離を埋める手段・方法または基本的方向を，経営環境とのかかわりにおいて示すことが経営戦略である．経営戦略は，企業が経営環境に効果的に適応するための基本的な方針・方策である．

リーダーシップ リーダーシップとは，指導者としての素養，力量および統率力のことで，構成員に組織の目的や方針を理解させ，業務を効果的に実施させるように導く力を指す．リーダーシップに必要な資質としては，勇気，強い意思，心の柔軟性，知識および高潔な品性であるとされている．

意義 経営理念，ビジョン，経営戦略，リーダーシップは，組織経営を行ううえで不可欠の要素である．組織は複数の人員，複数の構成要素から構成されており，組織の使命を達成するためには，これら複数の要素を統率するための方針，方法が必要となる．大規模な組織になると，トップマネジメントが仕事の指示を事細かに行うことは不可能であり，現場サイドで判断する場合もある．その際の判断基準，行動規範として，経営理念を定めておくことが重要である．

何をなすべきか 組織経営にあたってトップマネジメントは，経営理念と将来あるべき姿のビジョンを示す．経営理念は，組織内の人々に周知徹底することはもちろんであるが，製品・サービスの受け手である外部の人々に認められなければその組織の存在価値はないので，顧客，株主，取引先，社会などの利害関係者に示され理解されなければならない．そして，経営理念，

ビジョンを達成するための経営戦略を策定する．さらに，経営戦略をどのように実施していくかについて，具体的な方針と目標を定め，組織内に展開することが必要である．TQM（総合的質マネジメント）においては，この実施のために方針管理が用いられるのが一般的である．

これらの活動でリーダーシップを発揮するというのは，経営理念，ビジョン，経営戦略を明確に定め，コミットメントを示すことを意味している．コミットメントとは，組織の内外に対するトップマネジメントの公約（実行宣言）であるとともに，自らが経営の諸活動に深く関与することを指している．

医療における意義 病院も組織として医療を提供しているのであり，本項で述べた経営理念，ビジョン，経営戦略およびリーダーシップは組織の使命の達成に不可欠であることは，他業種と何ら変わりはない．病院ごとに，経営理念を定め，それに基づきビジョン，経営戦略を設定する必要がある．経営理念の策定は，病院機能評価の評価項目にも含まれている．

経営理念は，社会に対して何を目指した組織であるかを明示したものであり，社会に対する説明責任を果たすために必要な要素である．また，組織内部に対しては，価値観を共有するための基盤となる．

経営理念を掲げるだけでは意味がないので，各医療従事者に理解させ，それを実現するために何をすべきかが展開されなければならない．すなわち，病院においても経営理念に基づき，具体的な方針と目標を定めて組織内に展開する仕組みが必要である．

近年では，病院理念，基本方針などをウェブサイトや病院の入口に掲示するなどして，外部に公表する医療機関も増えてきた．経営理念の例としては，"患者を中心とした医療の提供"，"職員が働きたい職場作り"，"地域に信頼される社会的価値ある存在"，"医療安全と医療の質向上"などがある．経営理念は個々の医療機関で自由に定めるものであるが，これらの例に見られるように，患者指向，医療の質・安全，職員満足，社会への責任などは，何らかの表現で組み込まれていることが望ましい．

専門職と組織管理
specialist duty and organizational administration

2, 12

定義　専門職は，スペシャリスト（specialist）またはプロフェッション（profession）と訳される．前者は，専門知識あるいは専門技術をもつ者，専門家，専門資格職，特殊技能者という意味であり，後者は，高等専門職という意味を含む場合がある．

プロフェッションとは，ラテン語で"誓約（oath）によって縛られた者"を意味し，法律家と医師と聖職者（牧師）を指していた．ローマ時代には，税金を支払うときに宣言した職業名を意味した．また，何を宣誓するかといえば，人の弱みや悩みを対象にする職業であるので，高度の専門知識を学び，守秘義務や倫理的責任を負うということである．

専門職の要件　専門職の要件として，①一定年数以上の教育訓練を要す，②資格制度がある，③倫理綱領がある，④専門職能団体がある，⑤学会等で専門職業人としての学理，技術の向上に努める，などがあげられる．

関連用語の説明　プロとは，プロフェッショナルの派生語で，その仕事を職業としている人の意味で，アマチュアと対比して用いられる．管理職とは，管理技術を問われる役職であり，専門家，専門資格職がなる場合も多い．

組織管理と質保証　組織とは，同じ目的を達成するために，協働する集団（複数の人あるいは組織）をいう［→医療経営の質/p.22］．チームともいう．組織は，ライン（機制）とスタッフ（参謀）からなる．専門職は，そのいずれの立場にもなり得る．質保証に関しては，専門職はスタッフとして大きな役割を果たすことが多い．

病院では，多くの専門資格職が，多くの部署で働いている．専門資格職はそれぞれの価値観やしきたりを守ろうとする傾向がある．また，自主独立を主張し，組織として行動することを忌避する傾向がある．そのために，職種や部署の壁は厚く，標準化と情報の共有が行われにくい特徴がある．その壁を壊し，組織横断的な活動をしなければ，良質の医療を提供することができないばかりか，安全を確保することもできない．

専門職の多い病院では，A.H. Maslowの"欲求5段階説"のうち，4段

階目の認識欲求と5段階目の自己実現欲求の理解が，TQM（総合的質マネジメント）成功の鍵であろう．すなわち，専門知識や技術を発揮し，その結果を患者や関係者から評価されることが最大の動機付けとなるのである．

図1に示すとおり，組織には，目指すべき理念があり，それに基づいた方針が示される．それぞれの組織の風土が形成される．専門資格職は専門技術を進んで習得するが，管理技術を学ぶという意識に乏しい．管理職となったからには，管理技術の習得が必要である．組織の構成員には，誰にでも，それぞれの果たすべき役割があり，場面場面に応じて，指導調整を行わなければならない．

病院は，多くの専門資格職が，様々な部署で業務を行っており，年中無休で交代勤務をし，職種および部署間の壁が厚く，有機的な連携ができにくい組織である．しかし，医療は極めて急速に進歩発展し，しかも，患者や社会の要求水準は急速に高まっている．安全かつ質の高い医療を提供するためには，図2に示すようにプロジェクトチームあるいは医療の質向上活動などによって，縦割り・横割りの壁を打ち壊し，有機的に連携する組織横断的なチーム医療を展開しなければならない．

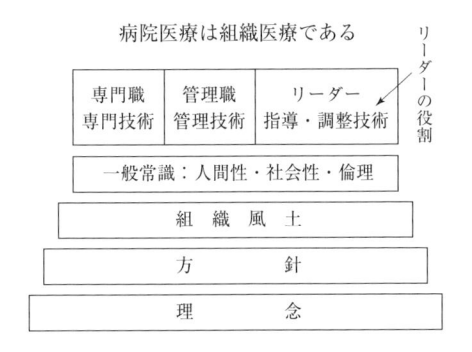

図1　技術均衡理論

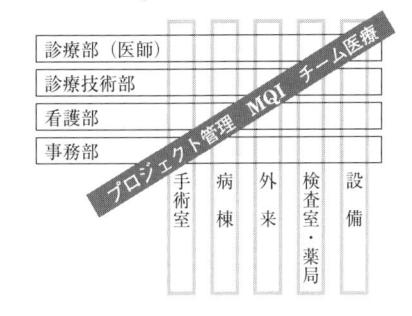

図2　横断的組織運営理論

責任・権限
responsibility, authority

5, 13, 14

定義 一般に，業務遂行において，自分が引き受けてなすべき任務を責任といい，ある範囲のことを正当に行うことができるものとして与えられている能力およびその能力が及ぶ範囲を権限という．例えば，決定権，監督権，実施権などのように，○○権と表現される権限もある．また，組織において，ある構成員が担当する職務を遂行するために，経営目標達成を目的として，上位者から下位者に必要な権限を委譲することがある．権限委譲された下位者には，遂行責任と結果責任が発生し，結果責任については委譲した上位者にも依然として残る．このように権限を委譲しても，最終的な責任（管理・監督責任）は委譲できないのが一般的である．

質保証上の意義 組織のなかで発生する問題は，プロセスの相互関係が適切に機能していないことに起因する場合が多い．例えば，役割分担があいまいなことに起因する判断の抜け・落ちがあったり，業務が重複しているために相互に依存して問題が放置されたり，なかには権限争いで処理が遅れたりすることもある．プロセスの相互関係や各部署，各担当者の責任および権限の明確化によって，部門間の円滑な連携等が可能となり，これらの問題発生を未然に防止することができる．また，自主性・自律性は，明確な責任および権限を自覚してこそ育成されるもので，効果的かつ効率的な業務遂行につながり，ひいては質保証の一役を担うことになる．

ISO の要求事項 ISO 9001 の 5.5（責任，権限及びコミュニケーション），5.5.1（責任及び権限）に"トップマネジメントは，責任及び権限が定められ，組織全体に周知されていることを確実にすること"という要求事項がある．トップマネジメントは，この要求事項を達成できるような組織を作り，また，管理責任者を含む質マネジメントにかかわるすべての人の責任，権限および相互関係を明確にすることが重要である．トップマネジメントによって定められた責任および権限は，通常文書化され，組織全体に周知されることが必要である．例としては，組織図・指揮命令系統図，組織分掌規程，職務権限規定，職務職位ごとの責任権限・役割分担などがある．

医療での注意事項　医療は専門性の高さから職種が明確になっている．医療の特徴として，職種横断的に業務が遂行されるため，互いの責任および権限を明らかにして，情報伝達をきちんと行わなければならない．

現実に，情報伝達や責任と権限の明確化が不適切であったことによる医療事故が発生している．次の事項が励行されているかを確認し，対策をとることによって，未然防止や再発防止に役立つであろう．

① 各自の役割分担とそれにともなう責任および権限が明確になっており，周知徹底されているか．
② 権限委譲が適切に行われ，それが関係者に周知されているか．
③ 異なる職種間での情報伝達が円滑になされているか．

具体的には，次の事項に注意すべきである．

① 各職種の責任および権限の明確化（例：医師・看護師間の責任と権限の明確化）
② 治療方針の決定権について主治医または受持医の分担，優先権の明確化
③ 当直医の責任および権限の明確化，その責任および権限を果たすための情報伝達手段の明確化
④ 各種委員会の責任および権限の明確化（特に兼務の場合には十分な資源が割り当てられていること．また，ラインとスタッフあるいはプロジェクトとの責任・権限が抵触しないこと）

点滴注射の業務の流れの各段階における職種がもつ責任および権限の例を以下に示す．日常的に行われている点滴注射の業務でさえ，次のとおり段階に応じて，職種とそれのもつ責任および権限は多様に変わってくる．

　　主治医Aが点滴注射を指示する→担当医Bが処方箋に記載または端末から入力する→看護師Cが指示を受ける→薬剤師Dが指示に基づいて点滴注射を取り揃える→助手Eが点滴注射を病棟に届ける→看護師Fが注射薬を混注し準備する→看護師Gが指示どおりに患者に点滴する→看護師Hが患者の急変に気づき，当直医Iに連絡する．

このように，各段階で適切かつ確実な指示と指示受け，実施の確認が必要であり，情報の共有と権限および責任の明確化が必須である．

人的資源の管理

4, 5, 15

human resource management

定義 人的資源の管理とは、従業員の採用、配置、配置転換、昇格・昇進、考課・評価、教育研修、給与、福利厚生などの施策および制度をいう。人事労務管理ともいう。

自組織が必要とする力量（職務遂行能力）を明確にし、将来性を見越して、その基準に適合した、資質、知識・技能、経験等を有する人材を確保（採用）し、人材開発を継続的に進めていかなければならない。従業員の力量および意欲・やる気の維持・向上のために、組織は新しい知識・技能を得る教育訓練の継続的実施や、問題解決・課題達成の能力を高めるための基盤整備、適切な人員配置や処遇などを行う必要がある［→人材開発/p.264、教育訓練/p.266、医療における教育・研修/p.268、臨床研修/p.270、人事考課/p.273］。

質保証上の意義 経営資源として、人、モノ、金、情報があげられるが、人的資源は、組織の使命や役割を果たすために最も重要な経営資源である。人は、仕事に主体的に取り組み、自分の職場の問題・課題を解決すること等を通して自らを成長させ、自己実現を達成させたいと考える（Maslow）。人事（適材適所）・処遇によって、仕事遂行能力と意欲・志気の両面を維持・向上させることが重要である。教育訓練、維持・向上、力量の監視、評価、人事考課などの意欲を向上させる方策が必要である。職員の意欲が向上したときに組織としての効率も上がる。人的資源の質が向上されれば、それが質の保証にもつながる。

ISOの要求事項 ISO 9001の6.2（人的資源）では、人的資源の管理として、製品の質に影響がある仕事に従事する要員に必要な力量を明確にし、必要な力量がない場合には教育・訓練またはその他の処置（力量のある人を雇用する、外注委託する等）をとり、その有効性を評価することや、自らの活動のもつ意味および重要性とともに質目標の達成への貢献可能性を確実に認識できるように取り計らうことなどを組織に要求している。

関連用語の説明 力量とは、その人に要求されているニーズ・期待を確実に実現できる能力があることを意味する。所属する部門の専門性や職種に応

じて，必要となる力量が異なる．必要な力量は，現実的に適切な仕事が行えるかどうかに着眼して明確にしなければならず，そのためには職種の業務範囲や責任が明確になっていなければならない．

医療における意義　医療分野では，安全確保を含む患者に信頼される医療の質向上が最重要課題であり，提供される医療が要員の力量に左右される比重が大きいことから，人的資源の管理は特に重要である．

医療に特に求められる事項は，次のとおりである．

① 法令・規制要求事項に定められた各職種の法定人員の確保は必須として，各職種に要求される力量をもち，当該医療機関固有の条件，基準および要領について十分な教育・訓練を受け，適切な仕事が行える人的資源が配置されていること（特に専門医・専門技術者の適正配置）．
② 体制維持のための手順（勤務医・技術者の異動，産休等による補充）．
③ 医療行為に関係する職種（看護師，薬剤師，臨床検査技師，各療法士，栄養士など）の管理．特に医師の管理が重要である．
④ 外部の医療機関や大学などからの非常勤・パート医師の管理（例：契約は管理者が面接して医師を評価したうえで採用する．採用時に当該医療機関固有の条件・基準・要領について十分な教育・訓練を行い，採用後も時宜を得た再評価を行う）．
⑤ 業務に関する教育に加えて職業倫理・臨床倫理に関する教育．
⑥ 力量評価の方法・基準などを標準化し，透明性をあげる工夫．例えば医療従事者に求められる力量には，個人的特質の領域として，観察力，適応性，温和等があげられ，日進月歩の医療知識を身につけていることや，患者指向の医療，チーム医療，EBM，質保証および医療機関固有の基準・要領等の意味・重要性を理解していること，患者との対話を通じて最適な医療提供を実践できることなどがあげられる．これらの力量は特に医師に求められている．
⑦ 経験の少ない医師への診療制限，カンファレンスでの監視・指導．
⑧ 患者との接触の可能性のある外部の無資格者（清掃者，ボランティア等）を意識した資源管理（プライバシー・守秘義務の履行，感染上の注意等）．

委員会・プロジェクトの運営
committee management, project management

16

定義 病院で組織される委員会，プロジェクトチームは，ともに部門ごとでは対応できない課題に対応するために作られることが多い．委員会は常設で置かれることが多く，プロジェクトは特定の目標達成のために結成され，その目標が達成されれば解散されるものである．日常業務上生じた部門間にまたがる問題は，委員会で検討されるのが一般的である．

委員会には，病院が独自に運営上必要なものとして設置するものと，法令や第三者評価など外部から設置が求められているものがある．前者には患者満足向上委員会，情報システム委員会などが，後者には安全衛生委員会，教育委員会などがある．

運営方法 プロジェクトと委員会で特に区別なく運用されている場合もあるが，プロジェクトでは，①チーム員は専任でプロジェクト課題を遂行する，②プロジェクトリーダーには大幅な責任と権限が与えられる，ことが一般的である．つまり，困難で期限が限定された重要な課題を取りあげるという認識が必要であり，定常あるいは日常的に発生する問題を解決する場合と，プロジェクトで解決する場合は明確に区別しておいたほうがよい．

プロジェクトの運営には，プロジェクトマネジメントの技法を用いると有用である．

運営上の課題 病院での委員会は，異なる部門の人々が集まって課題を検討する場となるので，チーム医療の推進，医療の質向上にとって重要な活動である．

しかし，一般に設置している委員会の数が多くなっており，十分に機能していないのが現状である．アクションのない委員会は不要ということであるから，再編を試みる必要がある．アクションが行われないのは，委員会の目的，機能が明確になっていない，委員会に責任と権限が与えられていないことに起因することが多いので，これらの見直しも必要である．

真に常設の組織として必要な委員会であるなら，コストの制約はあるものの専門の部門を設けて業務分掌を定め，専任の人員を配置すべきである．質

向上を推進する部門は必要であり，質向上委員会や医療安全推進室のような専任部門を設けるのはその例である．

運営上の注意　委員会の規約作成，組織構造上の位置付け，委員構成，議事録公開，委員会決定事項の進捗状況のチェック体制の整備は，委員会の実効をあげるために重要である．

委員会の会合においては，決められた日時の開催と，参加者（委員），リーダー，ファシリテーター，観察者，記録者，タイムキーパーという各役割の明確化とそのローテーションを行うとよい．参加者は事前準備，役割分担の決定，議論内容の共有を行う必要がある．会の成否は委員が任務を着実に果たすかどうかによるので，参加には責任と権限をともなうことを認識すべきである．リーダーが参加者を決定することも多いが，トップマネジメントが委員の参加を保証することが大事である．

リーダーは事前準備として，目的・目標とスケジュールの確認，議題の決定と配付，与えられた責任・権限や資源の確認を行う．また，会議中は前回議事録確認，議題紹介と各委員への背景説明，議論のリード，終了時の決定事項・役割分担・実施期限の確認などが業務である．トップマネジメントをリーダーにするのは，決定権と議事円滑運用の責任が重なり望ましくない．

ファシリテーターとは，容易にする，促進する人という意味で，進行役のことである．リーダーの手助けをし，会議の目的に焦点を当てプロセスを管理し，会議の質を向上させるのが業務である．参加者のバランスと議論への積極的参加や時間配分に目を配り，議論をうまくマネジメントする必要がある．

観察者は全員の見える場所に位置し，議論に加わらず，会終了時にリーダーへの過度の依存や目標・目的に達していない議論内容であったなど，委員会の進行中に気づいた問題点を報告することが業務である．観察者を置くことは，委員会の運営効率向上のために有用である．

記録者（書記）は，委員の発言内容とその要約，特に意見の相違点や同意時点での各種決定事項の記録が仕事である．タイムキーパーは，時間厳守の役割やまとめの時間を考慮した残り時間の通告，次回予定日の報告が業務である．

インフラストラクチャー
infrastructure

4, 5

定義 インフラストラクチャーとは，通信設備，工業用水，陸運，港湾設備などの企業活動の産業基盤となる下部構造のことを一般的にいい，インフラと略されて用いられることも多い．ISO 9000 では，インフラストラクチャーを"組織の運営のために必要な施設，設備及びサービスに関するシステム"と定義している．

意義 必要な経営資源が適切に供給されなければ，組織の QMS（質マネジメントシステム）は有効に機能することはできない．必要な資源として，ISO 9001 では人的資源，インフラストラクチャーおよび作業環境を取りあげており，ISO 9004 ではそれに加えて，情報，供給者およびパートナーシップ，天然資源，財務資源をあげている．

インフラストラクチャーの適切な供給は，有効な QMS の運営に必要不可欠な要素の一つである．

実施方法，活動内容 ISO 9001 の 6.3（インフラストラクチャー）には，インフラストラクチャーの例として次のとおり記されている．

> a) 建物，作業場所及び関連するユーティリティー（電気，ガス，水など）
> b) 設備（ハードウェアとソフトウェアとを含む．）
> c) 支援業務（輸送，通信など）

このような例を参考として，トップマネジメントは，QMS が適切に機能するために必要となるインフラストラクチャーは何かを明確にし，それらが確実に提供できる仕組みを整え，維持する必要がある．

医療における例 医療においても，インフラストラクチャーは人的資源と並んで重要な経営資源である．医療機関におけるインフラストラクチャーの例として，次のものがあげられる．

① 設備・装置：病床，診察室，手術室，処置室，臨床検査施設，X 線装

置，調剤室など．医療機器，滅菌消毒装置など．
② ユーティリティー：電気，ガス，水道，通信，医療用ガスなど．
③ 併設・附属施設：老人保健施設，訪問看護ステーション，在宅介護支援センターなど．
④ IT 利用業務：オーダーリングシステム，電子カルテ，EBM 利用システム，文献検索システムの構築など．
⑤ 支援業務：営繕部門の設置，輸送経路の確保（血液輸送システム，患者移送システム，書類や物品搬送機器の設置等），通信システムの構築など．

医療での適用 医療の基本法といえる医療法のような法令・規制要求事項にも，インフラストラクチャーに関係する規定が多く存在する．適切なレベルで安全な医療を提供するために，特に次の事項を確実に対応し，適切に管理することが重要である．
① 最低の要件として医療法に規定される施設の基準や診療報酬請求のための施設の基準等の法令・規制要求事項を満たす．
② 監督官庁に提出することを義務付けられている設備の実態が，法的要求事項を満たす．
③ 保健所の医療監視，消防署の立入検査などで要求される設備への対応を適切に行う．

PDCA サイクル

PDCA cycle

5

定義 PDCA サイクルは管理サイクルとも呼ばれ，Plan（計画），Do（実施），Check（確認），Act（処置）を繰り返し行って目的を効果的に効率よく達成するための，マネジメント（管理）の基本的方法である（図）．質マネジメントにおけるマネジメントは，統制，監視といった一般に用いられる場合の狭い意味ではなく，様々な資源を効率的，効果的に用いて，最適に計画，運用し，統制する手続きや活動を意味している．計画行為も含めていることが，狭い意味の管理とは異なる．日常管理では，Plan が Standard（標準）であることが一般的なので，SDCA のサイクルということがある．

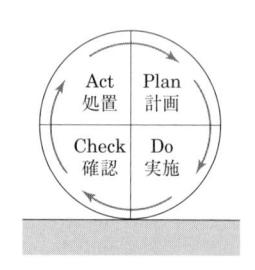

図　管理のサイクル：PDCA

PDCA の各段階で行うこと　Plan の段階では，目的の明確化，管理項目の決定，目標（管理水準）の決定，実行手順（作業標準）の設定を行う．Do では，実行手順の教育訓練を行い，その手順に従って実施する．Check では，目標が達成できたか，副作用がないかを確認する．Act では，Check の段階で目標とのずれがあった場合に処置をとる．この処置には，不具合現象を取り除くための応急対策と，根本原因を除去するための再発防止策がある．問題がなかった場合には，現状を維持して次の実施に移る．問題があった場合には，処置をした後に計画を修正し，次のサイクルに移る．

PDCA サイクルでの注意　PDCA サイクルを回す際には，次の点に注意すべきである．まず，計画の際には，プロセスの改善を行っていくことを強く意識し，計画の段階でデータ収集方法やチェック方法の設計も含めなければならない．また，Do のなかにはパイロットスタディやチェックのためのデータ収集も含まれる．Check の段階では，単なるチェックにとどまらず，評価・学習を行うことも必要である．Act では，応急対策と再発防止策を明確に区別し，確実に再発防止策が打たれたことを確認して次のサイクルに移

管理項目 Check の段階で，与えられた業務をその目的どおりに達成しているかどうかを判断するための尺度を管理項目と呼ぶ．要因系の管理項目，例えば製造工程の条件などは，点検項目と呼ぶことがある．管理項目は，できれば定量的な評価尺度を設定することが望ましいが，必ずしもこだわる必要はない．インシデントの有無，予定時間どおりに業務を行ったかを表す定時制，褥瘡発生率，苦情の件数などは管理項目の例である．管理項目は，仕事の良し悪しを計るための尺度であるから，よい管理を行うためには，感度のよい管理項目を設定する必要がある．この尺度がはっきりしていなければ，Plan → Do の繰り返しで，いわばやりっ放しの状態であり，管理することはできない．

スパイラルアップと PDSA サイクル スパイラルアップとは，Plan → Do → Check → Act を平面上に回すのではなく，Act に引き続いてさらに Plan → Do → Check → Act を，らせんを描きながら継続的に PDCA サイクルを回していき，QMS（質マネジメントシステム）の運営管理，継続的改善を図っていこうとする概念である．

管理サイクルでは，Check の代わりに Study を当て PDSA サイクルと呼ぶ場合がある．これは Check という言葉では表せない評価・学習の意味を込めて Study とするもので，よりスパイラルアップを意識したものとなっている．Check は単に OK, NG を判断して終わりという語感があるので，単なる照合ではなく必要な解析を行うことを強調するために Study が用いられる．

医療での適用 医療分野でも，管理，改善すべき対象は多数あり，あらゆる活動に対して PDCA サイクルを回すことを心がける必要がある．他業種と同様に，医療においても PDCA サイクルを適切に回すためには，Check の段階での管理項目が重要である．例えば，クリニカルパスでは，バリアンスが管理項目となり，それに基づいた改訂・再施行という Act を行うことが大切である．治療過程で適用不可能になった場合には適用基準の見直しが必要であるし，予期しない副作用が起きた場合は，それに対する対応策をパスのなかに入れることを検討すべきである．

事実に基づく管理
management by fact

5

定義　事実に基づく管理とは，収集したデータを用いて事実を分析し，その結果に基づいた判断・行動によって効率的，効果的に問題を解決しようという考え方である．そのためには，顧客満足，製品要求事項への適合性，プロセス・製品の特性，供給者などに関する測定可能なデータを採取し，分析に活かすことが重要である．これは，何が実際に生じているのかということを，"現場，現物，現実"という3現主義の立場から把握・検討するという考え方と同じである．

KKD　事実に基づく管理に対比する言葉として，KKDが用いられる．KKDとは，勘（Kan），経験（Keiken），度胸（Dokyo）のことで，事実をよく調べずにKKDだけで判断することを戒める意味で使われる．しかし，KKD，特に経験を活用することは悪いことではない．経験は，裏を返せば所有している技術のことであり，うまく活用すれば効果的である．KKDで戒めているのは，KKDだけで行動を行うことが問題であるということであり，KKDに基づいた判断を検証し，事実が調べられるものがあるなら調べて総合的に判断するという態度が大切である．

データ，情報とその分析の重要性　データとは測定値やそれによる計算値のことと考えがちであるが，必ずしも数値である必要はない．言語によって事実を記録したものは言語データである．データを意味あるものに変換したものが情報である．QMS（質マネジメントシステム）の適切性と有効性の実証やその有効性の継続的改善には，必要なデータの収集・分析が必要である．また，収集されたデータが，現状を正確に反映しているか否かに注意する必要があり，測定データの信頼性，精度を確認しなければならない．

SQCとの関連　事実を表すものとして，調査や計測の結果としてとられた数値データは代表的なものであり，その分析手法としては統計的方法が適している．統計的方法を用いることを強調する意味で，SQC（統計的質管理）という用語を用いることがある．事実を分析するための手法としては，統計的方法以外にも多くのものがある．これらの手法も含めて，質マネジメ

ントにおいて科学的分析が重要である,ということを強調するためにSQCという用語を用いることもある.

医療での適用 医療では事実に基づく管理として,"EBM(根拠に基づく医療)","EBN(根拠に基づく看護)"などがある.これは,臨床での問題点を検出し,最適解へとつながるエビデンスを検索し,その妥当性・適切性を批判的に審査し,最終的に臨床で実践するという4段階で構成されている.EBM,EBNにおいては,その実践を評価するというPDCAサイクルのスパイラルアップによる継続的改善も重要である.

NBM 近年は,NBM(Narrative Based Medicine:語りに基づく医療)が注目されつつある.対話重視の医療とも訳される.これは,患者との対話を基本とし,病気を患者が語る物語と捉えて語り手である患者を尊重するという考え方である.EBMが数値的な根拠だけに基づくという誤解から,EBMよりNBMのほうが重要であるという誤った論が展開されることもある.しかしEBMでは数値データだけを重視するのではなく,科学的根拠に基づくことを推奨しているのであり,科学的根拠は数値データだけでなく幅広く種々の事実に基づくべきだということを認識すべきである.危険なのは,EBMは"数値データに基づく医療の患者への押しつけである"という誤解から否定的立場に立ち,感覚的な医療を提供することである.

クリニカルパスの活用 クリニカルパスにおいても,事実に基づく管理は重要である.診断,治療等に関する自施設のデータを収集・共有し,その情報をもとに自院に適したパスを作成し,さらにバリアンスの原因を分析してパスを改訂することが,事実に基づく管理である.

プロセスフロー図の活用 プロセス図を活用してプロセスを改善していくことも,事実に基づく管理の実践である.これはプロセスフロー図,単にフロー図とも呼ばれ,現在の業務手順,業務の流れを図示したものである.そのプロセスに関連して何か問題が発生したとき,どのようなプロセスになっていて,実際にどうしたのかを確認するためにプロセスフロー図に戻るという活用に意味がある.あるプロセスの妥当性を検討する際には,プロセスを患者の立場で歩んでみること,患者満足の立場で検討することも重要である.

根拠に基づいた医療
EBM, evidence based medicine

定義 EBM（根拠に基づいた医療）は，提唱者であるサケット博士によれば，"現今の最良の根拠（エビデンス）を，良心的・明示的・妥当性のある用い方をして，個々の患者の臨床決断を下すこと"と定義されている（1996）．また，我が国の厚生省（当時）医療技術評価推進検討会報告書では，"診ている患者の臨床上の疑問点に関して，医師が関連文献等を検索し，それらを批判的に吟味した上で患者への適用の妥当性を評価し，さらに患者の価値観や意向を考慮した上で臨床判断を下し，自分自身の専門技能を活用して医療を行うこと"と説明している（1999）．

エビデンスとは，単に，事実や症例の蓄積ではなく，検証可能な方法で集積されたデータに基づいて，科学的に検討された臨床研究をいう．

目的 EBMの目的は，臨床医が診療の現場で患者の問題解決のために最新の臨床研究の集積された情報を活かす方法を提示することである．エビデンスに基づいて組み立てられる診療は，その過程や結果が第三者にも大変分かりやすく，医療の透明化にもつながるという利点がある．

AHCPR（米国健康政策・研究局）はエビデンスの水準を，レベルの高い順に，以下のように示している．

- IA　RCT（無作為化比較試験）のメタ分析から得られた根拠
- IB　少なくとも一つの，RCTから得られた根拠
- IIA　少なくとも一つの，無作為化はしていないがよくデザインされた比較研究から得られた根拠
- IIB　少なくとも一つの，よくデザインされたその他の準実験的研究からの根拠
- III　比較研究，相関研究，症例対照研究等のよくデザインされた非実験的記述研究から得られた根拠
- IV　専門委員会，権威者の意見や臨床経験から得られた根拠

RCT RCTとは，特定の集団を研究群と比較群にランダムに振り分け，研究群に薬物療法，手術，リハビリテーション，看護などの医学的介入を実

施し、その効果を比較する臨床研究である。メタ分析とは、複数の臨床試験の結果を統合する統計的手法である。

EBMは、①患者の問題の定式化、②問題についての情報収集、③情報の批判的吟味（メタ分析を含む）、④情報の患者への適用、という四つのプロセスからなる。

EBMによって、偶然性の強い個人的経験や観察に基づく医療から、体系的に観察・収集されたデータに基づく医療へ転換する、すなわち、生物学中心の生理学的・病理学的考え方から、臨床的・実証的観点から得られたデータを重視する考え方へ転換することが可能となる。また、コンピュータリテラシー、および原著論文の妥当性・信頼性を評価するために臨床疫学と生物統計学が必要になる。さらに、個人的経験や直感に依存した意見よりも、第三者による客観的に評価されたデータを重視する。

診療ガイドライン　診療ガイドラインとは、特定の臨床状況のもとで、適切な判断や決断を下せるように支援する目的で体系的に作成された文書で、エビデンスの高い文献から根拠の質に応じた推奨度別の診療方法が記述される。十分なエビデンスが存在しない領域については、専門家の合意を中心に推奨診療方法が記述される。

厚生労働科学研究によって、平成15(2003)年度までに脳梗塞、糖尿病等の21疾患のガイドラインが作成されている。ただし、この診療ガイドラインをそのまま適用するだけでは不十分であり、各患者の特性に沿うように柔軟性をもった利用が求められる。

質保証上の意義　EBMが推進され、医療機関・国・世界的の各レベルでのデータベースが構築されている。国際的な医療評価プロジェクトのコクラン共同計画によって、様々な治療法のメタ分析の結果などをまとめたコクランライブラリー（Cochrane Library）が作成されており、EBMを実践するうえで有用なデータベースである。これらは、個別の医療機関の診療においても、質保証の参考となっている。診断治療の参考となるだけではなく、患者への説明の際にEBMのデータを示すことができる。

プロセス重視
process oriented approach

4,5

定義　プロセスは，"インプットをアウトプットに変換する，相互に関連する又は相互に作用する一連の活動"と定義される（ISO 9000）．なお，ここでいうアウトプットにはアウトカムも含まれる．プロセス重視の概念は，"目標の達成状況だけではなく，結果に至ったプロセスを分析して，プロセスを改善することによってマネジメントシステムのパフォーマンスを改善する"と説明されている（JIS Q 9023）．目的であるアウトプット／アウトカムを得るにあたって，その質を確保するために，アウトプット／アウトカムを生み出す原因系としての活動や資源の質を重視する考え方である．この考え方に従う管理，あるいは管理の方法をプロセス管理という．

由来　プロセス重視あるいはプロセス管理という考え方は，我が国の質管理の中心的な考え方の一つである．戦後米国から学んだ質管理を進歩させた考え方として"工程で質を作り込む"という概念・方法論をあげることができる．米国から学んだ基本的な方法論は検査であった．質を達成する方法としての重要性を認めつつも，検査で不良品を取り除くより有効な手段として"工程で質を作り込む"という考え方を推進してきた．

質を工程で作り込むためには，工程で作り込むべき品質と工程の条件との関係を知る必要がある．日本の質管理において，検査ではなく，統計的手法を駆使した工程解析，質解析が製造工程における中心的活動と位置付けられるのは1950年代にさかのぼる．欧米において，質管理といえば検査を意味するとの考え方が色濃く残っていることを考えると，誇るべきことである．

意義　プロセス管理という考え方は，製造工程だけでなく業務の質を管理する際にも有効である．事務作業においてミスが発生したとき，チェックを強化しろというアプローチもあり得るが，ミスの原因を明らかにしてプロセスを改善することによって発生率を減少させるほうが有効である．

プロセス管理という考え方は，量産品の製造工程の管理よりは，むしろ設計・開発一般，ソフトウェア開発，サービス提供，建設など，一回限りに見える仕事においてこそ重要である．プロセス管理とは，広義の業務（仕事）

のマネジメントの原則であるといえる．

"よい結果はよいプロセスから生じる"という考え方は，問題解決，質改善においても本質的である．悪い結果にはそれをもたらす要因があり，プロセスに注目して要因を追究するという方法につながる．管理の方法を考えるとき，結果に大きな影響を及ぼす要因を特定しその要因を制御するとともに，プロセスの中間段階で把握すべき合理的な測定・監視項目を設定するという方法を採用することにもなる．それが管理項目一覧表，QC工程表などの日本固有のツールを生んだ．改善においても，結果の処理だけでなく，原因分析で明らかになった要因に対策を打つことで技術が向上し，管理のレベルが上がる．さらに，プロセス管理の考え方を深化させることによって，プロセスの上流で質を作り込むという源流管理の考え方も生まれる．

プロセスの妥当性確認，特殊工程 ISO 9001にプロセスの妥当性確認という要求事項がある．プロセスの結果では良し悪しを判断できないとき，あるいは判断できてもそれでは遅くて取り返しがつかないとき，質を作り込めるプロセスになっているかどうかをあらかじめ確認しておくという要求である．プロセス管理によってでしか質が保証できない場合があるために設けられている要求事項である．このような工程を特殊工程ということがある．

医療での適用 医療においても，よいストラクチャー（構造）とよいプロセス（過程）が良質な医療（アウトカム，結果）を提供することに変わりなく，プロセス重視の考え方に沿った管理を指向すべきである．

これまでの医療業務においては，個人の技量や注意力が重視される傾向が強く，よいプロセスを構築するという考え方が弱かった．よい結果をもたらす手順を記述できるのなら，それに従って業務を実行し，不備があれば改善していくのがよい．これがプロセス管理の基本的な考え方である．

診療指針に沿って患者の状態に応じた診療をすることは，プロセス重視の考え方に相当する．すなわち，患者状態に応じて，根拠ある適切な診療行為のセットが診療指針で推奨されていて，その指針に従って診療を行えば，現在の技術水準において最適な診療を提供できることになり，これはプロセスで診療の質を作り込むというプロセス重視の考え方の具体化にほかならない．

プロセスアプローチ
process approach

4,5

定義 プロセスアプローチという考え方は，ISO 9000 の 2000 年版において導入された．ISO 9001 の 0.2（プロセスアプローチ）に以下のような記述がある（一部抜粋）．なお，ISO 9001 でいうアウトプットには，アウトカムの意味が含まれる．

> 　組織が効果的に機能するためには，数多くの関連し合う活動を明確にし，運営管理する必要がある．インプットをアウトプットに変換することを可能にするために資源を使って運営管理される活動は，プロセスとみなすことができる．一つのプロセスのアウトプットは，多くの場合，次のプロセスへの直接のインプットとなる．
> 　組織内において，プロセスを明確にし，その相互関係を把握し，運営管理することと合わせて，一連のプロセスをシステムとして適用することを，"プロセスアプローチ" と呼ぶ．

すなわち，プロセスアプローチには，以下の二つの重要な概念が含まれている．

① ユニットプロセス管理：あるまとまった活動（業務）をプロセスとして管理する．

② プロセスネットワーク構築：マネジメントシステムに必要なプロセスを明確にし，全体をシステムとして運営する．

第一は，あるまとまった活動（業務）を一つのプロセスと見て，そのユニットプロセスを，プロセスとして管理することである．つまり，インプット，アウトプット／アウトカムを明確にし，投入される資源も明確にし，さらにプロセスの管理のための測定方法を決め，責任・権限も含め管理することである．

第二は，QMS（質マネジメントシステム）全体の目的である顧客満足の達成に必要なプロセスを明確にすることである．その目的を達成できるよう

なQMSを設計する（必要なQMS要素の特定とそれら要素の相互関係の定義付け）ことである．製品・サービスの価値提供プロセスとしてのバリューチェーン［→製品実現/p.182］を定義する，設計するといってもよい．

図にプロセスアプローチの概念を模式的に示す．

ユニットプロセス

```
                    ┌──────┐
                    │ 測 定 │  アウトプット／
  インプット ───→  │ 活 動 │ ─→ アウトカム
                    │ 資 源 │
                    └──────┘
```

プロセスネットワーク

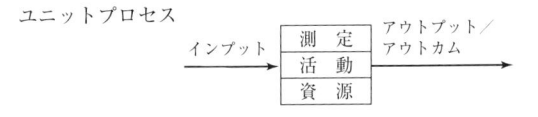

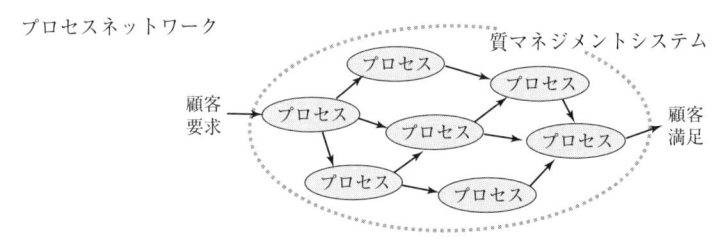

（質マネジメントシステムの中に複数のプロセスがネットワーク状に接続され，顧客要求を入力，顧客満足を出力とする図）

図 プロセスアプローチの概念

意義 プロセスアプローチの採用は，プロセスネットワークの適用およびユニットプロセスの管理の双方において大きな意義がある．

プロセスネットワークの理解によって，QMSの目的達成に必要なプロセスおよびそれらの関係（プロセスネットワーク）が定義され，目的達成のためのシステム設計が促進される．あらためて顧客の満足に影響を与えるプロセスとそれらの関係を認識することによって，顧客満足という目的を指向するQMS設計が可能となる．

ユニットプロセス管理の考え方の理解によって，そのプロセスの目的（アウトプット／アウトカム）を明確に認識し，そのプロセスに投入されるモノや情報（インプット）を再認識する．また，インプットからアウトプット／アウトカムへの変換に必要な活動の連鎖（活動）とともに，その活動に必要な設備，技術，人（資源）も明確となる．さらに，プロセスの状況把握のための管理項目（測定）も明確となり，管理の基本の理解と実践を促すことになる．

医療での適用　プロセスアプローチに含まれる二つの重要概念は，医療現場におけるマネジメントの実態を考慮すると，医療分野においてことのほか重要である．

ユニットプロセス管理の考え方は，あらゆる医療行為，支援業務の目的を明確にし，技術的根拠のある目的達成手段および必要なリソースを明確にし，これらを標準化することを促す．さらに，そのプロセスの目的達成の度合いを把握する尺度，および把握すべきプロセスの状況を明確にして，適切な管理が可能となる．医療分野ではこれまであまり取り入れられてこなかったこうした側面の重要性を認識させる考え方として意義深い．

プロセスネットワークの考え方は，顧客指向（患者指向），マネジメント（医療固有の知識・技術を最大限に活用するための管理の仕組み），システム（システム目的達成に必要な要素の特定と最適化設計）の意味や意義の理解が産業界に比べて遅れている医療分野において，これら重要概念の理解と実践を促すものとして意義深い．

プロセスネットワークの考え方に従い，QMS を考察することによって，いわゆる質保証体系図が作成できる．顧客である患者などに対し，誰（どの部門）が，どのような順序で，何をするかの体系を示すもの，すなわち患者に対し医療の質を保証するために必要な全組織的な業務の流れ，業務機能の位置付けを示すものである．これより狭い範囲のあるまとまった業務についても同様に，プロセスフロー図として業務の流れを記述することが可能で，これによって適度な詳細さで，誰が（実施者，責任・権限），いつ（どのようなとき），何を（インプット，資源），どのようにして（活動），どのような成果を得るのか（アウトプット／アウトカム），そのためにどのように管理（測定，管理）するのかの連鎖を明らかにすることができ，質と安全を確保するための業務プロセスの確立への道を開くことになる．

医療における例　プロセスネットワークの例として，病院の質保証システムの全容を記述した質保証体系図があげられる．患者が外来に訪れ，受付をし，診察をし，必要に応じて検査を行い，治療方針を立てそれに従って治療を進めていく．あるいは入院をして，入院時検査計画に従い検査を行い，治療計画，看護計画が立案され，それに従って各種治療が行われ，患者状態の

変化に応じて治療計画は適宜更新され,それに基づき治療が行われ,退院へと進行する.こうした一連の診療の流れに誰(どの部門)がどのような意味でかかわるか,そのアウトプット／アウトカムなどは次にどのプロセスで使われるかなどを記し,診療における質をどのように作り込むかについての全容を記した図が質保証体系図である.

ユニットプロセスの例として,手術を取りあげるならば,インプットは手術前の患者の状態,アウトプットは手術後の患者の状態となる.リソースは執刀医,麻酔医,看護師を含む手術スタッフ,手術室,手術機器,その他手術に必要な物品類,手術法,その他手術の実施に必要な知識・技術などとなる.計測としては,手術目的の達成度合い,手術時間など,手術の質を把握する管理尺度が考えられる.そして活動としては,手術準備に始まり,手術目的を達成するために必要な医療行為があげられる.手術というあるまとまった活動をプロセスとして管理するために,これらの要素を明確にして,手術の目的を合理的に達成し,改善を進めていくことが,プロセスアプローチにおけるユニットプロセス管理である.

重点指向
priority approach

定義 重点指向とは,問題を優先順位付けし,重点課題を改善していこうという概念である.重点管理とは重点指向の立場から,重点となる管理項目を選定してマネジメントすることである.重点課題とは,組織として重点的に取り組み達成すべき課題であるが,組織や部門内・部門間で各々重点課題や方針は異なることも多い.重点指向を実践するには,組織,チームによってそのテーマが重要であるというコンセンサスを得ることが重要で,コンセンサスの得られない重点課題は何の意味もない.これを逸脱した場合には,部分最適・全体最悪という結果を招く場合があるので,絶えず全体最適を考えたうえで重点指向を徹底することが肝要である.

意義 重点指向は,優先順位で重点課題とならないものは取組みの対象から外すということであり,効率よく質マネジメントを進めるために推奨されている考え方である.組織的改善において課題を整理し様々な課題が見えているなかで,いくつかの課題は取組みの対象から外すというのは難しいことである.しかし,重要な問題に絞り後は捨てるのが最も改善が進むということが多くの例で経験されている.経営資源が限られているなかで,効果的で効率的に運営するためには重点指向の考えを取り入れる必要がある.

パレートの法則 Paretoによる80/20の法則は,問題の80%は数ある原因のなかの20%で生じているというもので,その20%を重点的に管理することが効率的であることを示している.20%の原因に集中的に手を打てば,一般にはその他の原因にも波及効果が生まれ,予想以上の改善効果が生まれることも多い.パレートの法則の同義語に,パレートの原理がある.質マネジメントにおけるパレートの原理とは,非常に大きな影響を与えるもの(vital few)は少数の項目に絞られ,残りの項目は数は多いが小さい影響しかもたないもの(trivial many)に分かれることを指す.例えば,不良品による損失は少数の不良項目で占められる,質変動に大きく寄与する原因は少数に絞られる,などはパレートの原理が当てはまる例である.

パレート分析 QC七つ道具の一つに,少数重点項目を選ぶツールとして

パレート図がある [→ QC 七つ道具/p.299]．重要なもの (vital few) と大多数の些細なもの (trivial many) の混合から少数の本当に重要なものを判別し，管理するために用いるものである．パレート図を用いて金額，量などの指標の大きい順から並べ，重点管理すべき項目が何であるかを明確にすることをパレート分析という．在庫管理などでは，パレート分析を ABC 分析と呼んでいる．

医療での適用　医療分野でも，重点指向を取り入れて，効果的，効率的な組織運営が必要とされている．まず，病院の年度運営方針や目標を検討する際に，各課題が重要であるかを検討し，課題を絞り込むステップを設けることが必要である．また，活動計画を立案する際に，絞った課題に対して，人，モノ，金，時間を重点的にかける計画になっているかのチェックが重要である．課題が見つかるごとに，委員会，解決チーム，QC サークル等が作られるようでは重点指向は難しい．すべてを実施すると決意することは，すべてを実施しないということを意味しているので，病院でも重点項目を選択して取り組むための効果的で効率的なシステムを構築することが求められている．

優先付けの例　インシデントレポート，クリニカルパスのバリアンス，患者様ご意見箱やクレームに関しても，重点指向を適用することが重要である．優先順位付けの基準には，出現頻度，重症度，チェックのしやすさのほかに，コスト，タイミング，資源利用のしやすさや緊急性の有無などがあげられる．例えば，インシデントに関していえば，与薬手順・行為に関する問題点を重要度の高いものから絞り，対策をとっていくことが考えられる．

セーフティマネジメントにおける重点指向の例　危険予防に最重要な因子に焦点を当てることが大切であり，セーフティマネジメントにとっても重点指向，重点管理は重要な概念である．インシデントの大多数は多くの原因があるなかで比較的少数の原因から生じており，その原因を解決することがインシデントの軽減に必要である．また，発生頻度は小さくても，実際に生じると重大な影響を与えるようなインシデントもある．このようなインシデントに FMEA（故障モード影響解析）を適用してプロセスの改善点を分析し，重要度の高い改善点に絞って解決策を検討することも重点指向の一例である [→ FMEA・FTA/p.309]．

管理技術
management technology

6

固有技術・管理技術 企業が，製品・サービスを実現していくために，企画，開発，設計，製造，質保証，販売，サービスなどの一連の諸活動を進めていくうえで必要な，製品・サービスに固有な技術のことを固有技術という．例えば，自動車製造であれば，エンジンの機構，ブレーキの材質など製品そのものの固有技術と，プレス，溶接，塗装など，製品を加工するうえでの固有技術がある．

これに対して，固有技術を支援し，仕事を効果的，効率的に実施できるようにし，また，様々な運営上の問題を解決していくための有効な技術のことを管理技術という．組織運営の方法，生産管理，質管理，原価管理などの仕組み，QFD（品質機能展開），統計的方法，QC工程表などの技法は管理技術の例である．

製品・サービスを生み出すために固有技術があり，製品・サービス実現に必要不可欠な技術である．一方，組織が顧客の望む製品・サービスを実現し経済的に提供するためには，固有技術を活かすための技術も必要である．また，組織自体をうまく運営・管理していくための技術も必要となる．これらを総称して管理技術という．経営管理全般にわたる管理技術の学問分野が経営工学である．

意義 固有技術の能力が低ければ，管理技術をどんなにうまく駆使してもお客様を満足させられる製品・サービスを経済的に提供することはできないという考え方もあるが，管理技術は固有技術を強化・向上させることもできるため，管理技術と固有技術は，企業経営活動においては両輪の関係にあるとするのが一般的である．個人で製品・サービスを提供する場合には，固有技術だけで対応できる場合もないわけではないが，組織で提供する場合は，管理技術の活用が不可欠である．

製品・サービスを実現し提供していく諸活動は，様々なプロセスによるネットワークを構築していて，そのなかを人，モノ，金，情報などが流れている．これらを適切に制御する方法が管理技術である．昨今のように，めまぐ

るしく変化する外的環境に即応することが不可欠な社会では，管理技術の必要性がますます増大しているといって過言でない．

なお，ISO 9001 やそれに基づく審査登録制度で評価しているのは，ここでいう管理技術，マネジメントシステムである．現在，これらの規格，制度が世の中に普及している．これは，適切な固有技術が埋め込まれたマネジメントシステムの有効性を組織が意識してきていることの表れである．

医療での適用　医療分野であれば，診断，治療，看護，検査，手術などのいわゆる医療技術そのものが固有技術であり，これらの技術を駆使しつつ患者の満足度，病院経営の効率化などを向上させるための技術が管理技術である．医療機関も組織として医療を提供しているので，管理技術の活用は不可欠である．

医療における例　医療においても，最も重要な管理技術は組織管理の方法である．これには，病院の人的資源を最大限に活用する組織構造の設計，責任・権限の割付け，業務設計，教育・研修，人事考課など種々の組織運営の方法などが含まれる［→専門職と組織管理/p.66］．質管理や原価管理の仕組み，統計的方法の活用なども，他産業と同様に活用できる管理技術である．

医療において管理技術が活用されている例としては，クリニカルパス，EBM，インシデントレポートシステムなどがある．クリニカルパスのなかで，どういう治療行為を行うかは固有技術的に決まるものであるが，それを可視化して情報の共有と標準化を行うことが管理技術としての役割である．すなわち，業務を可視化することによって，医療従事者同士あるいは患者との情報の共有・連携を図ることができる．また，業務を標準化することは，仕事のばらつきの削減と効率化，不具合の解消，質保証が可能となり，医療の質向上につながる．同様に，EBM は，根拠に基づいた診療を提供することを目的とするもので，まさに医療の固有技術の向上のために行うものである．EBM の基本的考え方は，事実を蓄積して法則を抽出し，科学的根拠のある方法を適用し管理するというものであり，事実に基づく管理を実践するという形で管理技術を活用しているといえる．インシデントレポートシステムは，インシデントが発生したらそのレポートを書き，かつ現象を正しく，メカニズムを正確に把握して，システムの改善を可能にするものである．こ

れも，科学的な問題解決法，PDCA サイクルといった管理技術を利用したものとみなすことができる．このように，管理技術はコアになる知識を十分活用するために必要な方法である．

管理技術としては特に意識されていないが，管理技術をうまく活用して医療の固有技術を向上している例は数多くある．例えば，症例検討会である．症例検討会は，個別症例の診断・治療の計画・経過・結果に関して検討する会議［→症例検討会/p.202］で，診療が妥当なものであるかをレビューする場である．計画したこと，実施したことをレビューし，適宜 PDCA を回すことは，質を保証するために用いられる管理技術である［→検証・妥当性確認・レビュー/p.200］．レビューを行うのは一個人でもできることであるが，検討会という形で複数の人で議論しながら検討するというのは，衆知を集められる，計画・実施した人以外の視点が入る，議論しているうちに気づくことができるといった点で，一人で行うよりも効果的である．つまり，個人で行うよりも効率的，効果的にレビューできる管理技術を用いていることになる．

クリニカルパスにおいては，その改訂を通じて様々な改善が行われる．標準化をベースにした改善という管理技術を用いて，診療という固有技術を向上している好例である．

このように，固有技術のレベルを向上するために管理技術は有効な道具となる．既に無意識のうちに管理技術を利用して固有技術の向上を行っている活動もあるが，逆にいえば管理技術を系統的に学び，その知識を増やし活用していけば，より多くのレベル向上が図れるということである．医療技術の知識だけを増やしていくよりも，管理技術を活用しながら医療技術を深めていけばよりよい医療を提供できるということを強く認識すべきである．

管理技術の教育 これまでに述べたように，管理技術の活用があって優れた固有技術が提供できる．管理技術も医療技術と同様に，自然に身につくものではないので，実践，すなわち OJT（On the Job Training）が必要である．また，職員に対する体系的な教育が必要である［→医療における教育・研修/p.268, 教育訓練/p.266］．管理技術は，経営者や管理職だけが知っていればよいのではない．それぞれの職位，職種に必要な管理技術があり，何を，いつ，どのように教えるかの検討が必要である．

SQC
SQC, statistical quality control

定義 SQCとは，Statistical Quality Controlの略で，統計的質管理と訳す．質マネジメントにおいては，QC七つ道具，実験計画法，回帰分析，多変量解析などの統計的方法や，抜取検査，サンプリングなど統計理論に基づいた様々な技法が多用される．このことを強調するために，戦後発展した質マネジメントを統計的質管理と呼ぶことがある．質マネジメントでは，経験や勘に頼るのではなく，事実に基づいた管理を重視するので，統計的方法が広く活用されている．

SQCといわれる経緯 近代的な質マネジメントの創設期においては，抜取検査や管理図などの質マネジメントのための統計的方法の開発がさかんに行われた．その当時は，質マネジメントの発展の歴史は統計的方法発展の歴史そのものであり，また職人芸的に行っていた質マネジメントを科学的な方法に変革するために統計的方法の活用を重視したので，近代的なQC=SQCという考え方が定着したのである．

Sの必要性1 質マネジメントにおいて，統計的方法の活用が重視されるようになったのは，主に三つの理由がある．一つ目は，事実に基づく管理という考え方を強調しているからである．事実を表すものとして，調査や計測の結果としてとられた数値データは代表的なものであり，その分析手法としては統計的方法が適しているからである．

Sの必要性2 二つ目は，質特性値が統計的にばらつくという性質をもっていたからである．統計的にばらつく質特性値を記述し，分析する必要があったので，必然的に統計的方法が用いられるようになったのである．例えば，どの工場においても良品と不良品が混ざって作られている場合が大半で，100%良品，100%不良品を作っている工場というのはめったにない．良品と不良品が混ざって出てくるのは，作られたときの条件が違うからである．つまり，条件にばらつきがあるから結果としての製品にばらつきが生じるわけである．このばらつきが不良品の原因であるから，そのばらつきを分析するために最も適した手法である統計的方法が用いられるようになった．

Sの必要性3 最後に,統計的分析では,大量のデータを見ることによって,ばらつきが存在するなかから傾向を見いだせる特長をもっているからである.特に技術的に未熟な場合には,どのような調査,実験を行えばよいのかも不明であることが多いので,多くのものを観察して知見を得ることが有用である.

用語の用法 事実を表すのは数値だけでなく,観察結果,言語データ,種々の記録など様々なものがある.したがって,事実を分析するための手法としては,統計的方法以外にも多くのものがある.これらの手法も含めて,質マネジメントにおいて科学的分析が重要であるということを強調するためにSQCという用語を用いることもある.つまり,統計的方法を用いるということよりも,"事実を科学的に分析する"ということが大切である.

医療における例 医療においても統計的方法を活用する場は少なくない.臨床化学検査においては,古くから管理図などの統計的方法を用いてSQCが実践されてきている.治験や薬効における分析にも統計的方法が活用されている.QCサークルでの改善活動においても,待ち時間,コスト,在院日数などのデータを分析している例も見られる.インシデントレポートを分析することもSQCといえる.EBMにおいては,SQCの考え方が重視されるべきであり,数値データだけでなく,観察,分類結果などの事実もエビデンスとして捉えるべきである.

医療における意義 医療においても,目的に応じて適切な統計的方法を活用していけばよいが,ハードウェア製品に比べれば質を表す特性値が数値で表されることは少ない.統計的方法の活用よりも統計的ものの見方,つまり科学的に事実を分析することを強調していくことのほうが大切である.例えば,観察するというのは,統計的ものの見方を活用した有用な分析手段である.また,事実を見て分類する,層別して違いを見つけるのは,有益な情報を抽出するために重要な方法である.X線画像をパターン分けする,転倒・転落の状況を分類する,バリアンスを種々の要因で層別するといった分析は,数値データを処理するものではないが,多くの情報が得られる.統計的な手法だけでなく,統計的ものの見方を活用することが,質向上のために重要である.

後工程はお客様
next processes are our customers

後工程の定義と考え方　工程（プロセス）とは，"インプットをアウトプットに変換する，相互に関連するまたは相互に作用する一連の活動"を意味する（ISO 9000）．工程には，自らの工程である自工程と，自工程の前を担当する前工程，自工程の結果を受ける後工程がある．多くの業務は単独ではなく連続しており，工程の引き継ぎによって行われている．したがって，一部の工程でも不備があれば，最終的な製品やサービスは不具合をもったものとなるおそれがあり，それぞれの工程の担当者は，責任をもってそれぞれの役割を果たし後工程に業務を引き継ぐことが要求される．

思想とそれに基づく実施事項　"後工程はお客様"，"次工程はお客様"という考え方は，後工程の担当者を内部顧客，お客様と考え，自工程で質のよい製品やサービスを提供することが，最終的な質保証につながるということを示している．この考え方には，自らの工程と次工程をよく理解すること，工程間のインターフェースを明確にすること，工程間のコミュニケーションをよくすること，さらに絶えず次工程に存在する内部顧客である担当者の立場を考慮することなどが含まれており，それらを確実に実施することで製品・サービスの質の維持・向上を図るという思想が込められている．

また，自らのプロセスのお客様の不満を問題と認識し，その原因が自分の工程にあることを認識したうえで，プロセスの不備を明らかにし改善していくことが大切である．質に関する顧客要求事項を考える際にも，外部顧客だけではなく，絶えず内部顧客の要求事項も考慮することは，質の改善において重要である．

自身の役割の認識　質を達成するためのプロセスは数多くあり複雑なため，部門によっては最終的なお客様が誰かを見失うこともある．したがって，全員が直接のお客様を保証することを常に意識して，自分の責任・義務を達成することによって質が向上し，それが最終顧客への質保証に通じるということを理解する必要がある．すなわち，複雑なプロセスを構成する一人ひとりが製造過程での自らの意義を認識し，一連のプロセスの重要な一員である

という自覚をもつことが大切である．また，各プロセスの伝達時に次のプロセスの実行者を内部顧客というお客様であると考え，自らの責任でそのプロセスの質を保証しなければならない．

米国では，"my process"，"process owner" という考え方がある．これは，自分のプロセスという自覚をもち，そのプロセスの管轄者として責任をもつということであり，"後工程はお客様" とよく似た考え方である．

より効率的に実施するために　連続あるいは関連するプロセスの結果を，最終工程でチェックすることは効率のよいことではない．不具合はできるだけ早い段階で見つけるのが効率的であり，プロセス間のインターフェースを明確にし，プロセスの途中での不具合発見率を向上させるには何をすべきかを考えることも大切である．

医療での適用　チーム医療でも，"後工程はお客様" の概念は重要である．病院は年中無休であり，交代勤務が多い．例えば，病棟看護師の多くは3交代勤務であり，後工程への引き継ぎを確実に行わなければならない．医療現場では各職種・部署内だけで実行可能なプロセスと，職種間・部署間にまたがるプロセスがあり，後者のほうが多い．そのなかで，職種間や診療科をまたがるプロセス間のインターフェースの不明瞭さ，職種，診療科，医療者個人それぞれの役割分担と責任・権限の不明確さが医療分野では問題となっている．この問題を解決するには，チーム医療の一環として，自らの役割の自覚とともに，職種内，職種間に限らず，後工程を担う人に対してもお客様意識をもって多職種協働による医療サービスを伝達・実行することが重要であり，それによって医療の質保証と質向上，職員満足，患者満足，安全確保などが実現できることを理解すべきである．

質保証体系図による概念の理解　従来，医師を頂点とした階層構造が形成されていた医療界では，各職種が患者ではなく医師のほうに目を向け，医師だけを顧客，後工程と考えている場合も少なくなかった．このような考え方を正し，後工程はお客様という概念を理解するためには，患者満足を中心に据えた質保証体系図とその各構成要素であるプロセスフロー図を作成して，どうすれば最終顧客である患者に質保証ができるかを考えてみるのがよい方法である．

指標
indicator

定義 指標とは，"量的，質的又は記述的な尺度で，定期的に測定，監視された場合，変化の方向が明らかになるもの"をいう（ISO/TR 14061）．

意義 指標の目的は，組織の成果を評価基準や目標値と比較することによって，どこに，どの程度，改善の余地があるのかを明らかにすることにある．組織の改善，改革を進めるためには，現在どのような状態にあるのか，またその状態がよいのか悪いのかを知る必要があり，それを可能にするのが指標である．

有用な指標の条件は，①組織あるいは業務の質を評価する代表的なものであること，②数値化あるいは層別が容易であること，③データの収集が比較的容易であること，④容易に評価できること，である．一時的なデータ収集ではなく，継続的にデータを収集するためには，データ収集のための負荷が小さいことが必須である．このためには，情報システムの構築が有用である．

標準化された指標の意義は，①個別の組織が経時的にデータを収集することによって，改善の成果を容易に判断できること，②特定の集団のデータと比較することによって，自組織の位置付けができること，③ベンチマーキングすべき，優良な組織のデータと比較できること，である．

組織の成果を見るための成果指標としては，効率性や公平性などの経営指標を組み合わせて多面的な評価をするパフォーマンスインディケーター（performance indicator）がある．

関連用語の説明 指数（index）とは，指標のうち何らかの事象の性質やその程度を表すために，特定の方式によって表した"数値"をいう．絶対値だけではなく，基準値に対する相対的な割合で表すことがある．

尺度とは，データに何らかの値を対応させる基準であり，測定に用いられるモノサシである．尺度は，名義尺度，順序尺度，間隔尺度，比例尺度の四つがある．名義尺度とは，男性は1，女性は2のようにいくつかのものを区別するために数値を与えるもので，この数値はラベルにすぎないので値の差

に意味はない.順序尺度は順位を表すデータで,値の順序に意味があるものである.間隔尺度は,計量データのなかで与えられた数値の差には意味があるが,絶対的な原点をもたないものである.摂氏で計られる温度は,間隔尺度である.比例尺度は,比尺度,比率尺度とも呼ばれ,間隔尺度の性質に加え,原点が一意に定まっているものである.長さ,重さ,時間などの物理量は比例尺度である.

管理指標とは,その指標を用いて,プロセスあるいは業務の是正・改善に用いることができる指標である.管理項目と同義である.経営のための管理指標が,経営指標である.特に財務的な側面を評価するのに用いるのが財務指標であり,経常利益,収支比率,営業利益(率)などがある.

基準とは,判断や測定の基礎となるものである.測定や評価には,基準と尺度が必要である.規準,規格,指針を総称する意味で用いられることがある.同じ意味で,標準という言葉が用いられることがある.

医療における意義 医療においては,臨床指標が重要である.臨床指標とは,診療の質の評価指標であり,各疾患の診療結果(アウトカム)を表す指標をいう [→臨床指標/p.105].平均在院日数,入外比,紹介・逆紹介率,救急患者数(比),開心術数,開頭術数,がん手術数,死亡率(手術,非手術)2週間以内の再入院率,その他の治療指標(特定疾患),新生児死亡率,帝王切開率,ICD 10 コーディング病名率,クリニカルパスの導入数,ヒヤリハットの報告数,疾患特異的尺度などである.

病院においても組織経営という観点からは,一般の組織と同様に経営指標の測定,評価が大切である.組織的な改善を進めるためには,組織の特性を考慮した適切な指標の設定が不可欠である.

(社)全日本病院協会,東京都病院協会がアウトカム評価事業を実施している.その意義は,多数の病院から得られたデータを集計・解析し,参加病院および一般に対して統計データを開示することによって医療の質向上を図ることにある.しかし,データの信頼性・再現性,疾患や医療機関の層別化,集積データ数などの問題があるので,評価結果を病院の順位付けに用いることは適切ではない.このデータは,改善のためにだけ用いるべきである.

満足度
degree of satisfaction

定義 満足度とは，欲求に対する充足の程度である．満足には，顧客満足（CS: Customer Satisfaction），職員満足（ES: Employee Satisfaction），患者満足（PS: Patient Satisfaction）などがある．

顧客満足度 顧客満足度とは，顧客要求事項に対する充足の程度である．満足には個人差があり，顧客の要求事項を達成しても必ずしも顧客満足を保証するものでもない．苦情がないからといって必ずしも顧客が満足しているとは限らない．満足は表に出るが，不満足は表に出ずにリピーターの減少につながることもあるので，組織としては顧客，職員を含めた利害関係者（ステークホルダー）の満足の程度を把握することが重要であり，そのためには測定可能な指標を作る必要がある．

顧客には外部顧客と内部顧客があるが，一般には満足度という場合，外部顧客をいう．

顧客満足度の指標としては，顧客が購入した商品やサービスについての評価やクレーム対応や問合せに対する回答に関するアンケート調査，ご意見箱，クレーム件数などのほか，新規顧客数，顧客による紹介件数，リピーター率，返品率，再修理率などがある．

職員満足度 職員満足のないところに患者満足を求めても無理である．職員満足の向上にともない，結果的に患者満足が向上することが望まれる．職員満足度に影響する要素としては，仕事の内容，勤務条件，人員配置，給与，教育体制，設備，職場環境などがある．一般に職員へのアンケート調査で満足度を測定するが，内部監査，目標管理などで把握することも可能である．

患者満足度 医療における顧客の第一は患者である．患者満足度の指標には，診療内容のほかに，外来待ち時間，日常生活の支援，プライバシーの保護，職員の言動や態度，説明の分かりやすさ，質問や相談のしやすさ，などがある．Picker調査などがベンチマークに活用されている．

質保証上の意義 人の価値観は多様であり，顧客要求も多様，かつとどまるところなく高まるという特徴がある．したがって，これに応えて顧客満足

度を高めるためには,常に,質向上の努力が必要である.

医療における留意事項 患者満足に関しては,ただ患者の声を聞くだけではなく,患者が自分自身の要望を最も満たしてくれる医療機関の選択に必要な診療情報開示(信頼性・妥当性・有用性のある情報)が必要である.

診療の質をあげることが患者満足をあげる最も重要な要素であるが,医療技術だけではなく,待ち時間短縮や食事内容,プライバシー保護なども重要である.

医療における意義 患者満足度を測定し公表する意義は,まず,職員一人ひとりに現状を認識させることである.次に,意識改革が起こり,患者サービスの評価と現場の業務改善活動が連携・統合され,総合的なサービスの質を維持・向上する活動へと進むことにある.

患者の要求事項を的確に把握することが必要であり,患者要求に応えることに患者満足があり,その上に患者の感動や感謝がある.そのためにも患者から入手したアンケート調査などの情報を活用する必要があるが,患者の不満足だけではなく満足も監視,評価し,それをさらに向上させ,病院の強みとすることも重要である.

第三者評価と患者満足 患者が医療機関を判断する参考として,第三者による評価が重要である.(財)日本医療機能評価機構による病院機能評価があるが,これはストラクチャー(構造)とプロセス(過程)が主であり,アウトカム(結果)に関する評価は十分ではない.

医療の"結果"を客観的に測定し評価することが必要である.そのためには,測定・管理可能な指標を臨床指標として設定し,日本型 DRG/PPS (Diagnosis Related Groups/Prospective Payment System) や DPC (Diagnosis Procedure Combination) で得られた標準値と比較対照できるようにすることが今後ますます重要となる.

アウトプット・アウトカム

output, outcome

定義　アウトプットとは，インプット（入力）の対立概念で，出力を意味する用語である．インプットとアウトプットの間には，プロセス（工程）がある．ISO 9000 では，プロセスとは"インプットをアウトプットに変換する，相互に関連する又は相互に作用する活動"と定義されている．各々の作業あるいは業務の目的に応じて，材料・要員などの資源をインプット（入力・投入）し，作業あるいは業務というプロセス（工程）を経て，加工・創造・変化・変換されたもの（部品・製品あるいはサービス）をアウトプットという．組織活動は，プロセスの連鎖である．あるプロセスのアウトプットが，次のプロセスのインプットとなる．プロセスのアウトプットを製品という．

アウトプットの価値または目的への適合性に着目した概念を，アウトカムという．この場合，アウトプットは，組織活動（プロセス）の結果としての物理的実態を指す．アウトカムとは，組織活動（プロセス）の結果としての成果をいう．すなわち，目的への適合度の意味を含む．評価するためには，評価の目的，対象，方法，基準すなわち指標が必要である．何のために，何を，どのように評価するかを明確にしておくことが重要である．

ISO 9000 でいうアウトプットにはアウトカムを含むことに留意しなければならない．

関連用語の説明　アウトプット指標とは事業を実施したことによって直接発生した成果物・活動量（アウトプット）を表す指標である．アウトカム指標とは，事業を実施したことの効果・成果（アウトカム）を表す指標である．質は工程（プロセス）で作り込むという考え方が重要であるが，プロセス（方法）が強調されすぎると，所定のプロセスの実施に集中して，アウトカム（結果）は軽視する傾向が出てくる．製品やサービスには，それぞれの目的や期待される効用がある．アウトプット指標に偏り，アウトカム指標を軽視したよい例が，旧ソビエト連邦である．農業生産，工業生産，サービスのいずれに関しても，その目的が見失われてしまった．アウトプット指標のな

かでも，物理的な指標でしか評価されないと，手段の目的化すなわち本末転倒が起こる．農産物，工業製品，サービスのいずれでも，製品やサービスの総重量，数量，開催回数，対象人数などを指標にしたのでは，不良品や粗悪品を製造し，意味のないあるいは顧客に評価されないサービスを提供することになる．

医療における例　医療において例示すれば，次のようになる．

インプット：心窩部痛を訴えて来院．

プロセス：胃透視，胃内視鏡検査などによって，胃噴門がんの診断．

アウトプット：胃全摘術施行．病理検査も術前診断と同様．

アウトカム：①術後経過順調により，3週間で軽快退院．②術後3か月，肝機能異常あり，CTにて多発肝転移を認める．この場合，①，②ともに，ある時点におけるアウトカムといえる．

医療における意義　医療は，元来，質を重視して評価を行う分野であり，Codmanは外科手術の成績（アウトカム）を評価するEnd Result Systemを提唱した（1914）．また，Donabedianは医療の質の要素は，ストラクチャー（構造），プロセス（過程），アウトカム（結果）であるとしている（1966）．

臨床指標は，提供された医療の質を事後的に検証するアウトカム指標である．これに対して，診療ガイドライン，EBMは医療の質をプロセス面から向上させる代表的な手法である．臨床指標のほかに，効率性や公平性などの経営指標を組み合わせて，多面的な評価をする指標として，パフォーマンスインディケーター（performance indicator）がある．パフォーマンスとは，アウトカムに近い概念であり，組織活動全体に関していう場合が多い．

近年，医療における標準化が進み，共通の基準や指標による臨床データが集積されつつある．東京都病院協会および全日本病院協会では，早い時期からアウトカム評価事業を実施しており，代表的な24疾患について，データを集積し，統計的データを公開している．

疫学では，効果や成果の評価項目をエンドポイント（endpoint）と呼ぶ．明確なアウトカムとして，死亡率や罹患率が用いられることが多い．死亡というエンド（終末）の状態を評価することから名づけられている．

病院管理指標
hospital administration index

定義 病院管理指標とは,医療提供体制と医療保険制度の枠組みのなかで質の高い医療を適正に提供するための病院の運営管理に役立つ指標をいう.

意義 病院の管理指標には,財務諸表に代表される財務指標,人事労務管理に関する指標,物品管理に関する指標など,多くの管理指標がある.必ずしも臨床現場で使う臨床指標と同じではない.

医療法は,病床種別ごとに施設の人員配置基準や建物の構造設備基準を定めて,病院の機能や役割を規定している.また,医療保険制度では,人員配置や施設基準ごとに診療報酬を決めている.病院機能に応じた医療資源の重点的な配分と,基準に適合した療養環境の整備が必要である.

病床特性に固有の関係をもち,病床の役割・機能を効果的かつ効率的に運営するための病院管理(hospital administration)の指標が必要不可欠である.管理の訳語は,英語ではマネジメントとアドミニストレーションであるが,医療のTQMを目的とする総合的質マネジメント(経営)と区別して,病院の役割・機能を達成する資源の効果的・効率的活用を考えて,狭義の病院管理(アドミニストレーション)とした.

質保証上の意義 医療保険制度の診療報酬体系に規定された,地域における病院の役割・機能を決める施設基準として求められる指標がある.例えば地域医療支援病院では,患者紹介率は原則80%以上が承認の条件である.平均在院日数も病院の役割・機能を決める管理指標である.病床利用率,予期しない再入院率などは,適切な医療提供の成果に関する指標である.また,患者1人・1日当たりの平均診療報酬額である日当点(外来日当点,入院日当点),診療報酬査定率は重要な経営指標である.

患者指向の医療提供に具体的な目標にもって活動すると,医療従事者は患者や家族の要求に応えるために緊密なコミュニケーションが求められ,診療の計画的対応がおのずと不可欠となる.例えば,入院決定の方針と基準,ガイドラインやプロトコルの活用の徹底,入院判定委員会や病床運営システムなどが適切に組織内に整備されなければならない.質の高い医療を目指すた

めに病院独自の管理指標をもつことは大切である．独自の管理指標をもつためには，個々の診療のプロセスを第三者に分かりやすく整備することから始まる．そのことから組織全体がプロセス指向となり医療提供の業務プロセスが一連のプロセスネットワークとして患者指向に機能するように管理するには，指標を何に置くかが大切になる．

関連用語の説明 病院管理における患者紹介率，逆紹介率は，地域における医療連携の実情を示す指標であり，地域の診療所や病院による評価指標でもある．

平均在院日数は，診療報酬上では入院基本料や急性期加算の承認患者の視点に立って患者に最適な医療提供を目指すときの要件として重要であり，医業収益に影響する．提供する医療が急性期（短期療養）か，慢性期（長期療養）かのおおよその目安になる．入院待機患者が少なければ，平均在院日数を短縮すると病床利用率は低くなり，病床利用率を高めることに集中すると患者の平均在院日数が長くなり病床回転率が低下する．また，常時，一定数の空病床がないと救急患者の受け入れができなくなる．在院日数を短縮することに集中すると，治療半ばで退院させた患者の再入院が生じ，予期しない再入院率が高くなる．このように，平均在院日数一つをとっても，質保証に様々な意義をもっており，各病院が提供する医療の特性をどうするか，医療の質保証の基本方針を表す大切な管理指標である．

病床利用率は，各診療科の取り扱う疾患によって特徴がはっきりと出る．小児科などは季節によって病床利用率が大きく変化する．室料差額料金などによって病室の利用率は低くなる傾向にある．医療の質保証活動の視点から病床運用プロセスを，医療の基本方針に沿って管理指標に基づき継続的に監視・測定する必要がある．多面性があるから，自分たちでしっかり管理しなければならない．

臨床指標
clinical indicator

定義 臨床指標とは，診療の質を評価するための評価指標である．診療の質に関してPDCAを回す際の，管理項目に相当するものである．診療の質は，診療のプロセスをよいものにすることで達成できるのであり，クリニカルパスや診療ガイドラインはできるだけよいプロセスを定めようとする方法の例である．しかし，パスやガイドラインは最初から完璧なものを決めるのは難しいので，その改善を図っていく必要がある．そのためには，現在のプロセスの良し悪しを判断するために合理的な臨床指標を設定すべきである．

意義 一般に，個々の病院は臨床指標を用いて経時的にモニタリングを行うことによって，次のようなことが可能になり，臨床指標を適切に測定すれば，医療の質向上に極めて有力な手法である．

- 一定水準以上の医療サービス提供が行われたことを事後的に検証する．
- 成績が水準以下であり，事例検討など，より詳細な分析を行うべき領域を明確にする．その分析では，改善を必要とする状況にあるのか，患者の重症度，その他の理由によってやむを得ない状況であったのか，単なる偶然でその結果が得られたのかを検証できる．
- 成績に関連するプロセスの要因を明らかにして，質の管理を行う．

病院間比較の意義 標準化された臨床指標が設定され，多くの病院のデータが集約できれば，現在の診療についての標準的なレベルを医療従事者，患者に示すことができる．また，医療従事者に対しては全体のなかで自己の位置付けを知り，改善への動機付けを与えることができる．さらに，患者に対しては，インフォームドコンセントの際の重要な判断根拠となる．

設定上の注意 臨床指標の設定においては，アウトカムとプロセスの両方の指標を定めることが重要である．質のよい医療を提供するという目的の達成度合いを図るための，結果に対する目的適合性の尺度がアウトカムである．アウトカム指標をよくするためには，アウトカムに影響を与えるプロセスや中間アウトカムの適切な管理が必要である．目的達成のためには，目標達成のために真に必要な，また影響を与え得るプロセスとアウトカムの両方が臨

床指標として設定されるべきである.

指標に要求される特性　指標に要求される特性としては,妥当性(測定したい概念をよく反映しているか),入手可能性(物理的・経済的にデータの入手が容易に可能であるか),感度(測定したい状況が変化した際に,それをデータの変化として反映できるか)などがある.また臨床指標を用いてアウトカム評価を行う際には,症例数が限定されている状況では結果の安定性に問題があること,長期よりも短期の,またプラスの結果よりもマイナスの結果が示されやすいことに注意する必要がある.

臨床指標の例　参考のために,米国のメリーランド病院協会が使用している臨床指標の抜粋を表に示す.

表　メリーランド病院協会が使用している急性期病院の臨床指標

院内感染症発生率	病棟のタイプ別,患者のリスク別の院内感染症発生率 例　肺炎/人工呼吸器を使用した1000人・入院日
ICUにおけるデバイスの使用率	病棟のタイプ別の機器使用頻度 例　中心静脈を使用した延べ患者数/全延べ患者数
手術創の感染率	以下の術式での手術創感染率 CABG,股関節形成術,膝関節形成術,腹式子宮摘出術
入院死亡率	全入院患者,疾患別 例　消化管出血,合併症・併発症をともなうもの(DRG 174)
新生児死亡率	出生時体重別,入院経路別の死亡率 出生時体重:750 g以下,1000 g以下,1800 g以下,1801 g以上 入院経路:病院内で出産,他院からの転送
周手術期死亡率	全手術患者,麻酔リスク別(ASA 1-5)の周手術死亡率
分娩管理	帝王切開率(総,初回,2回目以降),帝王切開後の経膣分娩
予定しない再入院	期間別(15日以内,31日以内),疾患別の予定しない再入院率
外来処置後の予定しない入院	処置別,入院目的別の予定しない入院率 処置別:心臓カテーテル,消化管・泌尿器系の内視鏡検査 入院目的別:入院治療,様子観察,両者の合計
予定しない手術室・ICUへの再入室	—
CABGによる死亡率	全手術患者,麻酔リスク別(ASA 1-5)の死亡率 ただしCABGは診断目的で単独に行われたものだけが対象
抑　制	抑制数:件数,患者実数,2回以上抑制患者数 抑制時間別件数:1時間以内,4時間以内,24時間超など 理由別抑制件数:認識障害,治療の円滑化,転倒の危険など
転倒・転落	件数:転倒・転落件数 理由別:患者の健康状態,治療にともなうもの,環境,その他 傷害別:傷害を伴うもの,傷害程度(severity score) 1-3 回数別:2回以上の件数
鎮静・麻酔にともなう合併症	重症度・治療の必要度別の件数 例　酸素投与を必要とした,予期しない意識障害を生じた

信頼性
reliability

定義 信頼性とは，"信頼できる"という日常的な言葉とは違った意味をもつ技術用語である．JISでは，"システムからサブシステム，機器，装置，構成品，部品，素子及び要素に至るまでのあらゆる対象（ハードウェア，ソフトウェア，人間要素など）"をアイテムといい，これらの"アイテムが与えられた条件のもとで，与えられた期間，要求機能を遂行できる能力"が信頼性であると定義されている（JIS Z 8115）．最近では保全性（maintainability）やアベイラビリティ（availability）を含めた包括的な概念を表すディペンダビリティ（dependability）という用語が使われることもある．信頼性は，耐久性，保全性，設計信頼性の3要素から構成される．

耐久性 丈夫で長持ちする性質が耐久性であり，故障が少ない，あるいは寿命が長いことを意味する．故障とは，"アイテムが要求機能達成を失うこと"（JIS Z 8115）であり，機能停止，機能低下，商品性低下などがある．

保全性 保全性とは，修理が容易にできるかどうかを表す．たとえあるアイテムが故障したとしても，すぐに修理できれば要求機能を遂行できる期間は長くなる．故障箇所の特定，故障箇所への接近，代替部品の入手等が容易であること，修理のサービス体制，修理マニュアルなどが充実していることが必要である．

アベイラビリティ 耐久性と保全性の双方が高いと使用期間が長くなる．耐久性と保全性の双方を考慮した尺度がアベイラビリティで，アイテムが与えられた条件で，与えられた時点または期間中に要求機能を実行できる状態にある能力である．稼働率は，アベイラビリティを表す一つの尺度である．

設計信頼性 設計信頼性とは，あらかじめ使用者が安全に使いやすい設計になっている，あるいは故障したときにも致命的な欠陥を発生させない性質をいう．いかにアイテムの耐久性や保全性が高くても，故障を常に皆無にすることは難しく，故障したときに重大な事故を招くようになっていては問題である．

耐久性，保全性，設計信頼性のすべてを備えたアイテムが信頼性の高いも

のであり，要するに，なるべく長期間，安心して使用できるということを意味している．

信頼性の尺度 信頼性を表す尺度としては，主に時間の関数で定量化される様々なものがある．耐久性に関しては，一定時間以上故障なく正常に機能を果たす確率を示す信頼度，単位時間当たりの故障発生確率である故障率，故障までの時間の平均であるMTTF（Mean Time to Failure: 平均故障時間），修理後次の故障が発生するまでの平均的な時間であるMTBF（Mean Time between Failure: 平均故障間隔），製品全体の10%が故障するまでの時間を示すB_{10}ライフなどがある．MTBFは，修理系と呼ばれる修理可能なアイテムに対して用いられる尺度である．保全性に関しては，一定時間以内に修理が完了する確率である保全度，修復時間の平均であるMTTR（Mean Time to Repair: 平均修復時間）などがある．設計信頼性の一般的な定量的尺度はなく，フェールセーフやエラープルーフといった故障時に致命的な欠陥を発生させない工夫，あるいは操作性を考慮した使いやすさの工夫がどれぐらい盛り込まれているかで評価する．

信頼性解析手法 寿命などの信頼性データを解析する際にも，統計的方法が用いられる．寿命データは，通常の品質特性値と異なり正規分布に従わないものが多いので，ワイブル解析など信頼性データ解析技法としてまとめられている [→ QC手法/p.290]．また，製品の故障予測，故障解析などの目的でFMEA, FTAなどの手法が多用される [→ FMEA・FTA/p.309]．

医療での適用 医療分野においては，様々な医療機器，医薬品については当然高い信頼性が要求される．導入時には耐久性の高い機器を選び，かつ故障を未然に防ぐような保全活動が不可欠である．人工呼吸器，ペースメーカー，輸液ポンプなどの故障は，治療に重大な支障をきたすことがあるので，即座に代替設備を利用できる方法を検討しておく必要がある．業者の選定の際にも，代替設備が提供できるか，修理体制が整備されているかを考慮すべきである．

医療機器の設計信頼性は特に問題であり，人間がエラーを誘発しないような使い勝手のよい設計になっているか否かが重要である．近年，医療機器のユーザーインターフェイスの不備やユーザビリティへの配慮不足による事故

も頻発している．例えば，輸液ポンプやシリンジポンプには，切替ボタンによって流量，予定量，積算量がディスプレイの同じ部分に表示されるものがある．そのため，流量と予定量を逆に入力するなどのミスが多発している．切替機能は一見便利のようであるが，安全性の観点からは問題のあるユーザーインターフェイスである．また，小数点の位置が見にくい，機器類の操作部が各社ばらばらであるなど，ユーザビリティが悪い例も多々見られる．

このような問題に対しては，メーカー側，医療側の協力のもとに対処していく必要がある．メーカー側は，単に性能だけを求めるのではなく，運用を考えエラーを起こしにくいという観点から設計することを検討すべきである．そのためには，医療現場で信頼性に関してどのような問題があるかを把握することが大切であり，医療側からは，医療機器に関連するインシデントの情報，ユーザーとしての意見，要望を伝える必要がある．また，メーカー側は，それらを分析する体制を整え対処するとともに，できれば業界全体での対応，特に標準化をいかに進めるべきかを検討する必要がある．

医療システムの信頼性　医療は，医療機器を用いるだけでなく，医療従事者，業務の手順，病棟などを含むシステムで提供される．この医療システムの信頼性について考慮することが重要である．特にエラーを誘発しやすいシステムになっていないか，エラーが起きたときにも患者や医療従事者に重篤な影響を与えることになっていないか，といった観点でのチェックが必要である．

設計信頼性の考慮が最も大切で，フェールセーフやエラープルーフなど人間が犯すエラーに対する防御策を積極的に取り入れる，人間の特性を考慮して操作性のよい設備，機器を使用するなどして，人にやさしいシステムを構築していくことが必要である．

人間工学，人間信頼性工学　使いやすくミスの少ない医療機器の設計，あるいは信頼性の高い医療システムを構築するには，人間工学，人間信頼性工学で得られている知見を取り入れていくことが必要である．特に，人間信頼性工学の分野では，システム全体の信頼性や安全性に対する人間のエラーの影響について研究されており，エラーの分類，エラーの確率，エラーメカニズムの解析手法などが体系的に整理されている．

有効性・効率
effectiveness, efficiency

定義 有効性とは,"計画した活動が実行され,計画した結果が達成された程度"である(ISO 9000).すなわち,成果(outcome)を目標(target)で割ったもの(effectiveness=outcome/target)である.効率とは,"達成された結果と使用された資源との関係"である(ISO 9000).目的達成のために,要した費用,時間,手間(人),モノの度合いである.すなわち,効果(effect)あるいは成果(outcome)を投入資源,すなわち input で割ったもの(efficiency=outcome/input)で,費用対効果を意味する[→アウトプット・アウトカム/p.101].しかし実際には,効率は,結果(output)を投入資源(input)で割ったもの(efficiency=output/input)の意味で用いられる場合もある.

関連用語の説明 効果とは,ある行為によってもたらされた状況の諸変化の中で,所定の目的に関する望ましいと判断された特性の変化をいう.すなわち,所定の目的の達成度である.

結果とは,活動の実行によって生じたこと,その事実である.価値判断は含まない.

成果とは,活動を実行したことによる目的とした内容に関する結果である.成果物とは,生産あるいは作業の結果として生み出された製品あるいはサービスである.

指標の多様性 政策評価の実施においては,評価の対象となる政策の性質等に応じて,①必要性,②効率性,③有効性,④公平性および⑤優先性のうち,適切な観点を選択して行うこととされている.一般に,評価される目的あるいは対象によって,すなわち個人,一企業,一組織,特定の組織あるいは団体,社会,経済的効率かの区別によって用いる指標が異なる.

工業における関連用語 工業においては,効率に関連して工数,生産性,稼働率という用語が用いられる.工数とは,仕事量の全体を表す尺度で,仕事を一人の作業者で遂行する時間である.人・時間,人・日などの単位が用いられる.工数低減とは,習熟,改善などによって,作業時間を減少させる,

すなわち効率を向上させることである．

　生産性は投入量に対する産出量との比であり，効率と同義語である．労働生産性とはどれだけの人数・労力を使って利益をあげたか，設備生産性はどれだけ設備を使って利益をあげたかを見る指標である．稼働率とは，人の就業時間または機械の利用可能時間に対する有効稼働時間との比率である．

医療での適用　医療では，診療の質向上，治療成績の向上が先にあり，ついで快適性，受診の容易性，待ち時間，そして医療費の順である．良質（効果的）の医療を効率的に提供することが，医療法第1条の2に明記されている．

　医療の効率とは，医療の質を医療費で割ったものである．しかし，医療制度改革は効率ではなく，医療費削減に向かっている．その結果，医療の質の低下を招き，結果として効率が悪くなるおそれがある．しかし，全体的には，効率だけではなく，有効性・効果の向上を目指して，医療の質向上の仕組みが急速に構築されつつある．

　がん検診の目的は，がんによる死亡の抑制である．したがって，がん検診の有効性は，死亡率や死亡数の減少で証明されなければならない．有効性評価の方法として最も信頼性の高いのはRCT（Randomized Controlled Trial: 無作為化比較試験）であり，ついでコホート研究や症例対照研究がある［→根拠に基づいた医療/p.80］．

　疫学者であるA. Cochrane（1972）は，"RCTが医学研究のなかの唯一価値ある技法というような印象を与えたいと思っているわけではない．RCTは落とし穴はあるものの満足すべき方法であると信じている．……ヘルスケアに関してより十分に説明されて決断したい人たちが，入手可能なエビデンスに基づく信頼できるレビューにアクセスできないでいる．……トピックごとに，すべてのRCTを，定期的にクリティカルにまとめ最新化していないことに関して，われわれ専門家は批判されるべきである"と，臨床的効果を効率的に上げるために警鐘を鳴らしている．

質ロス

quality loss

6, 21

定義 質ロスとは，質にかかわる損失のことである．質ロスは，組織内部で発生するか，外部で発生するか，つまり出荷前か出荷後かによって内部ロスと外部ロスに分けることができる．また，可視化できるか，計測できるかという観点で目に見えるロスと目に見えないロスに分けられる．

目に見えるロスの例 目に見える内部ロスの代表的なものは，工場内で発生する不良品である．それをスクラップにすればその製造にかかった工数，材料費などがロスとなる．修理や手直しをした場合には，再作業をした分がロスとなる．目に見える外部ロスの代表的なものは，市場クレームの処理にかかる費用である．目に見えるロスは，認識可能であるから改善の対象として取りあげやすく，管理項目として利用されることが多い．

目に見えないロスの例 目に見えない内部ロスの例は，失敗によって生じる様々な機会損失である．組織として注意が必要なのは，目に見えない外部ロスである．市場で顧客が不良品を手にした場合，それをクレームとして訴えた場合は顕在化するが，クレームをつけずにその企業からは二度と買わない，という行動になる場合がある．この場合は売上げの減少という形で現れるが，それが実際のどの程度あるかを知ることは難しい．これが，目に見えない外部ロスの典型的な例である．目に見えない外部ロスがどの程度発生しているかは分からないので，目に見える外部ロスの状況から推測して，質のよりよい製品，サービスを提供するという方策をとることしかできない．

医療における例 医療の場合は，内部か外部かは患者に提供する前か後かに対応する．例えば，血液検査装置の校正がうまくいってなかったことが分かり，検体を測定し直したときの損失は，目に見える内部ロスである．また，患者に提供した治療や薬剤に不備があり，それを病院側の負担でやり直した場合は目に見える外部ロスである．検査の予定日に，当日は禁止された薬剤を誤って投与したために検査が延期になった場合，患者の退院が延びることは目に見える外部ロスであるが，延期になった影響で医療者側にも様々な予定に狂いが出る．それによるロスは把握できないものもあるので，目に見え

ない内部ロスとなる．病院の対応が悪い，あるいは質が悪いということで，患者が知らないうちに別の病院に行ってしまうのが目に見えない外部ロスである．医療の場合には，内部か外部かは明確に区別できないものもある．しかし，その区別はそれほど重要ではなく，目に見えるものと見えないものがあることを認識しておくことが大切である．目に見えるロスは測定して管理項目として捉えること，目に見えない外部ロスを減らすために何をすべきかを考えることが必要である．

経営における意義　一見すると質に関する問題ではないように見えても，質問題が原因で効率を落としたり，コストアップになっている問題も多い．質ロスの削減を目標に改善活動を進めることで，すなわち質を中心にした経営を進めることで，収益上の大きな改善効果が得られる．

質コストの分類　質ロスを捉える概念として，V.A. Feigenbaum が提唱した質コストがある．質コストは，質マネジメント活動に関連するコストを予防コスト（Preventive Cost: P コスト），評価コスト（Appraisal Cost: A コスト），失敗コスト（Failure Cost: F コスト）に分類するものである．失敗コストは，さらに外部失敗コストと内部失敗コストに細分化される．

質コストの意味　予防コストは，不良品を作らないようにするためのコストで，工程管理にかかる費用や質マネジメント教育にかかる費用などである．評価コストは，質水準を維持するために行う質評価にかかるコストで，検査や品質監査を行うのに必要な費用である．失敗コストは，質ロスと同義語である．コストとは，なにがしかの価値を生み出すためにかかった費用のことを指すのが一般的であり，失敗コストは価値を生まない無駄な支出であるので，ロスと呼ぶのが正確である．

質コストの問題点　質コストは，P, A, F の三つのコストの総和を適切なレベルにすることで利益最大化することを目指したものであるが，いくつかの問題がある．例えば，メーカーサイドのコストだけでユーザー，社会等のコストが考慮されていない，質コスト以外とのコストとの関係が明確でない，目に見えない外部ロスは考慮されない，質コスト最小化が利益最大化ではないなどがある．したがって，現在では質ロスを把握する意味で，F コストだけを計算するという限定された使われ方がほとんどである．

ばらつき
variation, dispersion

定義　ばらつきとは，"観測値・測定結果の大きさがそろっていないこと．又は不ぞろいの程度"である（JIS Z 8101-2）．この定義では，結果にばらつきがあることを示しているが，結果だけでなく一般に質マネジメントの文脈では，違いがあることを表現する場合に"ばらつきがある"，"ばらつく"ということがある．例えば"条件がばらつく"，"人によって手順がばらついている"といった表現を用いる．

質のばらつき　質マネジメントにおいて"ばらつき"が重視されるのは，製品・サービスの質にはばらつきがあるからである．長さ 10 cm の部品を作ろうとしても，正確に 10 cm のものばかりができるわけではなく，10.1 cm であったり，9.9 cm であったりする．これは材料や加工条件などにばらつきがあるから生じることであるが，そのばらつきをできる限りゼロに近づけて質のばらつきを抑えようとすると多大なコストがかかる．一般には許容できるばらつきというのを定めて，ある範囲内に質を収めるように管理を行う．つまり，ばらつきを，経済性を考慮しながら管理するのが質マネジメントである．ある工程がもつ質に関する能力を工程能力と呼ぶ．均一な製品を作ることができる工程は，"工程能力がある"といういい方をする．質マネジメントの一つの目的は，経済的に工程の工程能力を高めることである．

工程のばらつき　要因分析においてもばらつきを重視する．種々の問題が何かのばらつきによって引き起こされ，その原因を突き止めて対策を打つことが問題解決，すなわち質の向上に結びつくことが多いからである．例えば，製品の質特性値は，一定ではなくばらつきをもっている．工場で生産される製品は，100% 良品あるいは 100% 不良品ということはまれで，大概の場合良品と不良品が混ざっている．混在して出てくるのは，良品を作っているときと不良品を作っているときの条件が違うからである．つまり，条件のばらつきが不良品の出る一般的な原因である．工程を改善するというのは，このばらつきを減らして，なるべくよい条件に安定させることを意味する．

工程管理　工程管理とは，工程の条件を結果のばらつきが小さいなるべく

よい条件に安定させることである［→工程管理/p.162］．通常の状態よりもばらつきが大きい結果が出ると，それが異常と認識され，アクションをとることになる．

許容できるばらつき　ばらつきには許容すべきばらつきと，そうでないばらつきがあることを認識すべきである．例えば，臨床化学検査のデータは，同じ検体を測定したとしても，試薬のばらつき，機器の誤差などによってばらつく．これらのばらつきによって，例えば血糖値が 80 mg/dl になったり，82 mg/dl になったりする．しかし，この程度のばらつきであれば，臨床判断に影響があるわけではなく，このようなばらつきについても限りなくゼロに近づけるのは無駄である．一方，同じ検体を測定したときに，1回目は 80 mg/dl であったが，2回目が 115 mg/dl になったとすれば，これは見逃すことのできないばらつきである．このような場合には試薬や機器に許されないばらつきが発生した，すなわち異常が起きたということで，原因追究と是正処置が必要になる．このように，すべてのばらつきをゼロにするのが大事なのではなく，許容できる範囲はどの程度で，異常と考えられるばらつきはどの程度かを知っておくことが重要である．

標準化とばらつき　標準化というのは，よい条件に安定するように手順，モノを決めることである［→標準・標準化/p.218］．そのよい手順に従い，よいモノを用いて業務を行えば，結果もばらつきが少なく安定したものとなる．そこに異常原因が入り込むと，結果が大きくばらついて異常が検出できる．もし，手順やモノが標準化されておらず，もともと結果が大きくばらつくような業務方法を用いていれば，異常に対する検出力は小さくなる．異常を早期に発見できるようにすることが，標準化の一つの意義である．

許容できるばらつきだけが現れるようにし，異常原因を外すように組み立てたものが標準化である．もし許容できないばらつきが出るようならば，標準化が適切でないか，決められているべき標準化がなされていない可能性が高い．したがって，最初の段階で，異常原因が発生せず，許せないばらつきが出ない標準化をきちんと行うことが重要である．

層別　層別は，データのもつ特性によって分けることで，ばらつきの原因を見つけるための有効な方法である．層別によって層間の違いがあれば，そ

れがばらつきの原因である．例えば，機械 A, B で差があれば，機械 A, B の違いがばらつきの原因である．このように，層別によってばらつきの原因を見つけることが，問題解決において重要である［→ QC 七つ道具/p.299］．

精度・偏り・誤差　ばらつきと似た用語に精度がある．精度とは精密さの程度であり，計測であれば繰り返し測定を行ったときにどれぐらい違いがあるかという精密度と，繰り返し測定した測定値の平均値が真の値とどれぐらいずれているかを表す正確度がある．後者の真の値からのずれを "偏り" と呼ぶ．誤差とは，正確には偏りのことを指すが，精密度のことをいう場合もある．また，単に "違いがある"，"くるいがある" ことを表すのに "誤差がある" ということもある．

ばらつきの統計的尺度　結果などが数値で表されている場合には，統計量（データから計算した値）でばらつきを表現するのが一般的である．ばらつきを表す統計量の代表的なものは，分散と標準偏差である．分散は，生データから平均値を引いた偏差を 2 乗して加えたもの（これを平方和または偏差平方和と呼ぶ）を（データ数 − 1）で割ったものである．標準偏差は，分散の平方根である．測定機器の精度は，標準偏差で表すのが一般的である．

医療での適用　医療分野においても，ばらつきを考慮すべき場合が数多くある．先の例のように，臨床化学検査のデータはばらつきをもつ．"質のばらつき"，"工程のばらつき" の考え方もそのまま適用できる．そもそも医療を提供した結果，質にはばらつきがある．手順やモノのばらつきを抑えて標準化しておけば，結果のばらつきも少なく，異常が起きた場合の検出も早くなる［→医療における標準化/p.221］．問題が起これば，層別によって違いを見つけることが問題解決を容易にする．ばらつきが存在すれば常に問題が起こるわけではないが，一般的にはばらつきの小さいほうが問題の起こる可能性は低くなるし，異常にも気づきやすくなる．手順のばらつきを抑えて標準化を推進することが，質向上に極めて重要である．

医療の場合，工業製品と違い医療の提供対象である患者に大きなばらつきがある．個体内や個体間のばらつきがどの程度あるかを把握しておき，異常が発生した場合のばらつきはどの程度になるのかを知っておくことが，異常に対処するために必要である．

改善
improvement

5

定義 現在行っている業務方法を着実によくしていく,これが質向上のために不可欠なことである.改善とは,着実によくすることである.この活動を1回限りのものではなく,日々継続して行い,常に上のレベルを求めていくことが継続的改善である.

改善と維持の違い 改善の基本的な方法は,PDCA(Plan-Do-Check-Act)のサイクルを回すことである.PDCAを回す場合,問題の性格によって2種類の方法があり得る.一つ目は,目標を現在の水準やその延長線上より一段高いところに置き,これを達成するために行う活動である.もう一つは,目標を現在の水準やその延長線上に置き,結果のずれを小さくする,あるいは安定化させる活動である.一般に前者を改善,後者を維持または管理と呼んでいる.改善と維持をあわせて,管理またはマネジメントと呼ぶこともある.改善と維持の活動は,両者をバランスよく行うことが重要である.維持だけを徹底して行ってもプロセスの潜在能力を引き出すことはできないし,改善だけを行ってもその成果は長続きしない.

改善のための標準化の必要性 質向上のためには改善が必要であり,改善の対象は何なのか,何を改善するのか,一生懸命考えた改善策を何に反映するのか,といったことを明確にする必要がある.また,せっかく考えた対策を一過性のものとせず,どうやって維持,継続するのかを考慮することも大切である.少しでもよい方法を目指すことが改善であるが,そのよい方法のアイデアを出すことだけが改善ではない.アイデアを出すことはそれほど難しくはなく,それを職場の人々に周知徹底し,継続することのほうが難しい.これらのことを実現するには,標準化が行われていることが必要である.

改善対象としての標準 改善の対象の基本は標準である.そして,標準の教育と遵守とで周知徹底と維持が実現される.標準には,不適合や作業ミスの防止,作業能率の向上とともに,改善の容易化・促進,作業内容の伝達という役割がある.最初から完全な手順を作ることは難しい.現在考えられる最良の方法を定めておき,それを改善していくことが実際的である.現在行

われている手順を改善する場合には，起こってしまった不適合やミスと，その結果を生み出した手順等の関係を調べることが改善の第一歩である．ここでどのような作業を行ったのかが分からなければ，その調査から始めなければならず，非効率的な解析となる．

改善の基盤としての標準　改善を行うには，このように標準を基盤として進めていくのがよい．基盤としての標準の役割は二つある．一つ目は，改善の出発点，すなわち着実によくする対象である．これがあって，改善が可能となる．もう一つは，改善結果を反映させ，維持するという役割である．改善結果を標準に反映させることで，歯止め，再発防止が可能となる．

改善に必要な考え方：プロセス指向　改善を進めるには，PDCA という考え方のほかに，三つの基本的な考え方を理解しておいたほうがよい．それは，プロセス指向，重点指向，事実に基づく管理である．プロセス指向とは，"よいプロセスがよい結果を生む"という考え方を理解し，問題を正していくために仕事のやり方，仕組みを変えていくことを主に実践する改善の進め方である．もちろん，人の問題，つまり注意力であるとか，体調，性格，資質，能力などの問題もある．この問題にも取り組まなければならないのであるが，人を変えていくというのは大変難しい問題である．もし，プロセスをよくすることによって結果をよくすることができるのなら，それが最も容易でマネジメントしやすいのである．したがって，まずプロセスの問題に取り組むのがよい．

改善に必要な考え方：重点指向　重点指向とは，文字どおり重要な問題に絞りなさい，集中しなさいということである．多くの問題を一度に取りあげると，どの問題も中途半端な取組みに終わり，効果が得られない．重要な問題に絞り，その他の問題は捨てて取り組むのが結局は最も効率的であるということが，多くの例で経験されている．

改善に必要な考え方：事実に基づく管理　事実に基づく管理とは，経験や勘に頼るのではなく，科学的に事実を分析して問題解決を図ろうとする考え方である．正しい効果的な対策を導くためには，問題に関する事実関係をよく調査し，それをもとに対策を考案，実施していかなければならない．これらの考え方を理解することで，改善を効果的に進めることが可能となる．

改善と革新の違い　改善と似た言葉に革新がある．革新は，広辞苑では"旧来の組織・制度・慣習・方法などをかえて新しくすること"とある．改善は，現在の枠組みをベースにしてそれを少しずつよくしていく活動であるのに対し，革新は現在の枠組みを壊し，すなわち現在の方法を大きく変えて新たな枠組みを作ることを指す場合が多い．例えば，電子カルテやDPC［→医療保険制度/p.135］の導入は革新に相当するものである．質向上のためには，改善活動を継続的に進めていくことが大切であるが，環境の大きな変化や大規模な質向上が必要な場合には革新が必要となることもある．ただし，改善と革新の境界は明確ではなく，改善の積み重ねが結果的に革新となる場合もある．大切なのは，現在の枠組みを壊し新しいものを作り出す必要性があるかということを，適宜考慮することである．

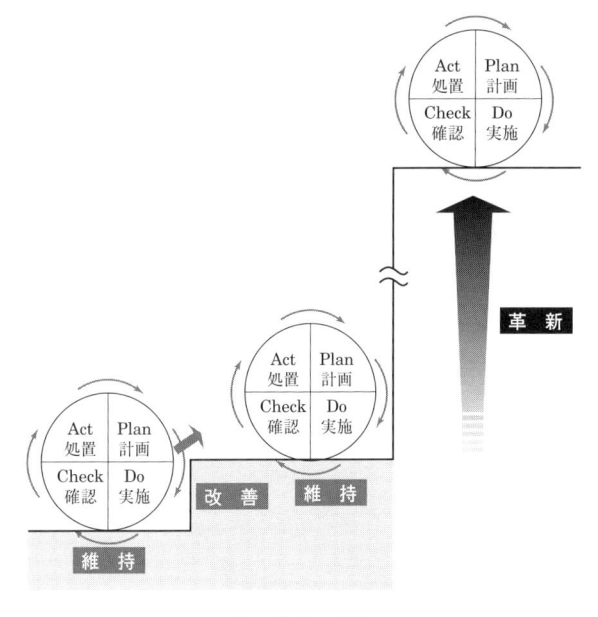

図　改善と革新

問題解決
problem solving

22, 23

定義　質マネジメントにおける問題とは，理想とする状態と現状との間にギャップがあることを指す．理想とする状態には，本来あるべき状態と将来においてありたい状態の2通りがある．本来あるべき状態との差がある場合は，日常用語として使っている問題，すなわち悪い状態にあることを意味する．どれほど悪い状態であるかを指す言葉として，"悪さ加減"を用いることが多い．将来においてありたい状態との差はよりよくありたい目標であるので，必ずしも現状が悪い状態ではない．この問題を，課題と呼ぶこともある．

問題解決とは，理想とする状態と現状との間のギャップをなくすために行う活動のことである．質マネジメントでは，不良品や事故を減らすといった悪い問題を解決することとともに，新商品を開発する，オーダーリングシステムを導入するといった前向きな活動も問題解決という．問題解決というと悪いことを正すというイメージがあるが，後述する問題解決法はどのような仕事であっても適用できるものであり，論理的，科学的考え方に基づいて仕事を行うことと同義である．

意義　起きてしまった問題というのは，組織にマイナスの効果をもたらすので，発生する前に問題解決が必要である．問題解決で本来ねらっているのは，そのような問題が発生するメカニズムを明確にし，そのメカニズムをよいものにして将来問題が発生しないようにすることである．さらには，どのようなメカニズムだと問題が発生し，どうすれば発生しないかを知ることによって，最初からよいメカニズムを作るという計画立案能力を向上させることを目指している．

問題解決法　問題解決の方法は，種々のものがある．PDCAを回すということも，一般的な問題解決の進め方といえる．より詳細なステップを明示した代表的なものは，QCストーリーである［→QCストーリー/p.294］．QCストーリーは，TQM（総合的質マネジメント）の分野で発展してきた手法であるが，他の分野でもいろいろな問題解決法が開発されている．例えば，

C.H. Kepner，B.B. Tregoe 両博士によって開発された KT 法，設備管理を基軸とした経営改善活動である TPM で用いられる PM 分析，シックスシグマにおける D-MAIC（Define-Measure, Analyse, Improve, Control）などがある．それぞれの手法で独自のツールが用いられることもあるが，いずれの手法も基本的考え方は QC ストーリーと大きな差はない．問題解決においては，現状の実態と因果関係を見極める，および将来を予測するための方法が必要である．

問題解決能力の重要性　質マネジメント活動あるいは TQM といった活動は，様々な経営課題，組織運営上の課題に対してこの問題解決を中心に進める活動である．したがって，組織や組織を構成する人々の問題解決能力を高めることが，活動を成功させる重要なポイントとなる．問題解決能力には，前述の問題解決法が適切に実践できることも含まれるが，何が問題であるかに気づく能力，つまり問題発見能力が極めて重要である．これには，問題を発見するだけでなく，具体的なテーマに置き換える，重要性を認識するといったことも含まれる．

問題解決能力を高める方法　一般に問題解決能力を高めるには，問題解決法を学ぶとともに，問題解決を実際に経験する，他の実践事例から学ぶことが有効である．また，問題解決後に問題解決のプロセスを反省することが効果的である．

問題発見能力を高める方法　起きてしまった問題を解決するとともに，問題認識ができること，すなわち問題を発見する能力も重要である．問題発見能力を容易に身につける一般的方法はないが，経験的に知られているいくつかのポイントはある．まず，問題を感じるようになるには個人あるいは組織として危機感をもつこと，そして組織として将来こうなりたいというビジョンをもつことが大切である．また，組織，仕組み，情報網に関することで問題があったとしてもその表れ方が複雑で難しい，将来起こりそうな問題で現在は兆候しか表れていない，自分を分析し変えることを嫌うという防衛本能が働くために避けてしまう，といった理由から問題が認識できないことも多い．問題発見にはこのような困難な点があることを理解しておくということも，発見能力を高めるために必要である．

質マネジメントの歴史
history of quality management

24, 25

質マネジメントの始まり　近代的な大量生産方式が工業に採用されるとともに，それにふさわしい質マネジメントの方法が必要になり，1930年頃より米国において質マネジメントが始まった．当初は検査をいかに効率的に行うか，統計的方法をいかに生産現場に適用するかが中心であった．その最初の試みは米国のBell研究所のW.A. Shewartによるもので，統計的方法の質マネジメントへの応用である．彼は1924年に初めて"管理図"に関するメモを記している．1931年には著書 *Economic Control of Quality of Manufactures Product* (Van Nostrand Co., Inc, New York)を出版した．これは，彼の創始した製造工程の質マネジメントに，統計的方法を応用するという考え方をまとめたものである．1941年に同じくBell研究所のH.F. DodgeとH.G. Romingは，統計学を抜取検査に応用することを試み，Dodge-Romigの抜取検査表を完成した．

米国軍による導入　現代的な意味での質マネジメント活動が本格的に取りあげられたのは第2次世界大戦中，米国軍によってである．戦争に必要な莫大な武器を中心とする工業製品の質を確保するため，軍は納入検査に抜取検査を採用するとともに，質マネジメントに関する規格を制定し教育を行った．

日本への導入　近代的な統計的質マネジメントは，日本において戦前および戦争中に統計学者の間で研究され，工業への適用も多少は行われていたが，本格的なものには至らなかった．戦後，占領軍GHQ民間通信部のW.G. Magilによって電気通信関係の産業に導入された．その後，H.M. Sarasohnが引き続いて指導にあたり普及に努めた．

日本科学技術連盟の設立　日本の質マネジメントの推進母体である(財)日本科学技術連盟(以下，日科技連という)は，小柳賢一を中心に1946年に設立された．当初の目的は，戦争によって遅れた日本の技術水準を向上すべく，海外の技術を調査することであった．その調査の過程で米国での統計的質マネジメントの発展に注目し，1948年日科技連内で研究が開始された．1949年には質マネジメントのセミナーが開始された．その後，参加会社の数も増

加し，現在日本の質マネジメントの実務の面で，各企業において活躍している質マネジメント技術者，管理者の多くは日科技連のセミナー参加者である．

QCリサーチグループ　日科技連において質マネジメントの研究および推進にあたったのは，水野滋博士を中心とした8名のQCリサーチグループである．メンバーのうち水野，朝香，石川，木暮の4氏は大学，後藤，東の2氏は官庁，三浦，渡辺の2氏は民間会社の所属であった．このグループは，専門業務の余暇をさいてQCの教育・普及に努力した．普及の一貫として，1950年には月刊誌『品質管理』が日科技連から発行された．

日本規格協会の設立　日科技連が民間の団体であるのに対し，官公庁関連では，1945年に(財)日本規格協会が設立され，1946年に月刊誌『規格ト標準』が発行された．1950年には工業標準化法が公布され，JISが実施される運びとなった．また同年日本規格協会においても質マネジメントのセミナーが開催された．

Deming来日　日本の質マネジメントの発展において，最も影響を及ぼしたのは，W.E. Demingである．彼は1950, 51, 52年に来日し，質マネジメント，市場調査などの講習会を行い，日本の質マネジメントの発展に対し指導的役割を果たした．

デミング賞創設　1951年にはデミング賞が創設された．これはDemingから，講義録の印税の寄付を受けた日科技連の小柳専務理事が，これを基金としてデミング賞の創設を日科技連の理事会にはかり，その承認のもとに設立されたものである．1954年にはJ.M. Juranが来日し，経営面から見た質マネジメントの講習会を行い，経営者層に大きな感銘を与えた．

1962年，工場現場の職組長を対象として雑誌『現場とQC』が発行された．これとあわせて，従来個々のいくつかの企業で行われていた現場作業者のグループによる改善活動を"QCサークル"と呼ぶことの提唱がなされ，これの組織化が行われた．QCサークル本部は日科技連に設置され，本部長には日科技連の小柳専務理事が就任した．

ICQと日本品質管理学会　1969年には，世界初の質マネジメント国際会議（ICQ）が東京で開催された．1970年には(社)日本品質管理学会が発足し，質マネジメントの産学協同の体制がより強固になって，日本の質マネジ

メントの基礎は固まってきた．

TQCの確立　1970年代に入り，質マネジメントは商品企画，設計および販売・サービスにいっそうの重点が置かれるようになり，製造中心の活動ではなく，全社的総合的活動として受けとめられるようになった．これは，オイルショックなどによって日本企業の経営が悪化したために，どんな状況下にあっても生き残れる企業体質への変換が必要となったことと深く関連している．第2次世界大戦後，欧米からの技術導入のもとに，"製造"に重点があった日本の工業が，欧米の技術の習得を一応終了し，自主技術の開発，メーカー独自の商品開発に工業の重点を移行させる必要があったからである．全社的質マネジメントは，これまで製造部門，検査部門の仕事と思われていた質マネジメントを商品企画，設計から販売，アフターサービスまで拡大し，スタッフの仕事と思われていた質マネジメントをトップマネジメントから現場作業者，営業セールスにわたる全員の仕事として総合化したものである．

TQCの広がり　1970年代の後半において，質マネジメントを行う企業の分野が拡大してきた．建設業，サービス業においてもこれを積極的に実施する企業が出現し，1980年代になってその数が増加した．また，日本の質マネジメントの進展は諸外国の注目するところとなり，海外からの視察者の数が増加した．質マネジメントの推進にあたって我が国の方法が海外に広まり，日本の質マネジメントは国際的活動に発展した．

TQMへの呼称変更　1996年に日科技連では，国際的な視野に立ってTQC（Total Quality Control）活動のさらなる拡大を図り，より一層経営に役立つ手段として新たな展開を期すことを目的にTQCからTQM（Total Quality Management）へ略称を変更した．

JOQI設立　1990年代は，バブル経済崩壊を受けて長年不況が続いた．また，重要品質問題や事故が多発し，日本の産業の競争力は弱くなり，景気低迷による閉塞感が支配していた．このような状況に危機感を抱いた有志が，日本産業の変革を推進すべく日本品質革新機構設立企画WGを立ち上げ，日本品質革新機構創設に向けての提言をまとめた．その後1999年に，日科技連主催の箱根での品質管理シンポジウムで賛同を得て，あらゆる質の革新を目指す"箱根宣言"として採択された．そして2001年には，日本ものづ

くり・人づくり質革新機構（JOQI）が設立され，理事長に(株)デンソー会長の高橋朗が就任した．

JOQI の活動　JOQI は，国家的・戦略的活動の推進，産業界のニーズに応えた革新的方法の開発，既存団体・組織を活用した分散型活動を主目的に，3 年間の時限を設けて活動を行った．新商品開発，ビジネス・プロセス革新など八つの課題に関して研究部会を立ち上げ，産官学の有識者，実務家が精力的に研究を行った．このなかの 8 番目の部会が医療の質向上部会で，ISO 9001 の医療版の開発，医療版 TQM モデル，医療の質保証用語事典などの成果を生んだ．JOQI は 2004 年で解散し，その成果，事業は日科技連，日本規格協会などの関連諸団体が引き継いでいる．

米国の動き　一方，米国では，日本よりも早く質マネジメントが開始されたのであるが，その後目立った発展は見られなかった．1970 年代に入って，1960 年代に発展した日本の質マネジメント方式が米国に影響を与えるようになった．

米国への逆輸入　1973 年ロッキード社から QC サークル視察チームが来日した．チーム員の一人であった製造部長の Leiker はこれを米国にもち帰り，米国での普及を行った．これまで米国から取り込むだけであった日本の質マネジメントの方法が，逆に米国に出ていった最初の出来事であった．

米国での日本経済ブーム　1970 年代の後半になって日本の質マネジメントは米国において大きく取りあげられ，"日本の経営"ブームが起こった．1979 年に *Business Week* 誌は"米国企業，日本方式で品質追求"特集号を発行し，1980 年には米国 NBC のドキュメンタリー番組 "If Japan can …, why can't we?" が放映された．米国から日本に質マネジメントを視察，調査するために来日する人が激増した．1989 年には米国の電力会社の Florida Power and Light 社が，海外企業として初めてデミング賞を受賞した．

MB 賞創設　1980 年代は，日本の製品品質が世界的に高く評価され，売上げを伸ばしたために，特に米国の企業は大きな打撃を受けていた．そこで，米国において産業再生のためのいくつかの取組みが行われた．1987 年には MB 賞（Malcom Baldrige National Quality Award: マルコム・ボルドリッジ国家品質賞）が創設された．これは日本のデミング賞と同様に，質マネジ

メントで大きな業績をあげた企業を表彰する制度であるが，デミング賞が民間の団体である日科技連によって創設されたのに対し，MB賞はPublic Law 100-107として法律によって制定された．年度で受賞できる組織数が限定されており，受賞した組織はその成果を公表することが義務付けられている．これによって，米国産業の底上げを行うことをねらっている．

Made in America 1986年にMITに産業生産性調査委員会が設けられ，米国再生のための米日欧産業比較が行われた．米国産業の業績に生じた異変は何か，事態打開のために米国ができることは何かについて報告書がまとめられ，"*Made in America*" と題して1989年に出版された．

ISO 9000シリーズ発行 以上に述べた米国と日本における質マネジメントの発展とは独立に，ISO規格による質マネジメントと審査登録制度が1990年頃から急速に普及してきた．この規格の原型は，AQAPs（Allied Quality Assurance Publications）と呼ばれているNATO（北大西洋条約機構）の一連の規格である．1973年に英国国防省が，この規格を採用し公式の検査制度を導入した．その後この規格はBS 5750（British Standard 5750）になった．1982年英国政府はこの規格を利用した品質運動を行うことになり，審査登録を受ける企業に対して経済的支援を行った．1987年にISO 9000シリーズ規格が発行されたが，これはBS 5750をもとに作成されたものである．

審査登録制度 その後1990年頃から国際的にISO 9000に基づく審査登録制度の枠組みが整備され，現在では多くの国で定着した制度となっている．ISO 9000シリーズ規格は，1994年の小改訂を経て，2005年現在は大改訂が行われた2000年版が使われている．

日本の審査登録制度 日本では，1992年に審査登録結果の認定機関として(財)日本品質システム審査登録認定協会が設立され，審査登録制度が開始された．その後，この認定協会は環境マネジメントシステムなどの認定も行うことになり，名称を(財)日本適合性認定協会（JAB: Japan Accreditation Board for Conformity Assessment）に変更している．審査登録を受ける組織はあらゆる業種に及び，2005年7月での適合組織数は41 000件余りに達している．

CSR

CSR, corporate social responsibility

定義 CSR，すなわち企業の社会的責任とは，企業が利害関係者（ステークホルダー）に対して果たすべき責任あるいは責任を果たす行為そのものを指す．利害関係者とは，その企業の利害に関係するものであるから，顧客，従業員はもとより，株主，投資家，パートナー，地域社会などが含まれる．Corporateは"企業"と訳すのが一般的であるが，営利企業だけでなくすべての組織に必要な概念，行為である．

CSRは近年注目されるようになった概念であるので，定説となっている定義はない．よく引用されるのは，"CSRとは，責任ある行動が持続可能なビジネスの成功につながるという認識を企業がもち，社会や環境に関する問題意識を，その事業活動や利害関係者との関係のなかに，自主的に取り入れるための概念である"という欧州委員会白書の定義である．

CSRの活動 企業が社会的責任を果たすために行うべき活動としては，法令遵守（コンプライアンス），環境保護，消費者保護，公正な労働基準設定，人権擁護，人材育成，腐敗防止，公正な競争，安全衛生確保，地域社会貢献，地域投資やメセナ活動，フィランソロピーなどである．このうち何をなすべきか，何に重点を置くべきかは，その企業の置かれている環境，事業形態，立地，価値観などで変わってくるものであり，欧州委員会の定義でも"自主的"という点が強調されている．

また，これらの活動の評価は，製品・サービスを生み出すという経済的側面に加えて，環境，社会という側面からも行われる．企業をこれら三つの側面から評価し，それぞれの結果を総合的に高めていこうという考え方は，トリプルボトムラインと呼ばれる．実際に責任を果たすという行為は，利害関係者との交流において，情報開示，説明責任，対話を行うことで実現される．

SRI CSRは，法令遵守や社会貢献といった製品・サービスの提供からみると消極的対応ともとれるが，前述の活動を進めることで企業経営そのものの見直しにもつながるので，ブランド価値の向上，従業員の意欲向上，事

業リスクへの対応力強化,経営の効率化などにも結びつく.そこで,CSRに対する積極的な投資も行われるようになり,社会的責任投資(SRI: Social Responsibility Investment)市場が生まれ,資産運用なども行われるようになってきている.

関連用語の説明 CSRの実現方法の一つに,コーポレートガバナンスがある.これは,企業統治と訳され,経営陣に対する監視と不正を防止するための活動,施策である.具体的には,社外取締役や,意思決定と業務執行を分離した執行役員制度の導入,外部への情報開示などが行われる.

医療機関での適用 医療機関は,重要な社会的使命を担っている組織であり,営利企業以上にCSRは重要である.法令遵守はいうまでもない.環境保護に関しては,医療廃棄物,感染などの対処を考える必要がある.現状は劣悪な労働環境にあるといわれているのでその改善も必要であり,人材育成も重要な課題である.地域社会貢献に関しては,営利企業のように特別な活動を行うというよりは,本業を確実に行うこと,すなわち安全で質の高い医療を提供することがまさに地域社会貢献である.

情報開示と説明責任 CSRは,情報を開示し,説明責任を果たすことで達成される.どのように情報を開示するか,説明責任を果たすかという問題は,医療分野では他業種に比べても積極的に議論されてきた.例えば,インフォームドコンセントによる患者への説明の重要性が強調され,定着した.今後は,組織としての組織情報の開示,説明責任が重要性を増してくる.外部評価機関の評価を通じて透明性を確保する,ウェブサイトやパンフレットを活用して病院の活動内容を公開していくことなどが求められる.

CSRでの注意 CSRで何を行うかは,組織の置かれた経営環境によって変わってくる.特に,各医療機関に求められる使命によって活動内容は変わるはずであり,使命が何かを明確にしたうえで,CSRのためにどのような活動を行うべきかを決める必要がある.

また,外向けの体裁を整えるためにメセナ活動,フィランソロピーなどを形式的に実施しても意味はない.CSRの本来の目的を理解して取組みを行うことで,質向上が可能となる.

説明責任
accountability

定義 一般に，説明責任（アカウンタビリティ）とは，社会の了解や合意を取り付けるために業務や研究活動の内容について，体外的に説明する責任をいう．通常，報告義務は自分の権限を付与してくれた者に対して果たすものととられがちであるが，説明責任は自分の行為の影響を受ける人すべて，すなわち利害関係者（ステークホルダー）に対して誠実に果たさなければならないものである．利害関係者とは，顧客（患者），患者の代弁者，従業員，供給者など，その組織に利害関係をもつ組織または人を指す．

背景 説明責任は，情報開示・情報公開（ディスクロージャー）や規制緩和，顧客参加という社会の動きのなかで，製造側あるいはサービス提供側の事業運営に関する透明性が強く求められるようになった結果，必要になったものである［→情報開示・情報公開/p.131］．

説明責任の概念は，古代ギリシャのアテネの民主政治において，役人は，1年の任期後に執務報告書を提出する義務があり，市民はそれを自由に弾劾することができたことに由来する．

説明責任は，K.V. Wolferen の著書を和訳した際（1989），accountability に対応させた造語である．日本では，責任（レスポンシビリティ）の概念しかなかったので，アカウンタビリティは，説明責任と訳したという．多くの日本のシステムでは，責任はもっているが，説明責任（アカウンタビリティ）は欠けているので，この概念を広める意図があった．Wolferen によれば，責任は個人の資質に関する概念であり，モラルの問題である．一方，説明責任は個人ではなく，システム，仕組み，組織に関する概念である．人間が活動する場を構成する，関係のあり方の概念である．

2003年に，"説明責任"に関連する二つの法律が制定された．一つは"民への説明責任要求"である民事訴訟法の大改正であり，他方は"官への説明責任要求"である情報公開法である．

組織管理上の意義 組織の権力者または責任者は，自分の行為（作為または不作為）の結果について，論理的かつ納得できる説明（アカウント）を要

求される．権力をもつ者が，自己の行為とその理由を常に説明し，あるいは，説明できることを要求されることに意義がある．組織構成員や関係者からの協力や意見を反映することが可能になり，組織がこのような仕組みを備えていることを，アカウンタブルという．アカウンタブルな組織には，通常，責任（レスポンシビリティ）と説明責任（アカウンタビリティ）の両方が備わっている．

組織統治・企業統治（コーポレートガバナンス）の考え方に基づいた，情報公開・情報開示と説明責任が民主主義の基本であり，組織運営・企業経営の重要課題である．PL法（製造者責任法）が施行されているが，顧客への情報開示などが不十分であるといわれている［→ PL/p.180］．

説明責任を果たすには，誰にでも明確に分かるように，可能な限り数値で情報を開示し，説明することが必要である．質問や苦情がきてから対処するのではなく，計画的かつ自主的に製造側あるいは提供側から様々な情報提供を事前に行うことが大切である．

医療における意義　医療は準委任契約であり，医療提供側は受療者に対して説明責任がある．医療法第1条の4にも，"医師，歯科医師，薬剤師，看護師その他の医療の担い手は，医療を提供するに当たり，適切な説明を行い，医療を受ける者の理解を得るよう努めなければならない"と明記されている．説明責任とは，単に説明するにとどまらず，根拠となる資料・データを提示し，専門家ではない患者や家族が理解し，納得できるように説明しなければならない．患者（顧客）が説明を求めるということは，その事項あるいはその組織の運営に関して，疑問あるいは不信があると考えられる．合理的に納得できるように情報提供すれば，信頼は高まるが，説明の内容が不十分であれば，納得できず，病院（組織）に対する不信感はますます高まることになる．

医療においては，情報の非対称性が問われており，医療提供側と受療側との信頼関係を維持するためにも重要である．診療報酬明細書（レセプト）と診療記録（カルテ）の開示が，説明責任を果たすうえで重要な事項である．

情報開示・情報公開
information disclosure

定義 情報開示とは，特定の関係者に情報を提供することである．情報公開とは，不特定多数に情報を提供することである．

関連用語の説明 インフォームドコンセントは，説明と同意と訳されることが多い．診療に関する情報を患者に分かるように説明し，患者が理解し，自分の判断に基づいて同意を与えることをいう．主語は医療者ではなく患者であることに留意しなければならない．

診療情報提供・開示の検討の経緯 診療情報の開示請求は，医療に起因する障害や医療費の不正請求に対する不信から，患者および家族が，受けた医療のプロセスを確認することが目的であった．医療側は，診療記録は医療側のものであるとして，診療記録開示に否定的な態度をとる場合が多かった．これに対して，"医療情報の公開・開示を求める市民の会"などの活動，あるいは，診療記録開示の法制化を求める動きがあった．このような状況のなか，"医薬品による健康被害の再発防止対策について"(1996)において"カルテ等診療記録の開示について…検討の場を設ける"こととされ，厚生省の"21世紀の医療保険制度"(1998)においてカルテ情報の提供，開示を進めることとされ，1997年厚生省健康政策局長の私的諮問機関"カルテ等の診療情報の活用に関する検討会"が設置され，その報告書に"患者の求めがあれば，原則としてカルテ等の診療記録を開示すべきである"と記載された．日本医師会は，開示は法制化にはなじまないとして"診療情報の提供に関する指針"(1999)を定め，各都道府県医師会は，この指針に対応して，診療情報推進委員会を設置し，会員および住民からの相談や苦情に応じる窓口とした．自治体および自治体立病院は，個人情報保護条例と情報公開条例などに基づいて，診療情報の提供に関する指針を作成した．

医療審議会"医療提供体制の改革について（中間報告）"(1999)において，"診療録等の診療情報の患者への提供を積極的に行っていくとともに，患者が診療記録の開示を求めた場合には，原則として診療記録そのものを示していくことが必要である"，"（診療情報の提供・診療記録の開示について

の法制化）方策の取扱いについては，医療従事者の側の自主的な取組み及び診療情報の提供・診療記録の開示についての環境整備の状況を見つつ，さらに検討するべきである"とされた．

医療関係者および国は，3年を目処に，診療情報の提供の環境整備を進め，"診療情報の提供の在り方に関する検討会"が設置され，2003年報告書とガイドライン（指針）が同時に発表された．その趣旨は，"患者と医療従事者が診療情報を共有し，患者の自己決定権を重視するインフォームドコンセントの理念に基づく医療を推進するため，患者に診療情報を積極的に提供するとともに，患者の求めに応じて原則として診療記録を開示すべきである"とされている．

診療情報提供と開示の対象は，患者だけでなく遺族も含まれていることが，"個人情報の保護に関する法律"と異なる点である．

個人情報保護法　情報社会では多量の個人情報が容易に流出し，個人情報が不正使用される危険性が高まり，個人情報の保護に関する法律が2003年5月成立した．医療機関は個人情報取扱事業所とされた．個人情報とは，生存する特定の個人を識別できるものである．本人から開示請求があった際は，遅滞なく本人の個人情報を開示しなければならない．業務に支障がある場合などは開示しないことが可能であるが，その基準は示されていない．

診療情報開示のための準備　情報開示は，知る権利・選択する権利・意思決定権という患者の権利を保証するための条件ともいえる．これが"個人情報の保護に関する法律"によって保証されたことの意味は大きい．情報開示をする際に重要な点は，診療記録の内容そのものの質である．実施した医療を，標準的用語・方法を用いて確実に記録することが必要である．

患者本人に情報開示することが治療上望ましくないと判断される場合や，小児や精神障害，意識障害の患者では代理者の確認に留意する必要がある．

各医療機関の情報公開に関しては，種々の段階がある．医療機関の理念，方針，施設基準，人員配置，活動概要，診療成績などである．これらの情報の公開によって，地域住民や患者による医療機関の選択を支援することができる．公開するためには，医療機関の改善が必須であり，結果として標準化が進む．

医療制度

health care system, healthcare system

定義 医療制度とは，狭義には，医療提供体制をいう．広義には，医療提供体制と医療保険制度をいう．

医療提供体制とは，医療提供の仕組みであり，医療の基本法ともいえる医療法と，医師法，保健師・助産師・看護師法などの身分法がある．医療法は1948年に施設基準法として制定され，段階的に改正が行われている．

医療保険制度とは，医療費に関する制度であり，健康保険法，国民健康保険法，老人保健法，保険医および保険医療機関療養担当規則などがある．我が国の医療保険制度は，1961年に発足した国民皆保険制度，すなわち，強制保険である．保険料は被保険者の収入に応じて徴収される．保険証を持参すれば，いつでも，必要なときに受診でき，標準的で平均的な内容の医療を受けることができる．これを現物給付といい，現金給付と区別される．

必要性 医療制度はその国や社会の文化であるといわれる．第2次世界大戦後間もない我が国における医療事情は極めて貧しく，医療の供給量そのものが不足していた．医療保険制度は，全国一律に医療の内容を規定して，いつでも，誰でも，必要なときに一定の基準の医療が受けられる，量的な医療供給体制を実現してきた．

制度発足後40年を経て，経済成長のもと人々の生活様式は大きく変わり，超高齢化・少子化へ移行している．多様な価値観の患者の要望に応えて，良質の医療を効率的に提供するためには，利用者である患者の視点で考えなければならない時代である．また，社会は国境を越え，文化を超え，世代を超えてともに支えあって生きる地球的市民の時代となっている．そのような時代の価値観のなかで，今日の限定された世代や社会の人々だけが恩恵を受けるための医療制度ではなく，例えばこれから生まれてくる子供のためにも，効率のよい良質の医療提供を目指して医療資源を承継していけるような医療制度の改革が期待される．

関連用語の説明 医療は専門性が高く，それに従事する人々の資格や教育・研修については法律によって厳格に規制されている．医師法や保健師・

助産師・看護師法などの身分法は，我が国の医療制度を形作る重要な意味をもっている．法律に基づいて運営される国家試験制度によって医師免許が与えられ，医師免許を持ったものでなければ医師と称することはできないし（名称独占），医療行為を行うことはできない（業務独占）と法は規定している．国民の医療の質保証をするために，法律によって医療提供者の一定の質的な基準を定めているのも医療制度の特徴である．

また，医療の基本法ともいえる医療法は，医療を提供する施設の基準を規定して提供する医療の質を一定に維持している．例えば病院施設の病床数や病床特性に対応して国の基準とする医師数，看護師数の配置を決め，病室面積や廊下幅，設置するべき診察室など諸々の機能をもつ各種部屋の基準などが決められている．施設の基準を法律で規制することで，国民に一定の質の医療提供が可能であるとしてきた．

質保証上の意義　今日のサービス社会，情報社会のなかで人々は諸々の製品やサービスの質について，その要求する項目は多様で期待度は高く，常に質の向上を求めて考える利用者・消費者として行動をしてきた．個々の利用者にとって医療も他の製品やサービスと同様に，利用者・消費者の視点からほかと比較検討をされる．

そのような時代背景にあって，医療だけが例外で，法律によって規制を受けた医療制度的基準を満たすだけの質保証では，人々の多様な要求事項に応えることはできなくなった．例えば医療法の医療提供施設の基準内容では，今日の人々の日々生活する居住空間の快適性から比較しても，快適性などはかけ離れて時代遅れとなる傾向にあり，人々が求める医療施設の環境的側面においても質への要求は日々高くなっている．

時代を主導する他産業の企業では，顧客価値中心的発想をその経営理念や基本方針にして，全組織をあげて製品やサービスの質向上活動に取り組んでいる．そのような環境のなかで，医療だけが特別ではあり得ない時代となった．医療においても，質重視の観点，すなわち患者指向の視点で考える必要に迫られている．

医療保険制度
health care insurance system, healthcare insurance system

定義 保険とは，発生が予測できない病気や事故の危険負担を集団で行う仕組みである．医療保険とは，多数からなる集団が保険料を蓄積して，病気や事故に遭遇したときに，医療費を支払う相互扶助の制度である．医療保険には，公的保険と民間保険がある．我が国の公的医療保険は，社会保険と呼ばれるもので，国民全員が強制的に加入する国民皆保険制度といわれている．

医療制度には，医療提供制度と医療保険制度がある [→医療制度/p.133]．医療提供制度は，医療を提供する施設の基準や専門資格職の身分などを規定し，医療保険制度は，医療に関する費用の支払いを規定する制度である．我が国では，1961年に国民皆保険制度が実現した．

医療保険制度の仕組み 医療保険は，保険者，被保険者（患者），医療機関，診査支払機関の四者からなる．保険者とは保険を運営する機関，被保険者は保険加入者（医療を受ける人），医療機関は病院や診療所などである．保険者とは，具体的には，企業のもつ健康保険組合や，政府，市町村などであり，保険者によって10種類の公的医療保険がある．保険者は，被保険者から保険料を毎月集め，被保険者が医療機関を受診した場合に，医療費を医療機関に支払う（社会保険診療報酬支払基金・国民健康保険連合会等を通じて支払われる）．これを現物給付という．民間医療保険では現金給付が一般的である．

診療報酬 保険者から医療機関に支払われる医療費を診療報酬という．我が国の診療報酬は，医療行為ごとの公定価格表ともいえる診療報酬点数表に沿って算定される．いわゆる出来高払いが基本である．出来高払いでは，医療行為や用いた材料の積算によって，医療費が支払われる．結果として，医療を多く提供するほど，医療機関の収入は増える．例えば，虫垂炎で入院した場合には，初診料，入院基本料，検査料，手術料，注射料などを合計したものが診療報酬となる．

包括払い（定額払い）とは，医療行為の多寡にかかわらず，1回の入院や1日の入院に対してあらかじめ決められた金額を支払うものである．老人医

療などでは，検査や投薬の有無にかかわらず，1日当たり定額の医療費が支払われる制度が導入されている．

我が国では，出来高払いが基本であるが，様々な形で包括払いが複合（組合せ）されている．

診療報酬による誘導　診療報酬点数が変われば，同じ医療行為を行っても医療機関の収入は変わる．厚生労働省は普及が望まれる医療行為などについては，高めの診療報酬点数を設定し，診療報酬による誘導をすることが多い．例えば，急性期病院（一般病床）における紹介率や平均在院日数である．手術症例数が多い医療機関の治療成績がよいという仮説のもと，手術件数を診療報酬の加算に用いるなどの措置もとられている．

関連用語の説明　診療を行った医療機関は，社会保険診療報酬支払基金等を通じて，診療報酬明細書（レセプト）を用いて医療費（診療報酬）を月に1回，患者別に入院と入院外に分けて請求する．レセプトは紙媒体での運用から，電子媒体での請求が始まっており，さらにオンライン請求（EDI）が検討されている．

DPC　DPC（Diagnosis Procedure Combination）とは，疾病とそれに対する治療法を組み合わせた，診断群分類である．平成15(2003)年4月から特定機能病院で導入され，平成16年4月から一部の公的医療機関，民間医療機関で試行されている．医療機関別包括評価では，1 860のDPCに該当する場合，分類に応じて患者1日1人当たりの医療費を包括で支払う（手術，麻酔などの技術料部分は出来高払い）．患者1日1人当たりの医療費は，病院の特性などによって異なる金額が支払われる．1日当たりの定額医療費は在院日数が長くなると逓減するので，これまで以上に平均在院日数が短くなり，診断（疾病）ごとの医療費のばらつきが減り，治療内容の標準化が進むことが期待される．

DPCは医療機関の質や経営状況などを比較するツールに使われる．例えば，病院ごとの平均在院日数を比較しようとしても，入院している患者の病態が異なれば平均在院日数も当然異なることになる．しかし，それを診断ごと，すなわちDPCごとに比較すれば，そうした患者の病態による差異はほとんど取り除くことができる．

第2章

質マネジメント

マネジメントシステム

6, 23

management system

定義 マネジメントシステムとは,"方針及び目標を定め,その目標を達成するための相互に関連する又は相互に作用する要素の集まり"である(ISO 9000).マネジメントの主たる対象がはっきりしている場合には,頭にその対象をつけて質マネジメントシステム(QMS: Quality Management System),環境マネジメントシステム(EMS: Environment Management System)という呼び方をする.

マネジメントシステムは,その対象に関する目標を達成するための仕組み,業務のやり方である.具体的には,マニュアル,手順書,記録などの業務のやり方を定めた文書類と,それらに基づいて業務を行う人,設備などの経営資源(組織の構成要素)から構成される.どのような組織にも全般的なマネジメントシステムがあり,それを通じて組織の目的が設定され,実行,管理されている.

マネジメントシステムは一つ ある組織がマネジメントしなければならない対象は,質,環境,財務,人事など様々なものがある.したがって,QMS, EMS など複数のマネジメントシステムを有しているような表現をすることがあるが,組織が有しているマネジメントシステム自体は一つである.その一つのシステムを質の観点から,あるいは環境の観点から見たときにどのような機能を果たすべきかを記述したのが,質マニュアルや環境マニュアルである.

組織を構成している人,設備などの経営資源がマネジメントシステムの構成要素であり,これは対象が変わることによって変化するわけではない.つまり,組織の方針や目標を達成するための基本的な方式はその組織に一つであり,質固有の,あるいは環境固有のシステムが存在するわけではない.

審査登録制度 組織が構築したマネジメントシステムに関して,質や環境といったある側面から見たときに,それが規格に適合しているかどうかを評価するのが審査登録制度である [→質マネジメントシステム審査登録制度/p.284].規格に基づいてマネジメントシステムを作るのではなく,各組織が独自に構

築したマネジメントシステムが，規格に適合しているかを見ているということに注意すべきである．

審査に合格することを目指してマネジメントシステムを構築することは，組織共通の目標ができるので悪いことではないが，合格だけを目指してシステムが形骸化するような取組みをしてはならない．規格への適合だけを考えるのではなく，規格が提示しているモデルを参考にして，自組織に合ったシステムはどのようなものかを考えることが大切である．

マネジメントシステム規格の例　QMS の代表的な国際規格は ISO 9001 である．EMS 関連の国際規格は ISO 14000 シリーズで，審査の基準文書が ISO 14001 である．EMS は，環境方針を達成し維持するために運用されるものであり，組織の活動，製品・サービスが環境に及ぼす影響を管理するためのものである．

その他の対象としては，労働安全衛生 (Occupational Health and Safety)，情報などがある．労働安全衛生には，英国を中心として国際コンソーシアムが作成した OHSAS 18001 がある．情報に関しては，情報システムのセキュリティ確保を目的とするマネジメントシステムの認定が行われており，英国規格の BS 7799-2 を基準文書とするものや，(財)日本情報処理開発協会の認定制度などがある．

医療での適用　病院は複数の専門職種で構成される組織であり，それらの職種が複雑に絡み合って業務をこなし，課題を解決していかなければならない．したがって，一般企業よりも一層にマネジメントシステムの重要性が高い業種である．しかも医療には他の業種と異なる特性があるので，単に提案されているマネジメントシステムモデルをそのまま導入するのではなく，自らにふさわしいマネジメントシステムを設計し，構築することが大切である．

これまで述べた管理の対象は，病院でも管理すべきものであり，特に近年は医療安全の問題から，QMS の構築が重視されている．また，労働安全衛生では，労働時間，感染を含めた労働環境の問題が重要である．医療廃棄物や感染の問題では EMS が，オーダーリングや電子カルテに関しては情報セキュリティマネジメントシステムがかかわってくる．

質マネジメントシステム

QMS, quality management system

定義　マネジメントシステムとは，"方針及び目標を定め，その目標を達成するための相互に関連する又は相互に作用する要素の集まり"である（ISO 9000）．QMS（質マネジメントシステム）とは，"品質に関して組織を指揮し，管理するためのマネジメントシステム"と定義されている（ISO 9000）．いい換えれば，質を達成するための仕組み，業務のやり方である．具体的には，質マニュアル，手順書，記録などの業務のやり方を定めた文書類と，それらに基づいて業務を行う人，設備などの経営資源（組織の構成要素）から構成される．これらの文書類に記載される業務のやり方は，単にやり方を定めたものではなく，こうすれば製品・サービスの質がよくなるという技術的な裏付けに基づいたものでなければならない．

改善の観点から見たQMS　QMSを質をよくするための改善という視点から見ると，次のように説明できる．改善は，PDCAを回すことによって行われるが，個人が勝手にPDCAを回していたのでは独自の処置や対策が生まれ，かえって混乱を招くことになる．組織的に改善を行うためには，それを統括的に管理する仕組みが必要となる．例えば，標準について考えてみる．標準があればそれが改善の対象となり，改善の促進と対策の維持，継続につながる．その標準は，組織の人々に共通のもので，すべての人が守らなければならない．個人用の作業標準書を個人が勝手に作ったのでは，コミュニケーションがとれなくなるので意味がない．組織が正式なものとして認める標準を作成し，それを周知徹底するような標準を管理するための仕組みが必要である．このような標準を統括する仕組みは，QMSの一要素である．

質保証の観点から見たQMS　質を保証する，質を作り込むという観点からは，次のように説明できる．システムで保証するというのは，個人の能力に頼るのではなく，決められた仕事のやり方に従って業務を実施していけば，質のよい製品やサービスが実現できるということである．もちろん医師や看護師によって技量の差はあり得る．その技量の差を，個人の努力によって埋めることも必要である．しかし，実際には経験年数や知識量の異なる人々が

混在する状況で，安全な医療を提供しなければならない．たまたま技量の低い人が担当だったので，よくない治療結果になってしまったというのは，患者の立場からすればたまったものではない．どの医師，どの看護師であっても確かな医療を提供するためには，システムで保証する必要がある．質のよい医療を提供するための方法を定めたのが，QMS である．

QMS で行う活動 QMS の目的は，組織が立てた質に関する目標を達成することである．質に関する目標とは，例えばインシデントの減少，顧客満足度の向上，待ち時間の短縮など様々なものがあり得る．これらの達成のために，QMS を用いて次のような活動を行う．

① 顧客のニーズを明確にする．
② 組織の質方針および質目標を設定する．
③ 質目標の達成に必要なプロセスと責任とを明確にする．
④ 質目標の達成に必要な資源（人，モノ，金，情報など）を明確にし，提供する．
⑤ 各プロセスの有効性と効率とを評価するための指標および方法を決め，評価する．
⑥ 不適合，不具合および問題を予防し，その原因を除去するための対策を実施する．
⑦ QMS の継続的改善を実施する．

QMS 改善の必要性 可能であれば，最初から完璧なシステムを作り上げて質を保証すべきであるが，それは困難である．したがって，質を保証するためのシステムを，改善を繰り返しながら完璧なものに近づけることが必要となる．

QMS モデルの例 QMS を構築する方法，モデルは様々なものがあるが，システムに必要な要求事項を国際規格として定めた ISO 9001 が代表的である．病院機能評価の評価項目も，QMS 構築の基礎とすることができる．

QMS の計画 ISO 9001 では，どのような QMS を構築するかを計画することを QMS の計画と呼んでいる．QMS をもっていない組織では，新たな QMS を構築し，既にもっている組織では QMS が ISO 9001 の要求事項を満たしているかどうかを評価することになる．

TQM

21, 23

TQM, total quality management

定義 質マネジメントとは，買い手の要求に合った質の製品またはサービスを経済的に作り出すための手段の体系である．質マネジメントを効果的に実施するためには，市場の調査，研究・開発，製品の企画，設計，生産準備，購買・外注，製造，検査，販売およびアフターサービスならびに財務，人事，教育など企業活動の全段階にわたり，経営者をはじめ管理者，監督者，作業者など企業の全員の参加と協力が必要である．このようにして実施される質マネジメントを TQM（Total Quality Management: 総合的質マネジメント）または CWQM（Company-wide Quality Management: 全社的質マネジメント）という．

TQM への呼称変更 従来，日本で行ってきた総合的質マネジメントは TQC（Total Quality Control）と称してきたが，英語の control はもともと基準と対照するという意味であり，基準，計画を設定する行為は含まれていない．TQC では経営活動全般を扱うので，日本でいう質マネジメントの意味を正しく伝えるには Quality Management と呼ぶべきであることが明らかになってきた．既に欧米では，日本での総合的質マネジメントを TQM と呼ぶのが一般的となった．また，日本で TQC を推進する母体である(財)日本科学技術連盟が，1996 年に TQC から TQM へと呼称変更を宣言した．したがって，最近では総合的質マネジメントを TQM と呼ぶのが一般的である．通常は TQC と TQM は同義語と捉えてよい．

TQM の要素 TQM は，フィロソフィー，コアマネジメントシステム，QC 手法，運用技術の 4 要素から構成される．フィロソフィーとは，質マネジメントを進めるうえでの根底にある考え方で，質の意味の浸透，全員参加，改善 (p.117)，後工程はお客様 (p.95)，管理サイクル（PDCA サイクル）(p.76)，プロセス管理 (p.162)，事実に基づく管理 (p.78)，人間性尊重などである．コアマネジメントシステムは，質を重視した経営を行い，先のフィロソフィーを具現化するために活用される経営管理の仕組みである．特に，日常管理 (p.156)，方針管理 (p.158)，経営要素管理 (p.160) は，その根幹をな

す3本柱である．

QC手法は，問題解決，課題達成において用いられる様々な技法である[→QC手法/p.290]．統計手法をはじめ，問題解決の方法であるQCストーリー，言語データを扱うための新QC七つ道具，商品企画のための商品企画七つ道具，戦略立案のための戦略立案七つ道具，品質展開と品質表，FMEA，FTAを含む信頼性技法などが含まれる．

運用技術は，TQMを推進するうえでの様々な工夫である．TQM推進室のような組織の構築とともに，提案制度，QCサークル，トップ診断，TQM診断，QCチームなど運動論として展開するための種々の制度がある．なかでもQCサークルは，日本的TQMの発展のために多大な貢献があった．質マネジメントの考え方の教育，全員参加への意識付けに大きく寄与してきた．

TQM実施上の注意 TQMはこれらの要素からなるが，これらをすべて取り入れなければならないとか，あるいは決まった形式のやり方があるというものではない．実施する組織が使命，理念を考慮しながら，自身の弱み，課題を明確にし，それを解決するために必要な要素を選択して実施していくことが大切である．

医療での適用 医療においても，質マネジメントの目的は，買い手すなわち患者（および家族）の要求に合った医療を提供することである．そのためには，医師，看護，薬剤，検査，コメディカル，事務などの医療にかかわるすべての部門の参加と協力が必要である．これらすべての部門が協力して組織的に行う質マネジメントが，医療でのTQMである．

医療に適している理由1：組織的改善 TQM以外にも多くの経営改善プログラムはあるが，TQMでは医療の質向上に合った様々な概念を提供しており，他のプログラムよりも医療の質向上活動に適している．例えば，"改善"である．TQMを一言でいえば組織的改善活動であり，あらゆる場面での改善を強調しており，そのための方法を示している．医療に今求められているのは，製品・サービスの質，業務の質の組織的改善であり，そのためにTQMは有用である．

理由2：顧客指向の意義 組織改善運動の目的は，利益の追求，社会的

貢献，組織体質の改革など様々なものがあり得る．いずれにしろ，その目的が組織の人々に共有化され，真に目指すものだと認識されることで改善運動は促進される．医療の組織的改善運動においては，その目的を患者（家族）という顧客の満足を得ることであるとした場合には，おそらく異を唱える人はいないであろう．TQMでは，質がよい＝顧客の要望を満たすことという考え方に代表されるように，顧客指向も強調している．顧客重視の姿勢こそが，病院改革への求心力になる［→顧客指向・顧客重視/p.44］．

理由3：プロセス指向 TQMで改善を進める際に，基本となる考え方はプロセス指向である．プロセス指向は，"よいプロセスがよい結果を生む"という考え方を理解し，問題を正していくために仕事のやり方，仕組みを変えていくことを主に実践する改善の進め方である．個人の能力に依存しないように，誰がやっても質が保証できる体制を作るためには，プロセス指向を浸透させることが必要である．

理由4：標準化 TQMでは，標準を改善のためのベースとして位置付けてきた．医療分野では，製造業などに比べて最も遅れているのが標準化である．モノ，作業，仕組み，技術，測定など，標準化の対象にはいろいろなものがあり，医療でこれらを標準化することは，質向上に大きく寄与する．また，それをベースに改善も進む［→標準・標準化/p.218，医療における標準化/p.221］．

理由5：全員参加 TQMは全員参加の活動である．全員参加というには，特別な活動に参加するということではなく，質を達成するためにそれぞれの人がやるべきことをやるという意味である．チーム医療において各職種の人が，やるべきことをやるというのに通じる考え方である．

医療のTQMモデル開発の必要性 これまで述べた概念をはじめとして，TQMには現状の医療の質マネジメントの弱点を補強するための概念や技法が多く含まれている．しかし，医療においてもTQMのモデルは確立されていないので，今後の大きな課題である．

経営改善プログラム
management improvement program

定義 組織が持続的に成長するためには，現状業務を維持するだけでは不十分であり，組織的な改善，改革を行っていく必要がある．組織的に改善，改革を進めるには，基本的な行動指針，課題達成や問題解決のための技法，推進方法などの手段・仕掛けが必要であり，これらの一連のセットを経営改善プログラムと呼ぶ．TQM（総合的質マネジメント）[→ TQM/p.142] は，経営改善プログラムの代表的なものである．

ここで紹介する手法をそのまま実施したのでは，有効に機能することはほとんどない．各プログラムや提供されている手法の本質を理解したうえで，自組織に合うようにカスタマイズして活用するのが効果的である．

目標管理 目標管理（MBO: Management by Objectives）とは，P. Drucker が提唱した行動科学的管理方式で，組織構成員に重点目標を設定させ，目標設定―実施―結果の評価という管理を行って，組織全体の目標達成を図ろうとするものである．達成過程には構成員に自由裁量権を与えて，動機付け，創造性の発揮を高めることをねらっている．

方針管理 [→方針管理/p.158] との大きな違いは，目標だけを展開して達成過程，すなわち方策を展開しない，プロセスの反省を重視しないなどである．しかし，現在行われている目標管理は，方針管理と大差ない場合が多く，プロセスも重視する傾向にある．

シックスシグマ シックスシグマは，不良品の発生率を限りなく小さくするということを概念的な目標にした経営改善プログラムである．1980年頃に，米国のモトローラ社が始めたのが最初である．シックスシグマというのは，質特性値の分布の中心が規格の中心から 1.5σ（σ は分布の標準偏差）ずれたときに，規格の片側の幅が 6σ になることを目指す活動である．つまり質特性値のばらつきを小さく抑えれば，不良率が限りなくゼロに近づく（正確には 3.4 ppm），ということを意味している．これは概念的な目標であって，6σ を目標値にして活動を行うということではない．不良率を小さくする活動というのは，通常 TQM などで普通に行われる活動であり，その意

味では特別な活動ではないが，モトローラ独自の管理技法を取り入れられたものをシックスシグマと呼んでいる．

モトローラ以降，IBM，テキサスインスツルメント，GEなどが取り入れたことで，注目をあびることになった．Air Academy Associatesという米国のコンサルティング企業が推進母体となっている．

バランストスコアカード バランストスコアカード（BSC: Balanced Scorecard）とは，R.S. Kaplan と D.E. Norton によって，1992 年に提唱された経営戦略を策定し実現するためのツールである．経営諸活動を，財務，顧客，内部業務プロセス，学習・成長の視点から分析し，戦略を実践するための具体的なアクションを識別して管理することを意図している．

スコアカードは成績簿という意味であるから，業績評価に重点が置かれるイメージがあるが，実際は戦略を具体的なアクションとして展開し，それらを関連付けて整理するための計画ツールである．基本的な考え方は，TQMの方針管理と似ている．

ベンチマーキング ベンチマーキングとは，日本で質改善のツールとして開発され，米国のゼロックス社によって米国に紹介，導入された経営手法である．様々な企業で取り入れられ，それぞれ独自な方式が用いられているので，合意の得られた明確な定義はない．

その概要は，優れた業績を上げている他社の業務プロセスを分析し，自社のやり方との相違点を明確にしたうえで，ベストプラクティスの実現策を作るというものである．ベンチマーキングの対象となる企業は，自組織の業種にとらわれず，いろいろな業種が対象となり得る．

医療でのベンチマーキング 医療分野は，ベンチマークが比較的行いやすい業界である．よい医療技術は積極的に公開されるであろうし，地理的に離れれば競合することは少ないと考えられる．財務諸表の公開は難しくても，種々の管理指標，医療技術などは積極的に開示してベンチマークを進めるべきである．近年活発になってきたパス大会を見学することや，電子カルテやオーダーリングシステムを参考にすることは，ベンチマーキングの活動の一形態と考えることができる．工業界を中心に行われてきた質管理に関する改善事例を発表する品質管理大会は，管理手法に関するベンチマークの機会を

提供してきた．医療分野でも，このような大会が開催されれば，医療の質保証活動の促進が期待できる．

BPR BPR（ビジネスプロセスリエンジニアリング）は，M. Hammerと J. Champy が提唱した業務改革法である．経営の改善を目標にして，ビジネスプロセスを見直し，抜本的にデザインし直すことである．

リストラクチャリング リストラクチャリングの本来の意味は，環境変化に適応するために，組織構造を再構築することである．例えば，製品や事業の見直し，財務体質の改善，経営組織の改革，事業部門の統合，買収，合併，撤退などである．このなかには，雇用削減，人件費圧縮をともなう方策があり，最近はリストラ＝解雇の意味で用いられることも多い．

TPM TPM（Total Productive Maintenannce）は，設備管理を中心とするプログラムで，（社）日本プラントメンテナンス協会が推進母体である．当初は，設備に強い生産部門を作り上げるために始まった活動であるが，その後設備を通じて Q（Quality: 質），C（Cost: コスト），D（Delivery: 量・納期），S（Safety: 安全）的ものの考え方を習得し，組織の体質を改善していく全社的な活動に発展していった．

活動のステップが明確なのが特徴的で，個別改善，自主保全，計画保全，教育訓練，MP 活動，質保全が中心となる活動である．医療でも，医療機器，検査機器，病棟などの設備に対して，これらの活動に取り組むことは有用である．

TPS TPS（Toyota Production System: トヨタ生産方式）とは，トヨタ自動車(株)が，長年の生産現場の工夫から作り上げた生産と工程の管理方式の総称である．無駄の排除と合理的な製造方法の開発が基本的考え方で，JIT（Just in Time），自働化，かんばん方式など，種々の技法がある．医療においては，在庫管理や作業の効率化を進める際に参考になる考え方が多い．

自己評価 経営上の課題を明確にするために，自己評価と呼ばれる手法が用いられることがある．自己評価とは，ある基準に基づいて組織内の人員が自らの組織を評価するものである．これは，経営課題を明らかにするとともに，評価の過程を通じて問題発見能力を高め，評価者自身の仕事のやり方を

向上させるということを意図している.

自己評価のための基準には様々なものがあり,MB賞（マルコム・ボルドリッジ国家品質賞）が提示している評価基準,病院機能評価の評価項目などは自己評価に利用できる.2005年秋にJISとして制定予定のTR Q 0005（クォリティマネジメントシステム―持続可能な成長の指針）はTQMを標準化したものであり,あわせて発行されたTR Q 0006（クォリティマネジメントシステム―自己評価の指針）はTR Q 0005のモデルをもとにして自己評価を行うための方法と基準が示されている.この自己評価は,組織のあるべき姿を定め,それに基づいて組織ごとに評価項目を設計するところに特徴がある.

経営改善プログラムの意義と違い　経営改善プログラムは,前述したもの以外にも多数ある.プログラムの名称が異なり,使われるツールに多少の違いはあっても,基本的考え方,ツールの意図は類似している.組織的改善,改革を進めていくとマンネリに陥って活動が停滞することが少なくない.したがって,経営改善プログラムは,同じ内容であっても異なる名前を付けて,目先を変えるという目的ももっている.

経営改善プログラムを利用するときには,そのプログラムの本質は何か,自組織の現状の課題に適しているかを見極めて取り組むことが大切である.

前述した経営改善プログラムの説明は紙面の関係上,十分とはいえない.冒頭に掲げた各参考文献を参照いただきたい.

質マネジメントの原則
quality management principles

定義　質マネジメントの原則は，QMS（質マネジメントシステム）を構築および運営する際の基盤となる考え方および行動原理である．ISO 9000では，質マネジメントの原則として，顧客重視，リーダーシップ，人々の参画，プロセスアプローチ，マネジメントへのシステムアプローチ，継続的改善，意思決定への事実に基づくアプローチ，供給者との互恵関係という八つをあげている．この8原則を具現化する包括的なQMSモデルがISO 9004で，必要最小限の要求事項を盛り込んだQMSモデルがISO 9001に規定されている．日本で検討されているTR Q 0005（クォリティマネジメントシステム―持続可能な成長の指針）では，継続的改善を外し，社会的価値重視，コアコンピタンスの認識，組織および個人の学習，俊敏性，自律性の五つを加えて12原則としている．共通の七つの原則は，例えば顧客重視は顧客価値創造のようにTRのなかでは表現が変えられているが，意図するところは同じである．継続的改善を外したのは，それ自体がQMSの目的であり，また特記しなくてもほかの原則にその思想が取り込まれているからである．これらの原則は，QMS構築の際に基本的な考え方として参考になるので活用するとよい．なお，TRとはTechnical Report（標準報告書）の略称で，JISとしては時期尚早であったり，JISよりも早く提供すべき情報を，ある程度関係者の合意を得た段階で公表するものである．

医療での適用　これらの原則の医療分野における意味を以下に説明する．

顧客重視（TRでは顧客価値創造）は，現在および将来の顧客ニーズを把握し，顧客のニーズおよび期待に応えることを最優先にするという考え方である．医療機関では，最も重要な顧客である患者およびその関係者を重視し，患者満足が得られるように最善の努力を尽くすべきであることを意味する．患者満足を目指すことは，医療機関において質向上，質保証に向けた活動を一丸となって進めるうえでの原動力となる．患者満足のために何ができるか，何をすべきかを計画し，それを実行していくことが大切である．

リーダーシップ（TRではビジョナリーリーダーシップ）とは，トップマ

ネジメント自らが組織的な活動を牽引し，目標達成のための環境作りを行うことを意味する．組織的な運動は，トップマネジメントがその必要性を感じリーダーシップを発揮しないと進まない．質保証活動は組織的な活動にすべきで，そのためには医療機関のトップマネジメントである院長が，質保証への必要性を組織全員に説き，必要な経営資源を準備して組織体制を整備すべきである．院長によるリーダーシップなくして質保証の効果的な推進はない．社会・価値観が急変している今こそ，リーダーシップを必要としている．

人々の参画とは，組織のすべての人々が参画し，能力を発揮することで組織目標を達成できる，ということを意味している．患者と直接接する人だけで医療の質が決まるわけではない．病院に従事する職員全員の業務の結果が最終的に患者に提供されるのであり，全員が質保証に関して何をすべきかを考え，実行していく必要がある．また，人的資源が豊富にあるわけではないので，全員が能力を最大限に発揮することが不可欠である．

プロセスアプローチとは，業務プロセスを明確にし，プロセスのインプットおよびアウトプットを明確にしてアウトプットの質を高めるためによいプロセスを設計，運用することを意味している．医療機関においては，よいプロセスがよい結果を生むという考え方を理解し，この理解のうえにQMSの設計と個々の活動の適切な管理を行うことが重要である．既存の業務方法を見直し，どのようなプロセスが必要かを考え，医療機関における適切なQMSの設計が必要である．そのうえで，一つひとつのプロセスを適切にきちんと管理する方法を確立すべきである．

マネジメントへのシステムアプローチ（TRでは全体最適）とは，質に関する目標を達成するために，関連するシステム構成要素を特定し，それを一つのシステムとして運用管理することである．これは，部分の最適ではなく，経営全体の視点から見た各業務プロセスの最適化が必要であることを意味している．医療機関においては，委員会など職種を横断する会議体で，部門間の連携でどのような問題が起きているかを検討することが，全体最適を実現するために重要である．

継続的改善は，医療機関においても必須である．QMS，医療技術を標準の基盤として改善していくとよい．

意思決定への事実に基づくアプローチ（TRでは事実に基づくアプローチ）とは，経験，勘，憶測だけでなく事実を明確に把握したうえで，意思決定を行うことを意味する．例えば，事故の対策を考えるために事故報告書から事実関係を調べて要因を明らかにする，患者の声を聞いて要望を把握するなどがあり得る．EBMも，この考え方に基づいている．

　供給者との互恵関係（TRではパートナーとの協働）とは，業務を協働で進めるパートナーとともに顧客満足を目指すという考え方である．外部の薬局，診療所，大学，委託業者，納入業者などがパートナーであり，両者の価値創造能力を高めるようなよい関係を築くべきである．

　社会的価値重視とは，組織が社会に与える影響に関して顧客およびその他の利害関係者の認識を重視することをいう．医療機関では，地域住民，診療所，自治体に対する役割は何かを考えることが大切である［→顧客/p.42］．また，医療廃棄物など，環境に対する配慮も必要である．

　コアコンピタンスとは，組織の持続的な競争優位を確保するための源泉となる技術，技能，組織文化などで，顧客価値創造につながる組織特有の総合力である．医療機関として自組織の強みがどのような点にあるのか，どのような能力をもつべきかを認識して，持続的な成長を目指すべきである．

　組織および個人の学習における学習とは，単に知識を学ぶことだけを指すのではない．組織や個人が暗黙のうちに用いてきたノウハウ，知恵，経験などを可視化して再現可能な形にして，組織および個人の能力を高めていくことを意味する．例えば，医療者の頭のなかにある診療過程をパスで可視化し，それを改善してより精緻な診療プロセスを確立することは，組織的な学習にあたる．組織的に知識の共有化，表出化を促進する仕組みを考えておくことが，組織学習のためには重要である．

　俊敏性とは，変化の激しい経営環境に素早く対応することである．医療機関においても経営環境の変化を分析し戦略を立案する部署を設けるとともに，権限委譲を進めて意思決定を速くすることが大切である．

　自律性とは，価値基準を自ら定めて意思決定し，主体的に行動することである．組織および組織を構成する部門，個人が自律性をもつことが大切であり，権限委譲が進んでいることが前提となる．

医療連携
health care connection, healthcare connection

定義 医療提供の継続性を目的に，医療機関同士が患者の情報を共有し，相互に紹介し，医療機器を共同利用することなどを医療連携という．病院と診療所が連携することを"病診連携"，病院と病院が連携することを"病病連携"，診療所と診療所が連携することを"診診連携"という．

医療連携が求められる背景 我が国では，患者はどこの医療機関にでも自由に受診できる．軽い腹痛でも，心配だからと大学病院に駆け込むことは自由である．このようにしてできあがった我が国の医療制度は，諸外国と比べたときに，患者にとっては"かかりやすさ"というプラスの側面がある代わりに，大病院に患者が集中して待ち時間が長くなることや，外来に多くの時間とエネルギーをとられるために大病院の入院医療の質が低くなることなどの問題がある．

欧米では軽い疾病はプライマリーケア医（家庭医）が診察し，より専門的な治療が必要と判断された場合にだけ，専門医・大病院に紹介され，受診するという仕組みが多い．

そこで，我が国でも，疾病の重症度や，急性期か慢性期かなどによって医療機関の機能分化を進める動きが進みつつある．

医療機関の機能分化を進める場合に必要なのが，医療連携である．各医療機関が特定の機能しか果たさないと，患者がどこの医療機関にとってよいか分からなくなる，あるいは，ある医療機関でせっかく受けた検査をまた別の医療機関で再度受ける必要が出てきて，継続的な医療を受けられないなどの問題が生じる可能性がある．そこで，医療機関同士の連携が必要となる．

医療連携の方策 医療連携には様々な方策がある．特に，診療報酬上，病院にとって紹介率が重要な課題であり，外来の連携について様々な工夫・努力を行っている．具体的には，病院情報（診療科・時間，医師の経歴等）の公開，患者情報の共有（電子カルテ等による），地域の医師（診療所）との関係強化，開放病床の設置・登録医制，積極的な患者紹介・逆紹介（病院から診療所への紹介）などである．

開放病床とは，地域の診療所などの医師が自分の患者を入院させ，その医師が入院患者を診察した場合に，診察した医師にも診療報酬（開放型病院共同指導料）が支払われる病床のことである．地域医師会と契約をし（協定書を交わし），事前に登録した医師が開放病床を利用できる．

医療連携の問題・課題 外来の地域医療連携（機能分化）を進める場合には，主に診療所・中小病院が外来診療を行い，大病院は高度・専門診療を必要とする患者だけを診療するのが基本的な方向であるが，現状では必ずしも実現していない．その主な理由は以下のとおりである．

① 多くの大病院が少なからず外来収入に頼っており，外来患者の減少による収入ダウンをおそれている．

② 入院患者の確保との関係がある．入院する患者の一定割合は外来の患者からであり，その外来患者が減少すると，入院患者が減少する可能性がある．日本病院会の行った調査によると，平均的な入院経路の約 2/3 が一般の外来患者の入院であり，救急者，紹介，時間外がそれぞれ 10% 程度である．

③ 患者の大病院志向である．大病院が患者を逆紹介しようとしても，"何かのときにすぐ入院できるから安心"，"手術等でお世話になった医師にずっと診てもらいたい" などの理由で，患者が診療所よりも大病院を望む場合は少なくない．

④ 地域に外来患者を任せられる医療機関がない場合である．例えば，特定の診療科（例えば，耳鼻咽喉科や眼科など）を開設している医療機関が地域にないと，その診療科の患者はすべて病院の外来に来てしまうことになる．

質保証上の意義 医療の継続性が必要である．地域の状況によって異なるが，専門分化が進み，1 医療機関で医療を継続して完結することは困難であり，機能分化が求められている．風邪など軽症の場合には，診療所・中小病院を受診しなさいというが，軽症か重症かは，診断・診療の結果分かることであり，患者は不安である．地域における連携と情報共有，患者への教育啓蒙，広報活動が必要である．

チーム医療
team care, team practice

定義 チーム医療とは,医師,薬剤師,看護師などの各医療職が専門性を最大限に発揮し,かつ,連携・協働して提供する医療をいう [→専門職と組織管理の図2/p.66].

医療法第1条の2に,"医療は,生命の尊重と個人の尊厳の保持を旨とし,医師,歯科医師,薬剤師,看護師その他の医療の担い手と医療を受ける者との信頼関係に基づき,及び医療を受ける者の心身の状況に応じて行われるとともに,その内容は,単に治療のみならず,疾病の予防のための措置及びリハビリテーションを含む良質かつ適切なものでなければならない"と規定されている.

関連用語の説明 チームとは,共通の目的を達成するために,複数の人々が協働する集団をいう.すなわち,チームとは組織を意味し,チームの構成員がそれぞれの役割を果たすことが求められている [→組織の質の図1/p.24].

病院とは,医療法第1条の5に,"傷病者が,科学的でかつ適正な診療を受けることができる便宜を与えることを主たる目的として組織され,かつ,運営されるものでなければならない"と規定されている.したがって,病院は組織的医療,すなわち,チーム医療を行わなければならないのである.

医療とは,狭義には診察と治療を意味し,広義には対象である患者の健康に関する世話のすべてであり,医療機関の業務のすべてを包括し管理・経営も意味するものである [→医療/p.52].

チーム医療の醸成に必要とされること チーム医療の対象である患者ケアに最大の効果を得るために,協働する各医療職種にはそれぞれの専門職としての知識と自信をもち,他の専門職に対する敬意をもつことが必要である.

他職種の有効な協力を得るためには,自律性と相手に分かるような自己主張(アサーション)が必要である.また,日頃から様々な場面を通してコミュニケーションを深め,相互理解することによって,協力体制を作りやすい職場風土を培うことがチーム医療の基本となる.さらに,関係するすべての職種の立場からデータを的確に分析し,意見を集約して,作り上げたパスな

どがチーム医療の有効な手段となる．

多職種が協働しやすい職場風土は，多職種合同の研修会や勉強会などの機会を増やすことによって醸成される．多職種のそれぞれが対立する構造ではなく，互いの発想や考え方を共有し問題解決に向けて努力するなかから，多くの理解が生まれ，望ましいチーム医療を達成できる基礎を作ることができる．

組織をあげて，組織の質，職員の質を向上させる活動を行うことが，チーム医療の推進にもつながる．

チーム医療と地域医療 高齢化と国民の医療に対する要望の多様化・高度化などによって，医療と介護を含めたヘルスケアの概念をもち，どのように地域社会との連携およびネットワークを構築するかが課題となっている．しかし，個々の施設がどのような分野で特化するかについては，地域の事情や患者の要望，施設の経営判断などに委ねられている．

また，医療制度改革における急性期医療と慢性期医療の区分の導入は，施設の機能分化を進めるものであり，介護保険の施設から在宅への国民の要望に沿った流れに応じることも必要である．そのため，一つの法人内でネットワークが完結することは困難であり，地域内での他の医療機関や介護施設，介護サービス事業所などと連携することが必要である．

急性期の病院においては，治療内容，退院の時期，本人・家族の希望および意思を尊重して退院先などについて相談し，退院後のサービス提供に関する情報を提供する専任担当者［MSW（Medical Social Worker），ケースマネジャー，退院調整看護師など］の配置が必要である．専任担当者は診療報酬を生み出さない部門ではあるが，地域医療との連携や在宅療養へと円滑に移行できることによって，患者の退院移行を円滑にし，結果として，医療機関の平均在院日数の短縮にも貢献するものである．

このような専任担当者の配置を含めた連携およびネットワークは，地域医療のなかでのチーム医療の実践にほかならない．

日常管理

daily management, day-to-day management

定義 日常管理とは，経営管理の最も基本的な活動であって，それぞれの部門において，当然日常的に実施されなければならない分掌業務について，その業務目的を効率的に達成するために必要なすべての活動である．管理の対象とする業務は，各部門が年度方針などに左右されないで行う固有の業務であり，その業務を効果的・効率的に行い，質を確保する活動である．日常管理の対象となっている業務（日常業務）か否かは，毎日行うといった頻度で決まるのではなく，業務方法が比較的明確に定まっている業務のことを指す．一般的には，業務分掌規定などで定められているものである．

日常管理のPDCA 日常管理では，計画(P)においては，部門の分掌業務を確認し，業務規定などに定める．また，各業務の目的の達成度合いを測る尺度としての管理項目と，その管理水準，チェックの頻度を定めておく．業務の具体的な手順は，業務フロー図，マニュアル，QC工程表などに記述する．実行(D)の段階では，これらの標準類に示された手順に従って業務を実施する．チェック(C)の段階では，実施結果の良し悪しを，計画で定めた管理項目で把握する．チェックの結果，管理水準を満たしていればそのまま実施を継続し，満たしていなければ処置をとる．処置(A)の段階では，まず応急処置をとり，その後原因追究のための解析を行って再発防止策を講じる．

意義 日常業務とは，製造業であれば製造部門は製品を作る，設計部門は設計する，事務部門は事務作業を行うことである．つまり，組織の基盤となる活動である．経営管理においては様々な管理活動が行われるが，そのなかで日常管理は最も充実すべきものである．日常管理がうまくいっていないということは，基盤となる業務において問題が起きているということであり，組織の一義的な目標を達成していないことになる．組織活動を行うためには，日常管理体制を整備することが最初にやるべきことである．

日常管理と標準化 日常業務は繰返し行われるものであり，標準化すべき業務である．日常管理は，標準に基づいて行った業務についてチェックを行い，問題があればその標準を改訂し，改訂後の標準を周知徹底するサイクル

を回すことを意味する．標準をベースにした管理であり，標準の完成度が高ければ，誰が実施しても質の高い業務を行えることになり，システムによる組織的な質保証が可能となる．

医療での適用　医療における日常業務は，診療，与薬，検査，受付，栄養指導などである．これに対し，QCサークル活動，パス大会，委員会活動などは日々必ず実施しなければならないというものではなく，日常管理の対象とはしないのが一般的である．これらは，日常業務をよりよいやり方に改善していくために行われる活動と見ることができる．

与薬業務を例にとれば，日常管理は次のように行われる．まず，PDCAのPにあたる，与薬業務をどのように行うかの仕組みを考える．ここでは，与薬業務の目的を明確にし，それを達成するための手順，実施のためのリソース，管理項目を定め，組織構造を整備する．与薬は，医師の処方に始まり，薬局による準備，病棟への配送，看護師による施行などの手順を経る．部門ごとの手順とともに，部門間でのやりとりについても決めておく必要がある．管理項目としては，誤薬の有無，薬局での監査の指摘数，予定配薬時間と実施時間のずれなどが考えられる．誤薬については，薬局での監査，病棟での処方箋と現物の突き合わせでチェックする．もし，薬剤の誤りが発見されれば応急処置として何をするかを決めておく必要がある．施行済みの場合には，患者に対する応急処置も行う必要がある．

以上の計画に基づいて，与薬業務を実施する．チェックを行い，何か問題があれば応急処置を行う．応急処置が済んだら，適切な時期に再発防止策について検討する．重大な事故が起きた場合には，すぐに再発防止策を検討するのがよいが，通常は1週間あるいは1か月に1度，検討会を開催し，起きた問題に対する原因分析を行い，与薬手順の改訂，与薬手順の教育の必要性などについて検討する．与薬手順を改訂したのであれば，それを全関係者に周知徹底し，改訂された手順で実施されているかの確認が必要である．

このように，すべての日常業務においてPDCAをどのように回すかを決めておかなければならない．異常の発生頻度の高い日常業務については，重要課題としてプロジェクトチームで業務の実施方法を検討することが必要な場合もある．

方針管理 *5, 6*
policy management, management by policy

定義　方針管理とは，経営方針に基づき，中長期経営計画や短期経営方針を定め，それらを効率的に達成するために，企業全体の協力のもとに体系的に行われるすべての活動をいう．日常管理と並んでTQMにおける重要な経営管理システムの一つである．方針とは，経営トップによって正式に表明された，組織の使命，理念およびビジョン，または中長期経営計画の達成に関する組織の全体的な意図および方向付けである．方針は，課題，目標，方策からなる．目標値だけでなく，それを達成するための方策も含めることが，方針管理における方針の特徴である．ISO 9001においては，方針管理の実施は要求していないが，製品の質にかかわる質方針と質目標を策定し，達成するための仕組みを求めている．

方針管理の実施方法　方針管理の手順を，管理のサイクルであるPDCAに沿って説明すると以下のようになる．PDCAのPの段階では，方針の"策定"と"展開"，実施計画の作成を行う．まず，経営トップ層が社是(経営理念)→経営方針(ビジョン)→中・長期経営計画→年度方針のように，今年度何を行うかについて展開を行う．その後，順次組織の階層構造に従って下位に展開していく．方針は，上位のものから下位のものへ一方的に示すのではなく，お互いの意見を交換しながら確定していく．これは，"すり合わせ"，"キャッチボール"などと呼ばれる．年度方針が確定したならば，具体的な行動に移せるように実施計画を立案する．

Dの段階では，実施計画に基づいて実施する．その際，実施状況について記録を作成しておく．方針管理では，実施結果だけでなく，その実施プロセスを重視するので，結果の要点とともに実施プロセスについても記録を残し，年度末の"反省"のための基礎資料とすることが大切である．

Cの段階でのチェックは，月次と年度末の2通りを行うのが一般的である．TQMの実施状況を経営トップ自らが現場調査する社長診断（トップ診断）の形で行う場合もある．予定どおりに進んでいない場合は，必要な処置をとる（Aの段階）．年度末のチェックと処置は特に大切で，目標値の達成

度合いだけでなく，計画，実施プロセスの妥当性，方針管理の進め方などについても反省することが大切である．なお，方針管理の手順，関連する帳票類については，JIS Q 9023（マネジメントシステムのパフォーマンス改善—方針によるマネジメントの指針）を参照するとよい．

意義 方針管理は，日常管理ではカバーしきれない重要な課題を解決するために行われ，組織を一段とレベルアップすることを目指すものである．組織が大きくなればなるほど，また歴史が長くなればなるほど現状打破は難しくなる．組織全体をよい方向に向けるには，組織的，計画的，継続的に改善を行うシステムが必要である．これが方針管理の第一の意義である．また，組織の経営目標を達成するためには，トップが示した経営目標を末端まで確実に伝えることが必要である．これは，組織で仕事を行うために必要なことであり，コミュニケーションのための何らかの仕組みが必要である．そのためのツールとして活用することが，第二の意義である．

さらに，方針管理では，目標だけを展開するのではなく，方策とともに示す．目標が未達の場合，結果だけでは何が悪かったかが不明確となり，何を改善すべきかが分からない．プロセスを重視することによって，管理者は管理能力を，実施部隊は現状把握能力，解析力を高めることが可能である．このように，人的能力を高めることが第三の意義である．

医療における意義 これまで医療分野では，他の産業に比して職種間や各診療科間の壁が厚かった．その打破には，全員参加の活動を誘起させるトップマネジメントによる方針が必要である．また，医療機関内のすべての部門，職種，診療科が一丸となれる質方針を立案することが重要である．

質目標を設定する単位は，診療科ごと，病棟ごとなど様々な場合がある．組織全体を通して，種々の目標が互いに整合性をもっていることが重要であり，部門・階層間の連携，特に医師と看護部門の連携方法を含めて設定するとよい．医療機関における方針の例としては，"地域に開かれた，地域に根ざした病院を目指す—地域住民のニーズに対応し,病気の治療だけではなく，地域住民の健康増進に役立ち，質の高い生活を楽しめる医療サービスを提供","安全で質の高い医療を提供する—インシデントの大幅な減少を目指す"などがあり得る．

経営要素管理
cross-functional management

6, 23

定義 ここでの経営要素とは,組織が経営によって達成すべき組織の目標の要素,すなわち質 (Q),原価 (C),量・納期 (D),安全 (S),モラール (M),環境 (E) などを指す.経営要素管理は,一般に機能別管理といわれることが多いが,機能という用語は,例えば,開発,生産,販売などをも意味することがあるため,経営要素という用語に置き換えたものである.経営要素管理とは,全社的な立場から,質,原価,量・納期などの各経営要素別に計画を立案し,実施部門の日常管理・方針管理を通して実施し,必要なアクションをとっていく活動である.

意義 組織経営において,質,原価,量・納期などを良好なものとする必要があるが,これらは各部門の総合的な成果として達成されるものである.質に関しては,検査部門だけが頑張ればよいのではなく,企画の質,設計の質,製造の質それぞれがよくなければ顧客の満足は得られない.原価,量・納期も同様である.これらの経営要素を,全社的な立場から管理を行うのが経営要素管理である.

経営要素管理は,質,原価,量・納期などを達成するために必要な業務が明確になっており,それが各部門に完璧に展開されており,かつ各部門でその業務が計画どおりに確実に行われているのなら不要である.しかし,現実にはこのような場合はほとんどない.質,原価などの経営要素を改善するとなれば,全社を見わたせる立場から各部門で改善すべき点をあげ,各部門の業務へと落とし込む管理が必要である.

実施方法 経営要素管理を実施するには,例えば,質であるならば品質保証部などのように,その経営要素ごとに主管部門を決め,開発部門,製造部門,営業部門などの業務実施部門ごとの各経営要素に関する全社目標を部門目標に展開し,各業務実施部門では,設定された部門別の目標達成のために管理を行う.

一般に経営要素管理は,品質保証委員会,原価管理委員会などの経営要素ごとに委員会や会議体を組織し,その経営指標の担当役員が委員長を務め,主

管部門が事務局を担当する形で進められることが多い．大切なのは，全組織的視点から課題を明確にできる会議体を設定することである．この会議体で経営要素ごとに実施計画を立案し，実施担当部門の日常管理を通して実施し，実施結果を全組織的な立場から評価して必要なアクションをとっていく．

経営要素管理において重要なのは，全組織的視点と部門間の壁の打破である．すなわち，部門を横断するプロセスの存在を認識すること，自部門が実施すべきことのなかには他部門とのかかわりで決まるものがあることを理解して，全体最適のためには自らの部門の役割を認識し，着実に実施していくことである．方針管理を実施している場合には，日常管理，経営要素管理，方針管理の管理項目と実施事項を整理して，適切な管理が行われるように配慮する必要がある．

医療での適用　医療においても経営要素の管理は重要であり，部門間にまたがる委員会が構成されているので，委員会活動において経営要素に関する課題を取りあげるべきである．

診療の質は，全職種がそれぞれやるべきことをやるとともに，部門間の連携をとることで達成できる．例えばクリニカルパスは，診療に関して各部門がすべきことをまとめた標準であり，クリニカルパスの質は診療の質に直結する．クリニカルパスの改善には，関係する全職種による検討が不可欠であり，経営要素管理の対象の一つである．クリニカルパスを扱うのはクリニカルパス委員会，標準化委員会などの委員会で扱われることが多いが，これらの委員会には関係する全職種が参画して議論されることが大切である．その他，患者満足度向上委員会，質向上委員会などは，質に対する経営要素管理のための委員会である．

量に関しては，例えば外来患者を 1 日に何人診療することが可能かを決めるには，医師の人数だけで決まるのではなく，検査，放射線，リハビリテーションなど，他部門の対応能力も関連する．各部門の状況を考慮しながら最適化を図る必要がある．

必ずしも経営要素ごとの委員会を設定する必要はないが，経営要素ごとにどのような課題があるかという視点をもち，課題の洗い出しを行うことが大切である．

工程管理
process control

5

定義 工程とは，一般には製品を生み出すための生産過程を指すことが多いが，サービスを提供するための一連の過程を示すこともある．後者も含めて考える場合には，プロセスという用語を用いることが多い．プロセスとは，ISO 9000 では"インプットをアウトプットに変換する，相互に関連する又は相互に作用する活動"と定義されている．工程管理またはプロセス管理とは，不具合のない製品・サービスを効率的に生み出すために，工程に対してPDCA を回すことである．すなわち，どのような工程にするかを計画し，計画どおりに運用し，製品・サービスが問題なく生み出されているかをチェックし，もし問題があれば工程に対して処置をとることである．

工程管理の基本 ある工程で製品 A を製造しており，その重要な質特性が寸法であるとする．製造された製品の中から適切な間隔でサンプリングし，その寸法を測定する．その寸法が要求される範囲内に入っていればそのまま製造を継続し，範囲外に出た場合には原因を追究して工程に対して処置をとる．これが工程管理の基本である．

この場合，工程がうまく動いているかどうかを寸法で判断しており，寸法が管理項目 [→ PDCA サイクル/p.76] である．工程のアウトプットである製品の特性を見ているので，これを結果系の管理項目と呼ぶ．もしも寸法のばらつきに影響を与えるのが，工程の条件である温度や機械の回転数であることが分かっている場合には，温度や機械の回転数を管理項目とすることが可能である．これを要因系の管理項目と呼ぶ．

要因系の管理項目を設定するには，要因と結果の関係が十分調べられていることが必要である．また，要因系の管理項目が分かっていなければ，結果に異常が生じ原因追究を行ってから処置をとることになるので，工程を正常な状態に戻すまでに時間を要する．工程の計画時に，できる限り要因系の管理項目を把握することが重要である．工程管理の計画を立てるには，QC 工程表を活用するのがよい [→ QC 工程表/p.175]．

サービスにおいても基本的考え方は同じである．提供するサービスに関し

て管理項目を定めておき,問題があると分かればサービスを提供する工程,すなわち手順,提供方法などに対して対策をとる.サービスにおいては,実施したらやり直しはきかないので,実施前の業務の適切性を確認することが重要である.

異常への対応 工程管理では,異常が起きた場合には,まず迅速,正確に異常現象を除去するための応急処置が重要である.そのために管理項目(処置限界)と処置内容を決めておく.さらに,応急処置だけでなく再発防止策を行うことも重要である.これを確実にするために,工程異常報告書を用いることが多い.工程異常報告書には,異常発生の状況,原因調査結果,応急処置,再発防止処置,再発防止処置の効果の確認結果,関連帳票類の改訂記録および担当者,確認者などを記載する.工程異常報告書の目的は,再発防止を確実に行うことと,今後の工程設計に必要な技術情報を記録することである.確実に再発防止策をとるために,報告書の登録,管理責任部署の設定,進捗管理を行うことが一般的である.

医療での適用 医療においても,診断,治療,看護,処置,与薬,検査など各プロセスの管理すべき特性および管理項目を明確にし,それぞれのプロセスを管理することが必要である.医療においてはやり直しがきかないという特質もあり,作業ミスや問題の未然防止の点で,質の高い計画およびプロセス管理が重要である.クリニカルパスで要素作業,手順,管理特性,検査項目,判断基準,必要医材・薬剤などを決めておくことは有用である[→クリニカルパス/p.226].また,プロセスの相互関係の明確化が必要であり,各プロセス間のインターフェースや各職種の役割分担と責任・権限の不明確さをプロセスフロー図などで検討するとよい.

医療もサービスの一種であり,業務の適切性の確認が工程管理において大切である.例えば看護の場合,作業の適切性の確認,すなわち正しい薬剤が,正しい時間に,正しい経路から,正しい速度で,正しい量が,正しい患者に投与されているかや,治療前後の患者状態の変化(血圧,脈拍,体温,気分など)を確認することが重要である.

インシデントレポートは一種の工程異常報告書であり,これを用いて確実な再発防止が図られるように,先に述べたような管理をすべきである.

生産管理
36
production management

定義 生産管理とは,"財・サービスの生産に関する管理活動であって,具体的には,所定のQ(品質),C(原価),D(数量・納期)で生産するため,またはQ・C・Dに関する最適化を図るため,人,モノ,金,情報を駆使して,需要予測,生産計画,生産実施,生産統制を行う手続き及びその活動"と定義されている(JIS Z 8141).つまり,所定の質と量の製品・サービスを,所定の期日までに実現するために,経営資源である人,モノ,金,情報などを経済的に運用させることである.

生産管理の活動 生産管理では,製品計画,全般的生産計画,生産プロセス計画,生産スケジューリング,生産実施,生産統制などの活動が行われる.製品計画では,マーケティングを通じて市場の購買要求に合う製品やサービスの企画,研究開発,設計を行う.全般的生産計画では,需要予測に基づいて製品や部品の生産計画が作成される.生産プロセス計画では,素材を製品へ変換する全体の生産工程を設計する工程設計と,各工程での具体的な作業を設計する作業設計が行われる.生産スケジューリングでは,日々の生産計画を立てる.生産ラインの各作業ステーションに割り付ける作業量を均等化し,作業者の手待ちをなくして加工対象物がよどみなく流れるようにすることをラインバランシングという.手待ちとは,資材が届かない,機械が動かないなどによって,作業者が仕事ができず待つことである.生産統制では,生産が計画どおりに行われているかをチェックし,計画からのずれを調整し,進捗管理を行う.この段階での管理を狭い意味での生産管理,工程管理と呼ぶこともある.

関連用語の説明 量・納期の管理においては,在庫管理が重要となる.在庫とは,将来の使用・需要に備えて意図的に保有する原材料,仕掛品,半製品,製品であるが,売れ残りなどの意図的でない結果として保有せざるを得ないものも在庫ということがある.在庫管理とは,必要な資材や製品を,必要な時に必要な量を必要な場所へ供給できるように,各種品目の在庫を好ましい水準に維持するための諸活動である.在庫に関しては,在庫数量,発注

方法などについて理論的に多くの研究がなされている．

納期に関連して，リードタイムという用語が用いられる．これは，発注してから納入されるまでの時間，素材が準備されてから完成品になるまでの時間を指す．

生産の 4M Man（人），Machine（機械・設備），Material（材料），Method（方法）の頭文字をとって，生産の 4M と呼ばれる．これは，生産管理が対象としているシステムの構成要素を列挙したものである．これに Measurement（測定）を加えて，5M とする場合もある．

生産管理システム 生産管理システムとは，"生産管理を系統的に行うために，生産にともなう現品，情報，原価の流れを統合的，かつ総合的に管理するシステム"である（JIS Z 8141）．代表的なものに JIT 生産管理システム，MRP システムがある．JIT 生産管理システムは，トヨタ自動車で開発されたもので，かんばんを使って後工程から前工程へ部品を取りに行き，かんばんで生産指示を与えるシステムである．このシステムには，自働化，エラープルーフ，あんどん，多能工化，生産平準化など種々の工夫が含まれている．MRP システム（Material Requirements Planning System）は，生産計画情報，部品構成表情報および在庫情報に基づいて，資材の必要量と時期を求めるシステムで，米国で開発されたものである．

医療での適用 これまでに述べてきた生産管理の説明は，主にハードウェア製品を対象にしたものである．医療の提供は，ハードウェアの生産とは異なる側面も多いが，サービス提供の全般的な計画を立案することは医療においても重要である．また，生産管理で用いられる要素技術を医療で活用することは可能である．

例えば，需要予測に基づいた生産計画は，患者数を予測しながらどのように診療体制を整えるかに通じるものである．生産スケジューリングの技法は，診療，検査，手術のスケジューリング，看護師の勤務配置などに応用できる．JIT 生産管理システムで用いられる様々な工夫は，医療現場での作業改善，例えば待ち時間の短縮，動作効率の改善などに有効である［→ IE 手法/p.314］．在庫管理の方法は，医療材料，医薬品などの消耗品の量・納期管理に有用である．

購買管理

purchasing management

37

定義 購買とは，製品・サービスを生み出すにあたって，素材，部品などを外部から購入することをいう．物品だけでなく，役務を外注することを購買に含めて考えることもある．物品であっても役務であっても，外部から調達するのであれば特有の管理が必要であり，本事典では両者ともに購買管理の対象とする．

購買管理とは，適切な購買方針と購買システムのもとで，生産・サービス提供の必要な時期までに，適正な質の資材を，必要な量だけ適正な価格で購入するために行われる活動の体系である．

関連用語の説明 購買，調達，購入は，若干の差異はあるがほぼ同義語である．委託とは，組織が実施する代わりを外部に頼みゆだねることである．アウトソーシングとは，"あるプロセスおよびその管理を外部委託すること"である．また，検収とは，"購入したものあるいは委託したことが，間違いないことを確認，点検して，正式に受け入れること"である．

購買管理の活動 購買管理で行うべき活動としては，内外製区分の決定（自社で作るか購入するかを決める），購買計画，購買先開拓と選定，取引契約，発注管理，価格管理，原価低減活動，納期管理，質管理，検収支払管理，リスク管理，購買業務規定の整備などである．これらの業務が効率的に行われなければ，購入価格の上昇，購買経費の増加，納期遅延の多発などの問題が起こり，製造原価の上昇を招くことになる．

SCM（サプライチェーンマネジメント）とは，主に製造業や流通業において，原材料や部品の調達から製造，流通，販売という生産から消費に至る商品供給の流れを"供給の鎖（サプライチェーン）"と捉え，それに参加する部門・企業の間で情報を相互に共有・管理することで，ビジネスプロセスの全体最適を目指す戦略的な経営手法，もしくはそのための情報システムをいう．購買管理は，SCMを円滑に行うための重要な要素活動である．

質保証上の意義 近年では技術の高度化，複雑化および国際化が進行し，組織が最終製品を提供するうえで，外部への依存はますます高まってきてお

り，最終製品の質保証を確実なものにするには，適切な購買管理なくしては不可能といえる．購買品や委託業務の質が，最終製品の質を決定する場合も少なくない．

購買管理上の注意　購買管理においては，次のことが重要である．
① 購買先を評価し，よい購買先を選定する．
② 購買品，役務等の仕様（例えば，役務の業務委託の場合には，サービス内容，業務内容，必要な質レベル，方法）を明確に示す．
③ 受入れ品をチェックし検収する．
④ 検収結果や使用後に発見した問題・改善点等を購買先にフィードバックして改善させる（育成・指導する）．

①に関しては，新規購買先，または既に購入している購買先を，経営状態，QMS を含むシステム，製品の質・価格・納期・生産能力，協力体制などについて評価する必要がある．また，単に注文─購買だけの購買先とする場合もあれば，将来にわたって重要な購買先であれば，④のように育成，指導を行う購買先もある．購買先とどの程度の親密性をもつかについて，購買方針として定めておく必要がある．同一の物品を購入する場合には，コスト低減，リスク回避の観点から購買先を1社に絞らず，複数から購入する多社購買を行うことが多い．

②に関しては，市販品であればカタログから選べばよい場合もあるが，購入組織の要求に合わせてカスタマイズ，特注する場合には，明確な仕様を出すことが特に重要となる．

③に関しては，同一の物品を多数購入するときには，抜取検査によって評価することもある．高価な設備などは，据え付け，試運転を行って，確実に動作することを確認するのが大切である．

医療での適用　医療分野においては，薬剤，医療材料などが多く使用され，医療事務，清掃などの委託業務も多いことから，医療の安全確保と質の向上・維持のため，購買物品および委託業務（アウトソース）の管理は非常に重要である．

購買物品には，医療機器，医療器材，医薬品，給食の材料・調理・食器，水・酸素などがある．また，業務委託では，受付業務，医療事務，派遣医

(非常勤・パートの医師),設備管理,物品管理,検体検査,滅菌・消毒,食事提供,患者の医療機関間の輸送,医療機器の保守点検,ガス供給設備の保守点検,寝具・衣類の洗濯,清掃,産業廃棄物の処理委託,売店,守衛・駐車場管理など多岐にわたる.法的に規制があるものはそれに従うことはもちろんのこと,前述した購買管理の活動を計画的に行う必要がある.

先の購買管理上の注意点は,医療においても重要である.①については,購入する物品や役務に関してノウハウをもっていないことが多いので,コストや過去の取引から選ぶことが多いのが実情である.しかし,これではよい購買先を選べず,コスト高にもつながるので,購買する物品,役務にも精通する努力をし,購買先を評価できるようになることが必要である.

②については,ある薬品のように,どの購買先であっても質が保証されている製品であれば,仕様はそれほど細かく記す必要はなく製品名だけでよい場合もある.しかし,情報システム構築の業務委託などのように,仕様の質によって納品物の質がばらつく可能性のあるものも多い.委託先のほうが様々な知識,情報をもっているが,①の場合と同様に物品,役務に関する知識を身につけて病院側から仕様を明示するように努力すべきである.

④の購買先の育成・指導に関してもほとんど行われていないが,よい物品,役務を長期的に購入するためには,よい購買先を育成・指導していくのが効率的である.①,②と同様に,購買先任せにならないように努めることが望ましい.

委託業務管理 医療での委託業務として,物品管理部門でのSPD (Supply Processing and Distribution) 方式,検体検査部門での外部委託,院内委託(ブランチラボ,FMS: Facility Management Service)などがある.また,治験部門でもSMO (Site Management Organization) として委託会社が院内に常駐して治験業務を実施している病院もある.各々そのアウトソースとしての位置付けと,管理,教育責任の問題を明確にする必要がある.

原価管理
cost management

定義 原価管理とは，原価を管理指標として目標利益の確保のために行われる活動の総称である．一般に，原価企画，原価低減・改善が行われる．従来は，製品・サービスを提供してみて実際の原価を算出し，それが目標値や標準値に比べて高い場合に処置をとることを原価管理と呼んでいたこともあるが，現在では，目標の原価をどのように設定しどのようにして作り込むかを計画する原価企画も含めて原価管理とするのが通常である．組織経営において様々な活動が行われるなかで，原価管理は，金額という汎用的な指標で仕事の質を管理する活動と見ることができる．

原価企画 原価企画とは，目標売上と目標利益から求めた原価を目標原価として設定し，見積もった原価との差異をいかにして埋めるかを，製品の企画，設計という源流の段階から計画して目標原価を達成するために行う活動である．ここでは，製品開発の早い段階で，いかに早く正確に原価を見積もるかということと，差異があった場合に有効な原価低減策をどれくらい適用できるかが要点である．合理的な原価目標を設定することが利益確保のために重要であり，そのためには精度のよい原価見積が行えることが必要である．

原価見積 原価見積は，これから開発する製品の原価を，使用する原材料，加工費用，必要な人員の工数などから予測をすることである．既存の材料や工法を採用するときには過去の実績から見積もることができるが，新規のモノを採用するときには，過去の実績を参考にしながら将来の原価を予測する技術が必要となる．そのために，重回帰分析などの統計的方法が用いられることがある．既存のモノでも新規のモノでも，過去の原価の実績値を記録しておくことが大切である．原価の見積を迅速かつ正確に行うために，部品，構造，加工方式，設備などとそれを用いたときの原価を一覧表にしたものをコストテーブルという．

見積原価と目標原価に差がある場合には，製品開発の早い段階から様々な原価低減の策を実施していく．原価低減のために用いられる技法の一つにVA(Value Analysis: 価値分析)/VE(Value Engineering: 価値工学) がある．

これは，L.D. Miles が米国 GE 社で開発したもので，製品やサービスの価値への，その原価の寄与の評価と改善のための技法である．これは，ほかに同じ働きをするもっと安いものはないかという観点から，工法を含めた設計仕様の改善案を模索するものである．

原価低減 原価低減は，原価をより一層下げようとする活動で，原価企画の段階で行われる場合もあれば，既に生産を開始した後に，利益向上を目指して行われる場合もある．原価低減においては，幅広い観点からどれだけ改善策をあげられるかがポイントとなる．製品の原価低減においては，材料，機構など製品そのものの設計を変える場合と，加工方法，加工時間，運搬方法，価格交渉など，設計を変えないで低減を図る場合がある．いずれの場合も，原価の低減だけを指標として活動しないことが大切である．特に，設計仕様は原価だけを考慮して決められているわけではないので，設計変更によってその他の副作用が出ないかどうかについて十分な確認が必要である．

医療での適用 診療報酬は公定価格であり［→医療保険制度/p.135］，薬剤等を経営努力によって安価で購入しても，差益は不公正であると非難され，次の薬価改訂では薬価が引き下げられ，医療用ガス等は購入価で請求しなければならないなど，一般企業では当然とされる経営努力が認められない状況にある．

しかし，医療においても適正な利益，すなわち将来のよりよい医療を提供するための資金源として利益を得ることが必要であり，原価管理は必須の活動である．また，これまでの出来高払い方式では収益管理が重視されていたが，近年，包括支払制度として DPC が一部に導入されており［→ケースミックス/p.231, 医療保険制度/p.135］，より一層原価管理の充実が必要になっている．多くの診療行為は，保険点数などで単価は決まっているが，業務の効率改善や購買管理の実施によって，原価低減が図れる項目も多数あり，他産業での原価低減策が参考になる［→購買管理/p.166］．

医療における原価管理においても，これまで述べた説明はそのまま適用できる．特に注意すべき点は，原価低減にあたって質の低下があってはならないことである．Q（質）・C（原価）・D（量・納期）は総合的に管理するものであって，個別の活動とならないように注意する必要がある．

日程管理
schedule control, progress control

36, 39

定義 日程管理は，進捗管理，進度管理などと呼ばれることもあり，JISでは，進捗管理として"仕事の進行状況を把握し，日々の仕事の進み具合を調整する活動"と定義している（JIS Z 8141）．日程管理は，日程計画と現在の仕事の進行状況を適宜つき合わせ，遅れが生じている場合にはその原因を調査して適切な対策を講じるなどして，できるだけ計画に沿って諸作業が遂行されるように管理を行うものである．

ガントチャート 日程管理を行うには，ガントチャートと呼ばれるグラフを作成するのが一般的である．ガントチャートは，縦軸に実施項目，横軸に月日（時間）をとり，計画と実績をそれぞれ細線，太線などで記入し対比チェックを行うものである（図）．

PERT 日程計画の作成には，PERT（Program Evaluation and Review Technique）を用いることが多い．PERT は，1950 年代後半に米国でミサイル開発のための複雑で膨大な量の日程管理を行うために開発された手法である．一方，PERT のもつ日程管理機能のほかに，プロジェクトのなかで，その遅れが全体の所要日数の遅れに直接影響する作業工程（クリティカルパス）を抽出し管理するための方法である CPM（Critical Path Method）が開発され，PERT/CPM として使われていることが多い．

クリニカルパス クリニカルパスは，この考え方を医療の治療計画に応用したものである．バリアンス分析などを行って，計画どおり進捗しない原因を追究し，手順の見直しなどを行って，よい手順に標準化する活動である．クリニカルパスが利用され始めたころは，日程管理を目的とすることも多かったが，現在では質保証のための有用なツールとして活用されるようになってきた [→クリニカルパス/p.226]．

マイルストン 多くの作業が長期間にわたって並行に行われる場合，各作業の中間マイルストンを設定し，全体の進行のバランスを見やすくすることが大切である．マイルストンとは，旅程のどれだけを消化したかを示す道標であり，作業が部門ごとに分かれて行われ，最終段階ではじめてその作業結

果を合わせる場合には,全体の進行状況を知るための目印となるものである.日程計画の作成段階で,各作業の要所にマイルストンを設定しておくとよい.

遅れの挽回方法 日程の遅れを挽回する方法は,遅れの原因によって適切なものを選択する必要がある.作業分担を決めたものの,どのような作業方法を用いたらよいか分からない,あるいは作業者の能力不足で遅れが生じている場合には,資金を追加するとともにベテランの有能な担当者を応援に出す必要がある.やるべき内容の定まっている作業の遅れでは,直列に計画されている作業を並列に組み替える.そのためには新たな人員,資金の投入が必要である.新商品開発などの場合には,新規に設計する要素を減らして,旧来のものをそのまま活用することがある.旧来のものを用いれば,新規設計の時間が不要になるとともに,新しい部分の質評価にかける時間も省略できる.新商品開発以外でも,標準的なものを使う,旧来から知られているものを使うという方法は,期間短縮に効果がある.場合によっては,目的・目標そのものを変更することもある.これは,周囲の環境条件が変化した場合や,目標達成の見通しが立たない場合にやむを得ずとる処置である.その他には,残業や作業時間を延長する,日程を変更し予定を遅らせるという方法もあるが,できれば避けることが望ましい.

医療での適用 医療分野に,日程管理(特に PERT/CPM)の手法が導入されるようになったのは,DRG 制度 [→ケースミックス/p.231] の導入によるところが大きい.チーム医療による日程管理を効率よく実現するためには,関係者間の調整が重要である.プロジェクト活動においても日程管理は重要であり,先に述べた方法を活用するとよい.

図 ガントチャート

プロジェクトマネジメント

project management

40

プロジェクト プロジェクトとは，プロジェクトマネジメントの国際規格である ISO 10006 では，"一連の調整され管理された，開始日と終了日のある活動からなり，時間，コスト及び経営資源の制約を含む特定の要求事項に適合する目標を達成するために実施される特有のプロセス"と定義されている．要は，ある特定の目的を達成するために，限られた期間や資源のもとで行われる特別な活動である．その活動の計画を指す場合もある．

プロジェクトチーム プロジェクトチームとは，ある特定のプロジェクトに対して，適任と考えられるメンバーを集めて作ったチームのことである．通常は，既存の組織の枠組みを越えて招集されることが多い．プロジェクトチームは，常駐のチームではなく，プロジェクト目標の達成のために一時的に構成されるものである．通常，チームを統括するためのプロジェクトリーダーまたはプロジェクトマネジャーが任命される．

定義 プロジェクトマネジメントとは，プロジェクトの目的を達成するために行う様々な管理のことである．一般に，人員の手配，チーム編成，必要な物品の調達や契約，進捗管理，異常時対応などが含まれる．プロジェクトマネジメントは，ISO 10006 のような国際規格が作成されているように，プロジェクト目標の達成のための固有なマネジメント方式が実施され，研究されている．日本では，プロジェクトマネジメント学会も設立されている．このような分野が発展してきたのは，一般にプロジェクトは過去に経験のない高い目標を設定し，異なる分野のチームメンバーによって実行されているという難しい問題であるということが背景にある．

プロジェクトマネジメントの方法 プロジェクトマネジメント手法で，体系的にまとめられたものとして PMBOK (Project Management Body of Knowledge) がある．これは，米国非営利団体である PMI (Project Management Institute) が策定したもので，プロジェクトマネジメントの遂行に必要な基本的知識を，汎用的な形で体系的に整理したものである．PMBOK では，プロジェクト遂行において，スコープ（目的と範囲），時間，

コスト，質，人的資源，コミュニケーション，リスク，調達，統合管理の観点でマネジメントを行う必要があるとしている．

プロジェクトマネジメントで最低限実施すべきこと　大規模プロジェクトでは，PMBOKのような体系化された手法の適用が望ましいが，それほど大規模なものでなければ，厳密な適用は実際的ではない．最低限マネジメントすべき項目は，プロジェクトの目的と成果物，実施事項，スケジュール，人的資源と予算，リスク，変更である．特に，何を成果物とするのか，何を実施すればよいのかは，計画段階で十分検討する必要がある．

実施の段階に入れば，進捗管理と変更管理が重要であり，進捗管理にはアローダイアグラムのような日程管理の技法を用いることが有用である．プロジェクトマネジメントの一般的進め方のガイドとしては，前述のISO 10006がある．

医療での適用　医療機関においても，プロジェクトチームを構成して実施すべき課題は少なくない．例えば，オーダーリング，電子カルテやDPC［→医療保険制度/p.135］の導入，新病棟の建設，新診療科の設立などがあり得る．このような課題に対しては，委員会活動で対応している場合が多く，プロジェクト活動の一形態と見ることもできる．

一般的にプロジェクトでは，チームメンバーは専任でプロジェクト課題を遂行し，プロジェクトリーダーには大幅な責任と権限が与えられることが多いが，医療機関でこの形態でのプロジェクトの実施は難しい．委員会を兼任のメンバーで構成するにしても，定常あるいは日常的に発生する問題を解決する場合と，プロジェクトで解決する場合は明確に区別しておいたほうがよい．プロジェクトは，非常に特化された困難な目的を達成するために行うのであり，これを組織することは取りあげられた課題が組織にとって重要であるという宣言でもあり，組織的に重点指向するための有用な手段である．

QCチームとの関係　QCチームは，既存の部門別組織では取り組めないような重要な質問題について，専門家が集まり問題解決を図るものである．部門横断的にある特定の目的に対して組織化され，解決後は解散されるので，プロジェクトチームに近い．

QC 工程表
QC process chart

41

定義 QC工程表とは, 一つの製品の原材料, 部品の供給から完成品として出荷されるまでの工程の各段階での, 管理項目や管理方法を工程の流れに沿って記載した表である. プロセスを管理するにあたって, 誰が, いつ, どこで, 何を, どのように管理したらよいのかを具体的に決めたものである. 一般に, 工程名, 機械・設備名, 管理項目, 管理水準, 作業標準, 管理手段, 異常処置方法, 担当者, 関連資料などを含める. QC工程表は, 各社で様式や内容が種々工夫されており, QC工程図, 管理工程図, 工程保証項目一覧表, プロセスチャート, プロセス図など様々な名称が用いられている.

意義 QC工程表の一つのねらいは, 誰がどのような手段で何を基準に管理をするのかという工程管理方法を可視化することによって, 工程管理計画が妥当であるかをチェック可能にすることである. 単位工程ごとに工程管理方法を検討し, 順次QC工程表に書き入れることによって, 工程全体としての管理計画の完成度を把握できる. 工程設計にかかわる人は多数になることが普通であるから, 工程管理方法の検討も分担作業となる. その結果を一覧表に表せば, 分担者への情報伝達を可能にするとともに, 管理の漏れ, 重複などを検討できる. 工程設計のデザインレビュー (DR) を行うための検討対象帳票として活用することができる.

QC工程表のもう一つの役割は, 工程管理のための標準である. 作業のための作業標準と同様に, 工程管理をどのように行うかを示した標準として活用される. したがって, いわゆる標準がもつ効用が期待できる. それは, 管理方法を規定することによって管理ミスを防ぐことと, 現状の管理方法を明らかにすることによって, そこで不具合が起きている場合に改善を容易にすることである.

以上のようにQC工程表を活用すると, 工程管理の全体像を把握する, 管理の漏れ・重複を減らす, 管理の責任と権限が明らかになり権限委譲を行える, 異常を早期発見できる, 管理方法の不備を改善できるなどの成果が期待できる.

製品は，最終製品に至るまでの長い一連の工程において工程の順に質を作り込み，確認していくことの連鎖で最終的に質が確保される．そのためには，いつ何をしなければならないかを決めて関連する人に見せ，着実に実行してもらうことが必要である．それを具現化するための方法が，QC工程表である．

医療での活用　QC工程表の形式は定められたものはなく，工業においても業種ごとにカスタマイズされて，それぞれの製品，工程ごとに使いやすくなるように工夫されてきた．医療においても業務プロセスが存在するので，うまくカスタマイズすることでその管理方法の検討資料や標準として活用することができる．

また，QC工程表は管理ツールとしてだけでなく，作成することによって業務の可視化ができ，それをもとに業務分析が可能となる．医療は人の作業が中心で業務が見えにくい特性があるが，可視化することで業務の改善につながる．

クリニカルパスとの関係　クリニカルパスは，QC工程表とよく似た機能をもっている．治療の過程を工程とみなせば，その工程を管理するための標準である．バリアンスや患者の状態を表す検査結果，観察結果などは管理項目，管理水準に相当する．異常処置まで記載されているものは少ないが，それを含めれば治療工程のためのQC工程表にほかならない．現状では，単に標準作業を示した作業標準，あるいは日程管理のためのツールとして使われている場合が多いが，治療工程の各段階で何を保証するのかを明確にして，QC工程表の機能をもったツールとしていくことが望ましい．

例えば，術後急性期管理プロセスには，体液・循環管理プロセス，呼吸管理プロセス，術後疼痛管理プロセスなどの複数のプロセスがあり，そのなかの体液・循環管理プロセスには，輸液の指示，輸液の実施と管理，バイタルサインとCVPの監視，尿量測定と尿観察，血液検査の実施などのプロセス要素がある．このようなプロセスにおいて，術後体液のバランスを適切に維持することを目標として，このプロセスを管理するにはどうしたらよいかを具体的に決め，次ページの図のようにまとめたものが医療におけるQC工程表の一例である．

表 医療におけるQC工程表の例

管理プロセスの名称	プロセスの要素	目標	指示書・標準類	管理項目	管理水準*	チェック方法	担当者	頻度	記録	異常時の措置
輸液の指示	水分、電解質、熱量の必要量を確保	1. 適正尿量の確保、2. 循環動態の安定、3. 口渇・舌苔がない、4. 電解質が適度維持、5. 血清値の安定と尿ケトン(−)、6. 貧血、血液濃縮がない。	腸切除後管理マニュアル、IVHプロトコル、クリニカルパス	バイタルサイン、症状、尿量、Ht値、血糖値、血清Na/K値、尿中K体(−)、血清Alb値	Ht値=30%〜40%、血清Na、Kは正常値内、平均時間尿量>30 ml、血糖値100〜200範囲内、尿ケト体(−)、血清Alb値>3 g/dl	診察、術後看護記録、血液検査、尿量測定	担当医	診察は2回以上/日、尿量チェックは毎朝、血液検査は随時	診療録、術後看護記録	異常を認めた場合は主治医に報告
輸液の実施と管理	水分、電解質、熱量の必要量を確保	指示書内容の遵守、患者状態の変化の把握	指示箋、クリニカルパス、IVHプロトコル、腸切除後の管理マニュアル	輸液組成、投与バランス、投与速度、バイタルサイン、症状	指示書どおり	指示書対照、観察、聴取、開始・終了時刻、輸液ポンプ表示	当番看護師	輸液交換時と巡回時	術後経過表、看護記録	看護リーダーと担当医に連絡
バイタルサインとCVPの監視	循環動態の観察と輸液指示調整への反映	正確な測定、輸液過不足の検出	術後看護マニュアル	血圧、脈拍、モニター記録	正常波形、SBP 100〜140、PR<100、不整脈がないこと	測定、モニター観察	当番看護師	看護マニュアルによる	術後経過表、看護記録	看護リーダーと担当医に連絡
体液・循環管理			術後看護マニュアル、CVP測定手順書	CVP、CVPゼロ点位置	CVP 5〜15 mmH₂O、CVPゼロ点がズレない	測定、マーキング、水準器	当番看護師	術後2日間は毎8時間	術後経過表、看護記録	異常があれば正名化するまで毎時間測定、異常波形や不整脈時はECGを記録して担当医に連絡
尿量測定と尿観察	適正尿量確保の確認と尿状態異常有無の確認、尿路遵守	尿量の正確な計測、異常の有無の確認	術後看護マニュアル	留置時は3時間尿量、抜去後はその後シフトごとの尿量と1日尿量、尿の性状、審尿履行	時間尿量>30 ml、3時間尿量>90 ml、1日尿量800 ml、カテ抜去後尿閉・出血・混濁等尿異常がないこと、蛋白・血液検査正常	計測、観察、尿糖、尿潜血検査	当番看護師	巡回時、勤務交代時	術後経過表、看護記録	看護リーダーと担当医に連絡(事前指示があればそれに従う)
血糖管理	経静脈栄養下で血糖値を安定させる	指示書記載どおりの血糖・低血糖症状の防止	指示箋、血糖管理指示(スライディングスケール等)、術後看護マニュアル	血糖値、尿糖、症状、IVH投与速度	血糖値100〜200範囲内、尿ケトン(−)、低血糖症状がないこと	血糖検査、尿書を利用、観察・聴取、輸液ポンプ表示	当番看護師	術後経過表、看護記録	看護リーダーと担当医に連絡
血液検査の実施	電解質・血糖値・貧血その他の体液管理状態の確認、輸液指示調整への反映	指示検査を確実に実施	指示箋、クリニカルパス、採血検査実施手順書	輸液容器のバランス、採血量、ラベル	患者・容器・検査項目の取り違えがないこと、指定量採血	患者確認(患者確認手順書)、指示伝票	当番看護師	採血前と採血後	術後経過表、看護記録	看護リーダーに連絡

注* 管理水準は、患者の特性、患者の状態によっては一定ではないため一概に定めることは困難であるが、一般的に該当する目安を数値例で示し、その後は患者の状態に応じて、その都度管理水準を決めていくことになる。

[出典 上原鳴夫ほか(2003):医療の質マネジメントシステム、日本規格協会]

労働安全衛生
occupational health and safety

定義　労働安全衛生とは，職場における従業員の安全性を確保し，健康の維持・増進を図り，疾病の予防・治癒に努めることである．また，労働災害とは，就業にかかわる建設物・設備・原材料などによって，または作業行動・通勤途上などにおいて，労働者が負傷・病気・死亡する事故のことである．労働安全衛生に関する活動は，労働災害を防止し，さらにより快適な職場環境を作ることを目的としている．

歴史的経緯　労働安全衛生に関する法律は，1940年代から制定され始めた．1948年にWHO（World Health Organization: 世界保健機関）が発足と同時に，WHO憲章を発表した．そのなかの"健康"の定義をもとに，1950年，ILO（International Labour Organization: 国際労働機関）とWHOの合同委員会が，労働衛生の目標を定めている．ILOは，社会福祉の向上と雇用・労働条件の改善を目的とした国連の専門機関で，労働立法や適正な労働時間，賃金，労働者の保健，衛生に関する勧告や指導が活動の中心である．

日本での法整備　日本では，1947年に労働基準法が制定され，衛生管理者制度が創設された．1950年には全国労働衛生週間が制定され，1972年に労働者の安全と健康の確保，快適な作業環境の形成を図る目的で労働基準法から分離して労働安全衛生法が施行された．このように日本で労働安全衛生に関する法整備が進んだのは，1955年以降の高度成長期において，あらゆる産業で機械設備の大型化，高圧化，高速化が進展し，新しい化学物質なども開発され，災害発生件数の増加，災害の大型化が起きたからである．その頃実施された組織的方策は，労働災害防止運動という安全運動，従業員への安全教育が中心であった．

OHSMSの経緯　その後，1999年に旧労働省から"労働安全衛生マネジメントシステムに関する指針"が出された．労働安全衛生マネジメントは，"事業者が労働者の協力の下，安全衛生活動を促進することによって，労働災害の潜在的危険性を低減し，労働者の健康増進と快適な職場環境の形成促

進,事業場における安全性の向上"を目的としている.このようなOHSMS (Occupational Health & Safety Management System: 労働安全衛生マネジメントシステム)の必要性が論じられるようになったのは,単なる安全運動論には限界があり,さらに労働災害を減少させるには,安全確保のために必要な技術の利用を適切に行うための手段を整備することの必要性が高まったからである.

また,高年齢労働者の増加などにともない,労働者の健康増進および快適な職場環境の形成促進への要求が高まったこと,一時契約社員が増加し安全教育が実施しにくい状況になったことなどが背景にある.

OHSAS 国際的には,英国規格協会(BSI)を中心とする国際コンソーシアムが,1999年にOHSAS (Occupational Health & Safety Assessment Series) 18001という規格を制定した.OHSAS 18001はOHSMSを認証するための規格であり,OHSMS構築のための要求事項が定められている.また,OHSAS 18001実施のための指針として,OHSAS 18002がある.日本では,オランダ認定協会(RvA)からOHSMSの認定を受けた二つの審査登録機関が審査を行っている(2004年10月現在).また,中央労働災害防止協会は独自の適格認定を行っている.

医療における労働安全衛生の問題 現在の医療の現場は,過酷な労働環境になっている.安全の問題では,針刺し事故や院内感染の危険が常につきまとう.もともと医療は,24時間,年中無休でサービスを提供し続ける必要があり,勤務体制を考慮したとしても労働条件は過酷となる傾向にある.患者数が増加し医療費は削減される状況にあり,人件費は抑制せざるを得ないので労働時間は長時間となる.また,今日の診療報酬制度は,医療費削減をねらいとしてベッド回転をあげることで収益性があがるような生産性重視の制度である.収益をあげようとすれば医療者は疲労し,事故が発生しやすい状況になっている.

このように,医療現場においても,労働安全衛生に対する組織的な取組みが重要な課題となっている.過酷な労働環境を改めるための策を講じるとともに,医療におけるOHSMSの研究が必要である.また,職員の労働安全衛生教育を行い,意識を高めることも重要である.

PL
PL, product liability

定義 PLとは,設計,製造または表示に欠陥がある製品を使用した者,もしくは第三者がその欠陥のために受けた損害に対して,製造業者や販売業者が負うべき賠償責任である.Product Liability の略称で,製造物責任または製造責任と訳されている.

関連用語の説明 製造業者や販売業者が行う製品責任の発生の予防活動をPLP (Product Liability Prevention: 製品責任予防) といい,さらに本質的な安全技術を扱うPS (Product Safety: 製品安全) の研究が進められている.

PL法(製造物責任法)第3条では,"製造業者等が負う製造物責任の責任根拠規定であり,故意又は過失を責任要件とする不法行為(民法709条)の特則として,欠陥を責任要件とする損害賠償責任を規定したもの"と規定されている.欠陥とは,当該製造物の特性,通常予見される使用形態,製造業者等が当該製造物を引き渡した時期,その他当該製造物にかかわる事情を考慮したとき,当該製造物が通常有すべき安全性を含む要求事項を満たしていないことをいう.

意義 PL法では,想定する製造物は,大量生産される動産(いわゆる工業製品)であり,不動産やサービスは対象外である.したがって,医療行為は対象外である.

我が国では,平成7(1995)年7月にPL法が施行された.その意義は,過失責任主義から無過失責任主義への転換にある.従来の民法では,被害者に企業側に故意または過失があったことの立証責任があったが,PL法では,消費者保護の観点から,被害者が企業の過失を証明できなくても,商品の欠陥が原因で被害を受けたことを証明しさえすれば企業側が責任を負わなければならなくなった.すなわち,企業に無過失であることを立証する責任が生じた.

欠陥によって,人の生命,身体または財産にかかわる被害が生じた場合には,当該製造物の製造業者などに,損害賠償責任が生じる(PL法第1条,

第2条).ただし,その損害が当該製造物についてだけ生じた場合は対象外となる.

免責事由としては,以下がある.

① 引き渡し時における科学または技術に関する知見によっては,欠陥があることを認識することができなかった場合(開発危険の抗弁).
② 他の製造物の部品または原材料に使用された場合で,その欠陥がもっぱら他の製造物の製造事業者が行った設計に関する指示に従ったことによって生じ,かつ,その欠陥が生じたことにつき過失がない場合.

欠陥には,①設計上,②製造上,③指示・警告上の3種類があり,欠陥の除去および安全性の確保にリスクマネジメントが有効な手段となる.

この法律は,製品製造者(メーカー)等に対して,"通常の使用形態を想定したうえでの製品安全化義務"を課しているといえる.

一般に製品の使用形態は,次の3種類に分けることができる.

① 正しい使用形態:製品本来の,メーカーが定めた使用方法.取扱説明書に書かれている使用.
② あり得る使用形態:その製品の本来の使用ではないが,当該製品の性格上,一般的,日常的に誰でも行う可能性がある,異常とはいえない使用.
③ 異常な使用形態:反社会的,公序良俗に反するなど,非常識な使用.

PL法では,あり得る使用における製品安全も要請している(ただし,事故責任割合は,"正しい使用"下での事故であれば100%がメーカー責任であるが,"あり得る使用"下では,使用者とメーカーとの過失相殺がなされる.

医療での適用 サービスにはPL法は適用されないが,同様の考え方が医療に適用されている.すなわち,過失責任から無過失責任への転換である.患者側に医療機関側で故意または過失があったことを証明する責任があったが,判例では,被害者保護の観点から,患者側が医療提供側の過失を証明できなくても,医療によって被害を受けたことを証明しさえすれば医療側が無過失を立証できなければその責任を負わなければならなくなった.

医療機関は,薬剤,診療材料,医療機器などを使用しており,これらの製造者には,PL法が適用される.

製品実現 *5,44*
product realization

定義 製品実現とは，顧客要求の把握→企画→設計・開発→生産準備→生産→検査→アフターサービス，といういわゆるモノづくりに関する一連の活動のことをいう．ISO 9001 では，このプロセスを示す用語として product realization が用いられた．製品実現は，それを翻訳したものである．

バリューチェーン 同様の活動を表すために，バリューチェーン（価値連鎖）という用語が用いられることがある．バリューチェーンとは，製品やサービスを顧客に提供する活動を，調達，開発，製造，販売，サービスといったそれぞれの業務が，一連の流れのなかで順次，価値とコストを付加，蓄積していくものと捉え，この連鎖的活動によって顧客に向けた最終的な価値が生み出されるという考え方である．もともとは，M.E. Porter が，企業の競争優位の源泉を明らかにするために，企業の内部環境を分析するフレームワークとして提唱したものである．このフレームワークでは，インフラや支援活動なども含まれているが，単に企業内活動の流れを示す場合にバリューチェーンという用語を用いることがある．

活動内容 製品実現の最初の段階は顧客要求を把握することであり，市場調査や既存製品の調査，顧客から直接要望を聞くなどを行う．この結果をもとに商品企画を行う．ここでは，商品の概要，販売数量や価格の目標，販売経路，販売日程などを立案する．商品の概要だけでは実際に生産することはできないので，次に要求事項を物理的，工学的特性に変換する．この活動が設計であり，商品の具体的な材質，形状を定めたものを仕様と呼ぶ．商品を試作して評価する活動も，一般に設計に含める．

次の生産準備には，一般に工程設計と資材調達が含まれる．工程設計とは，どのような作り方をするか，設備，治工具，工程の順序などを決めることである．この段階では，量産が可能かどうかを確認する生産試作も行われる．資材調達では，購入物品の決定，供給者の選定，納入数量・時期・方法などが決定される．その後は，生産，検査を経て顧客に商品が渡される．商品引き渡し後に行われるサービスがアフターサービスで，使用方法の説明，保全，

故障・不具合に対する対応などがある．

製品実現の計画　製品実現の計画とは，これから生産しようとしている個別の製品，例えば自動車ならスカイライン，携帯電話ならN505iSなどの具体的な品種について，製品実現のプロセスをどのような方法で実施するかを決めることである．例えば，設計・開発のプロセスは，"従来品の設計・開発を行ってきた標準的なプロセスを適用する"，または"今回の製品は新機構を採用した部分があるので，標準的なものに加えて試作および検査を一工程増やす"などのように，製品実現にあたってどのような方法を用いるかを具体的に定めることである．医療であれば，"既存のパスを適用する"，"パスではなく個別の診療計画を立てる"などを決めることにあたる．

医療での適用　医療における製品実現は医療を提供することであり，前述の一般の商品と同様の活動が存在する．患者に対して診察する，患者の話を聞く，患者の状態を観察することは，顧客要求の把握のために行われる．この場合，患者が表明するものだけでなく，患者が表明しない，またはできない要求を斟酌することも含まれる．医師が行う検査の計画，入院・治療の計画は，設計・開発にあたる．そして，患者の状態に応じて様々なサービスを提供することが生産に相当する．このように一般の商品の製品実現と似た側面もある．しかし，製造業においては，製品実現のプロセスは先の順番どおりに進むことが多いが，医療においては患者の状態によって，戻りや繰り返しが起きることが多いという特徴がある．

医療における質の向上という観点からは，製品実現のなかでも顧客要求の把握と設計・開発に相当する計画行為のマネジメントをこれまで以上に意識して改善する必要がある．医療では，患者の要求事項は製品実現の過程を通じて徐々に明らかになっていくもので，医療側と患者との対話を通じて決まるという特徴をもつ．診断が確定してからのインフォームドコンセントも大切だが，診断，治療の過程を通じて患者要求事項をどのように把握するか，その方法を定めることが必要である．また，設計・開発は，患者一人ひとりに対してどのような診療を行うかを計画することに相当する．医療はやり直しがきかないという特性をもつので，計画の質を上げることが重要である．パスの改善，症例検討会などは，計画の質を見直す重要な機会である．

設計・開発
design and development

定義 "設計・開発"とは"要求事項を，製品，プロセス又はシステムの，規定された特性又は仕様書に変換する一連のプロセス"である（ISO 9000）．顧客要求事項および規制要求事項を確実に満たす製品の製造，またはサービスの提供を可能にする具体化といえる．例えば，"軽い携帯電話が欲しい"という要求があるときに，これだけでは具体的に製品を作ることはできない．軽いというのは何グラムなのか，それを達成するために材料は何を使い，形状や寸法をいくらにするといったことを決めることが必要である．このように，要求事項を具体的に物理的，工学的特性に変換して仕様を決めることが設計・開発である．

なお，"設計・開発"は一連の流れを指す一つの用語であって，"設計"と"開発"ではない．開発という用語は，組織によっても使われ方がまちまちである．具体的な製品を特定しないで，将来の製品に活かすような，技術，材料，工法を生み出すことを"開発"と呼ぶ場合があり，この場合は研究開発という用語を用いることが多い．一方，市場に出すことを決めている製品を，試作などによって具体的な形にしていくことを開発と呼ぶ場合もある．ISO 9000では後者を意味しており，どこまでが設計で，どこからが開発かを区別することが難しいので"設計・開発"という用語を採用している．

設計・開発の活動 一般に設計・開発では，製品の仕様概要を決める基本設計，細部にわたる仕様を決定する詳細設計，試作品を作って設計の妥当性を評価するための設計試作，購入する部品や資材を決定する調達計画，素材を製品へ変換する生産工程と作業を計画する工程設計，量産の可能性を確認する生産試作などが行われる．これらの活動は，製品が変わっても共通に適用できる手順が多いので，製品・開発のステップとして組織ごとに標準化されているのが一般的である．

設計・開発の確認 製品の仕様を決めることは製品の質を決定することになるので，設計・開発が適切に行われているかを確認する行為は，様々な形で行われる．製品が顧客要求を満たしているかを確認する妥当性確認，顧客

要求に基づいて設計したものが設計どおりにできているかを確認する検証，具体的なものが顧客要求を満たしているかを確認する設計試作などが一般的である．妥当性確認，検証の一手段として設計の確認を行うことをデザインレビュー (DR: 設計審査) という．DR は，設計中に設計のアウトプットが適切なものになるかどうかを確認することである．

医療での適用 医療においては，設計・開発という用語が用いられることはまずない．しかし，設計・開発を顧客の要求を具体的に実現するために，何をどのようにすべきか計画する行為と考えれば，医療においてもそのような計画行為は存在する．例えば，診療計画はそれにあたる．このような計画行為があり，質の向上を行うためには，計画行為の質を上げていくことが重要であるという認識をもつ必要がある．

医療での計画行為 医療での設計・開発にあたる行為が何であるかを厳密に考える必要はないが，質向上のためにどのような計画行為があるかは把握する必要がある．新たなクリニカルパスを作る，新たな診断方法，治療方法を開発することは新規設計にあたる重要な計画行為である．

一人ひとりの患者に対して治療を計画することも，顧客の要求をどう具現化するかを決める重要な計画行為と捉えるのがよい．患者によっては既存のパスや標準診療指針をそのまま適用することになるかもしれないが，"そのまま適用する"と計画したことが，妥当かどうかの確認が必要である．

これらの計画行為に対しては，その計画が妥当であるかを確認することが必要であり，術前検討会などはその一形態である．確認のための根拠としては，過去の症例，文献，他の医師への確認などがあり得る．

計画行為の重要性 医療を含め，サービス業の特徴の一つは，一度提供してしまうとやり直しがきかないことである．このような場合，最終検査を行って，手直しや修理で質保証を行うことは許されないので，計画の質を高めること，サービスを提供するプロセスの質を高めることが不可欠である．製造業においても，企画，設計の質を高めることで顧客満足を獲得してきた．事故防止も大切な活動であるが，計画行為の質を高める活動を重視することで真の質向上が達成可能となる．

診療計画
plan of clinical practice

定義 診療計画とは，予定される入院の期間，患者に提供される診療の内容や方法の計画をいう．入院診療計画，看護・介護計画などがある．診療計画は，最善の診療を継続的に提供することを目的として策定される．入院・外来・在宅のいずれにおいても，患者の診療を実施する場合には，適切な診療計画を策定し，患者に分かりやすい説明を行うことが重要となる．

質達成のためには計画が必要であるが，特に，質の高いチーム医療を展開するためには，関連職種だけではなく患者にも理解できるような診療計画を立てることが重要である．情報共有の結果として，確実な業務の遂行と，予測外の経過を早期に発見できるなど，安全確保にも役立つことになる．

入院診療計画 入院診療計画の診療報酬制度の要件は以下のとおりであるが，患者や家族への情報提供が目的であり，患者や家族が理解するように記載かつ説明することが必要である．

入院診療計画は，医師，看護師などが共同で策定することが必要であり，内容は病名，症状，推定される入院期間，予定される検査および手術の内容ならびにその日程，その他入院に関し必要な事項が総合的に記載されている必要がある．また，診療計画の説明は入院した日から7日以内に，患者または家族に文書で行わなければならない．しかし，治療上の必要性から入院患者に病名などの情報提供が困難な場合は，病状等の可能な情報提供を行い，その旨を診療記録に記載する．このほか，医師の説明が理解できないと認められる小児や意識障害のある者などは，その家族等に対して行ってもよい．説明に用いた文書は患者または家族等に交付するとともに，その写しを診療記録に貼付しなければならない．

パス法 近年，入院診療計画として，パス法（クリティカルパス，ケアマップ，クリニカルパスなど）の活用が進んでいる．パス法とは，症例ごとに到達目標を決め，その目標に至るため入院後の検査，治療，ケアの計画，チーム医療に参加する医療従事者の行為などを時系列で示したものである．必要十分な医療を最小限の人的・物的資源で効率的に提供するための管理手法

であるケースマネジメントの道具である。

パス法は，視覚的に入院生活や治療方針のプロセスを患者に説明することにも役立つことから，患者用パスを作成し，病院によっては入院診療計画書としても利用している。パス法には，医師，看護師などの医療従事者による特定の診断・治療の最適な手順やタイミングを表し，過誤，遅延や資源の無駄を最小にする効果がある。パス法の活用によって，経験に基づいた暗黙の知識を形式化された目に見える知識に表出させ，標準化した医療行為へと発展させることができる。

専門職種による活動計画 入院診療計画とは別に，看護師，薬剤師，栄養士，理学療法士などの専門的な判断によってそれぞれが立案する活動計画がある。活動計画は，各専門領域の思考過程に則って作成され，患者の顕在もしくは潜在する健康問題を同定するために，患者の主観的・客観的なデータを評価して患者の問題を同定した後に，目標を設定し，介入方法を立案・実施し，介入結果の評価を行う。各専門職間の活動計画は，整合性がなければならず，多職種による症例検討会などによる情報共有，チーム医療の展開が必要である。

介護保険において在宅サービスを利用する場合には，利用者の介護の必要性や入手可能な社会的資源をもとに，介護サービス計画（ケアプラン）が作成される。本人や家族の意見に基づいて居宅介護支援事業所の介護支援専門員（ケアマネジャー）によって作成されることが多い。

質保証上の意義 成果の大半は計画の適切性によって決定するので，診療計画策定は極めて重要である。診療計画は，継続的に医療の質を改善する仕組みとして，PDCA（Plan-Do-Check-Act）のサイクルを回す出発点である。診療過程においては，主治医や担当医が診療計画を立て，各専門職も交えた症例検討会や対診などによってフィードバックをかけている。

また，パスの運用において，パス上に策定された診療計画（Plan）を実施（Do）し，診療計画どおりに経過しているかどうかを確認（Check）し，パスから逸脱した症例（バリアンス）が発生した場合には，診療プロセスにおける標準化の阻害要因を分析し，個別的な診療方法を検討し，診療計画を修正し，診療の改善（Act）を図ることが必要である。

インフォームドコンセント
informed consent

定義 インフォームドコンセントとは，医師等の分かりやすい説明に基づいて，理解し，納得したうえでの患者の同意をいう．自分の疾患名，症状や検査結果等から解釈される現在の状態，適応となる治療方法とその成功率や副作用，予後などについて，医師から十分な説明を受けたうえで，患者自身が自分の状況を判断し，治療方法の最終決定を下す，"患者の自己決定を支援する一連のプロセス"といえる．

医療側は，説明とともに複数の選択肢を提示して，患者が最終決断をする自己決定プロセスを支援するという点を強調して，インフォームドチョイスという用語を用いる場合もある．

情報の非対称性・パターナリズム・自己決定・患者満足 従来の医療では，専門的知識・技術を有する医師が，知識の乏しい患者に代わって意思決定する構図が一般的であった．これを，父権主義（情報の非対称性に起因するパターナリズム）という．従来は，医療に限らず，専門領域の事項に関しては，専門家を信頼して任せるという風潮があった．これに対して，インフォームドコンセントでは，"医療上の決断は，患者と医師の間の緊密な協力によって行われるべきである"という理念に基づいて，医療における患者の自己決定権を実現することを目指している．

人は，自分の生活を自分でコントロールできる割合が高いほど，生きている充実感を感じる．ところが，医療機関に行くと，突然"まな板の上の鯉"状態に陥り，医療者から指示されるままに動く（動かざるを得ない）という状況になる．"患者の権利"を明確に意識し，権利を主張する行動に出ることが困難な状況を，医療現場が作り出していることがその原因と考えられる［→患者の権利/p.48］．医療者が患者に対して積極的に情報提供をしている場合には，患者が医療者に対して不信感を抱くことは少ない．情報提供の仕方がよくない病院で，患者が医療者に対して不信感をもち始め，訴訟やクレームが発現する場合が多い．

情報提供を積極的に行い，患者の自己決定を支援することが，患者―医療

者間の信頼関係を構築し,患者満足を高めることは容易に推察できる［→情報開示・情報公開/p.131］.

病名告知・予後告知　近年,病名告知は一般に行われているが,予後告知のレベルは様々である.予後がよくない場合には,欧米においても,病名告知だけで,予後告知は正確には実施されていない場合も多い.日本では,患者と家族の間の緊密性が強く,家族の依頼で,病名告知・予後告知がなされない場合もある.症例に応じて,家族との微妙な調整が実施される場合もある.すべての患者が,自己に関するすべての情報を知りたいとは限らず,知りたくない,知らされないでいたいという権利も保持している.

しかし,診断が確定してから,患者に告知の希望を聞いても遅いので,診断が確定する前の,外来受診時,入院時などに,がんや治療困難な病気であっても,診断名の告知を希望するか否かをあらかじめ聞いている病院もある.ただし,患者の考えが変われば,いつでも変更が可能であることを説明することが必要である.

プライバシー権とは,自己の情報に関する制御権であり,患者に対する情報提供と患者の自己決定支援が原則である.患者本人の人権が最重要であり,患者本人が希望する方法と内容を尊重することが求められる.

患者指向の説明　"十分な説明がなされた"という基準には,医学基準と患者基準がある.医師はより正確に説明をしなければならないので,医学基準で説明をする.しかし,医学的基礎知識を十分にもたない患者は,理解できずに十分な説明を受けたとは思わない.これに対し患者基準で説明すると,冗長になり時間を要し,問題の焦点が不明瞭なままになる危険性もある.正確な説明を,患者に分かりやすく伝える患者指向の努力が求められている.

質保証上の意義　インフォームドコンセントは,患者の権利の主張や,医療提供側の義務という問題ではなく,質保証の意味からも本質的に要求されている.Juranによる質の定義"Quality is fitness for use"からも,患者が満足する医療を提供することが必要である.

提供する医療の価値を患者に認めてもらわなければ意味がない.患者が理解し,喜んでもらってはじめて意義がある.それが質を保証することであり,患者満足である.

不適合処置
disposition of nonconformity

4, 5

定義 適合とは，要求事項を満たしていることであり，不適合とは要求事項を満たしていないことである．不適合が発見された場合には，その不適合の影響を最小限にとどめることと，そのような不適合が再び起こらないような不適合処置が必要である．

応急処置の種類 応急処置は，不適合の現象を除去するための処置で，ISO 9000ではこの処置を修正と呼んでいる．修正には，要求事項に適合させるために不適合製品にとる処置（手直し）や，意図された用途に対して受入れ可能とするために不適合製品に対してとる処置（修理）などがある．手直しは要求事項に合致するように修正すること，修理は使えるように修正することである．その他の応急処置として，当初の要求と異なる要求事項に適合するように不適合製品の等級を変更する処置（再格付け）や，当初の意図していた使用を不可能にするための不適合製品にとる処置（スクラップ）がある．再格付けは，製品自体を修正するのではなく等級を変えることであり，変更後の等級において適合品として扱うことである．スクラップは，製品を使えないようにすることである．

原因を除去する処置 不適合処置では，不適合が再び起きないように原因を除去する処置がより重要である．異常原因とは，何か異常が起こって製品の質などの結果に異常を与える原因で，突き止めて取り除くことができる，またはそうすることが必要な原因である．換言すれば，改善の余地がある原因である．根本原因とは，異常原因を発生させたもともとの原因である．

是正処置とは，検出された不適合またはその他の検出された望ましくない状況の原因を除去するための処置である．再発防止とは，問題が発生した場合，原因を調査して取り除き，今後二度と同じ原因で問題が起きないように歯止めを行うことである．予防処置とは，起こり得る不適合またはその他望ましくない起こり得る状況の原因を除去するための処置である．未然防止とは，発生すると考えられる問題をあらかじめ計画段階で洗い出し，それに対する修正や対策を講じておくことである．

是正処置は再発防止のためにとる処置で，予防処置は未然防止のためにとる処置であるが，厳密に区別できない場合もあり，その違いにこだわる必要はない．

不適合管理の重要性 不適合管理の目的は，不適合の影響をできるだけ小さくし，二度と同じことを繰り返さないよう是正処置および予防処置をとることである．重要なのは，根本原因あるいは真因の特定である．根本原因を取り除くことを是正処置という．根本原因の究明には，FTA（故障の木解析），RCA（Root Cause Analysis: 根本原因解析）あるいは"なぜを5回繰り返す"などの手法が有用である．根本原因を究明し除去しない限り，再発防止および未然防止は図れない．

医療での適用 医療分野での適合・不適合は，医療の特性から容易に判断できない場合もある［→適合・不適合/p.33］．しかし，明らかなミスや想定外の悪い結果は不適合と捉え，不適合処置を実施する必要がある．何が明らかなミスで，何が想定外の結果かを一意に決定するのは困難であるから，何を不適合とするかは病院内で議論し，コンセンサスを得ておく必要がある．一般的な不適合の例としては，人為的ミスに起因し医療従事者が注意を払い対策を講じていれば防げる誤診や手術ミス，患者・手術部位などの取り違え，入院・検査などの手配ミス，期限切れ材料などの購買品の不備などがある．

意義 不適合は，それが起こったことを罰するために把握するのではない．大切なのは，不適合は改善のための信号ということであり，不適合処置は責任を追及するための手段ではないということである．すなわち，不適合をよりよい医療の質を目指すための機会と捉え，原因，背景を考察して対応を図っていくことが重要である．

患者にかかわる不適合処置 不適合処置に関しては，応対方法なども含めて一連の手順を定めておくとよい．患者や家族から苦情や問題提起があった場合には，質保証担当者あるいは担当委員会は，苦情や問題の内容を分析し，顧客要求事項との適合性を評価する．不適合であると判断した苦情・問題の内容については，不良原因，流失原因，対策および処置を決定，記録する．また，実施責任者あるいは担当委員会が対策を実行し，結果を標準化することが肝要である．

検査

(一般) inspection, (医療) test

4, 5, 21

定義 検査とは，"必要に応じて測定，試験又はゲージ合わせを使う，観察及び判定による適合性評価"と定義されている (ISO 9000).

関連用語の説明 一般に質管理用語として使われる試験とは，"手順に従って特性を明確にすること"であり，特性とは"そのものを識別するための性質で，定性的又は定量的のいずれもある"とされる (ISO 9000). 一般的に試験と検査がよく混同されて使われるが，大きな相違は，"検査"は判定をともなう適合性の評価で，"試験"は特性を明らかにすることにある.

意義 検査によって，あるプロセスが期待どおりに進行しているか，製品・サービスに不具合がないかを確認し，そのプロセスの結果や製品・サービスに不具合があれば，それを修正あるいは摘出し取り除くことが可能となる. 検査は，提供される製品・サービスの質保証の一手段であり，単に検査をすればよいというものではない. 例えば検査対象や検査項目について，不具合があった場合に製品・サービスへの影響が大きいまたは緊急を要する段階を見極め，該当するプロセスの結果を検査の対象としたり，製品・サービスへの影響が大きい特性についての不適合発生件数を検査項目とするなど，質保証につながる効果的な検査内容を設定することが望ましい.

検査の種類と目的 検査の主な種類と目的を次に示す.

受入検査とは，提供された検査ロットを受け入れてよいかどうかを判定するために行う検査をいう. 受入検査だけで質保証することは困難である. 検査結果を供給者にフィードバックし，供給者の工程で質を作り込むことが大切となる. 医療では，検査試薬・医薬品の購入時の検査である.

工程間検査とは，半製品をある工程から次の工程に進めてもよいかどうかを判定するために行う検査をいい，中間検査ともいう. 医療では，症例検討会で臨床検査結果に基づいて，予定術式の見直しをすることである.

最終検査とは，できあがった品物が，製品として要求事項を満足しているかどうかを判定するために行う検査をいう. 医療では，予定どおりに患者を退院させてよいかを，検査データや患者の状態に基づいて確認することであ

る.

　出荷検査とは，製品を出荷する際に行う検査をいう．最終検査を終わって直ちに出荷される場合には，最終検査を出荷検査とみることができる．医療では，最終検査とほぼ同じ意味である．

　破壊検査とは，破壊試験をともなう検査をいう．破壊とは，品物を破壊するか，商品価値が下がるような方法であり，例えば，製品寿命試験，加速劣化試験等がある．医療においては，破壊検査は行えない．

医療での適用　医療では，検査という用語を合否判定目的の意味で使うことはなく，患者あるいは検体の特性（状態）を明確にし，診断の基礎とする，すなわち，"試験（一般）"の意味で用いる．血液生化学（検体）検査，レントゲン・内視鏡（画像）検査，心電図（生理学的）検査などである．

　質管理における意味としての"検査"は，医療においては，診断や治療が当該患者の状態に適切かを検討し，その結果を当該患者の診療に反映させる対診や症例検討会であり，今後の医療の質向上・質保証に反映させる目的で行う症例検討会や死因検討会である．また，薬剤の監査は，質管理でいう"検査"に相当する．

　事務管理の場面では，一般企業と同様に"検査"を行っている．例えば，医薬品，医療機器等の購買製品，受付や医療事務，MSW（Medical Social Worker）等の通常の業務委託，検体検査，滅菌・消毒等の医療法上の業務委託における"受入検査"や"最終検査"である．

　また，傷病者が科学的でかつ適正な診療を受けることができるように，医療法第 25 条の規定に基づいて行われる医療監視は立入検査ともいい，法的適合性を確認する"検査（一般）"である．

　医療の特徴から，最終検査で不合格という結果を出すのではなく，医療提供のすべての段階（プロセス）で歯止めをしなければならない．すなわち，医療を提供しながら並行して患者状態を確認（試験）し，行為の妥当性を評価（検査）し，引き続き対応することになる．検査をその都度行っているといえる．製造業のような決まった検査工程を実施するのではない．

品質監査
quality audit

監査と検査 監査とは，一般には検査し監督することで，ある基準を満たしているかどうかを判定することである．ISOでは，"監査基準が満たされている程度を判定するために，監査証拠を収集し，それを客観的に評価するための体系的で，独立し，文書化されたプロセス"と定義されている（ISO 9000）．監査基準には，法律・規制，要求事項などが用いられる．監査証拠とは，基準を満たしているかどうかを判定するために収集された事実の記述，情報，書類などである．

一方，検査とは，"必要に応じて測定，試験又はゲージ合わせを伴う，観察及び判定による適合性評価"と定義されている（ISO 9000）[→検査/p.192]．すなわち検査は，生産している個々の製品の合否を決める行為である．これに対し監査は，システム，プロセス，製品が妥当なものかどうかをある基準に従って判断する行為である．

製品検査とは，1個1個の製品が基準を満たしているかを判定するのに対し，製品監査はある一つの品種の製品が妥当な設計内容となっているかを基準に照らして判定するものである．製品監査では，ある監査によってその仕様で生産される製品全体を判定することになり，型式認定や認証マークの付与を行う場合に用いる．医療での製品認証の例として，医療用具の製造（輸入）承認，輸液ポンプへの医療事故防止対策適合品マークの付与などがある．

定義 品質監査とは，製品を生み出しているプロセスが妥当なものか，QMS（質マネジメントシステム）が適切で有効に機能しているかを判定するために行う監査をいい，QMS監査ともいわれる．これに対し，プロセスの結果である製品を合否基準と比較して，出荷する，手直し・修理する，廃棄するなどの処置を製品またはロットに対して決定することが検査である．

意義 質の悪い製品を顧客に渡さないためには，よいプロセスを作ることと，検査で不適合品を選別することの両方の手段がとれる．プロセスをよいものにしておけば，より確実に不適合品を出さないことが可能であり，修理，

手直しもなくなり安価で済む．また，検査が不可能な，あるいはサービスのように提供後の検査では手遅れの場合もあり，質保証を確実に行うためにはプロセスを確かなものとする必要がある．品質監査は，プロセスを改善するための有用な情報をもたらすことに意義がある．

プロセス検査 品質監査に類するものにプロセス検査がある．"プロセス検査"は"検査"という名称がついているので紛らわしいが，個々の製品の合否判定をするものではないので，監査の一形態とするのが一般的である．プロセス検査は，主に生産設備が技術的に妥当なものになっているかどうかを判定するもので，溶接設備や鋳物の炉など，製造後では製品品質の確認が困難な場合に特に重要となる．医療においても，医療機器・設備を導入した後に業者が校正，点検，調整を行い正常に稼働するかどうかを確認することが行われる．これはプロセス検査に相当する．

監査の種類 監査は，監査側と被監査側との関係によって，第一者監査，第二者監査および第三者監査に区分される．第一者監査は内部監査とも呼ばれ，組織内部の目的のためにその組織自身または代理人によって実施される監査である．内部監査の結果，監査基準に適合していることが証明されれば，自己適合宣言の基礎とすることができる．

第二者監査は取引関係にある顧客などの，利害関係にある団体またはその代理人によって実施され，第三者監査は外部の独立した監査機関によって行われる．第二者監査および第三者監査は，その性格上，外部監査といわれる．第三者監査の代表的なものが，ISO 9001 を基準文書とする審査である．監査結果によって合否を決める場合には，監査を審査と呼ぶことがある．

内部監査，マネジメントレビュー 内部監査とは，前述したようにその組織内部の人，またはその代理人によって行われる内部目的のための監査である．業務の内容について精通した内部の人間が監査を行うことは，外部監査に比べて多少の客観性は失われるが，改善のために有効な情報が得られることが多い．

マネジメントレビューとは，トップマネジメントが行う内部監査であり，QMS の有効性，改善すべき点などをレビューし，必要な処置をとる．トップマネジメント自らが QMS の運用状況，すなわち現場で何が起きているか

を把握することができるので,適切な経営判断をするために重要な活動である.

内部監査,マネジメントレビューは,ISO 9001においてはいずれも実施が義務付けられている.

診断 診断(TQM 診断)とは,TQM(総合的質マネジメント)やQC活動の実態やレベルを分析し評価する活動であり,TQMなどの活動を一層よいものにするために問題点の指摘や指導をすることである.一般には,監査は定められた基準への適合性を見るのに対し,診断は特に基準はなく,診断者の経験と知識に照らして行われることが多い.監査はあらかじめ基準が定められているので,計画そのものの妥当性,例えば QMS がその組織にふさわしいか,といったことまではなかなか入り込めないことが多い.診断では,基準にとらわれない幅広い観点から,組織の課題を抽出することが可能となる.

トップ診断とは,トップマネジメントが診断を行うことで,方針管理[→方針管理/p.158]におけるチェックの段階で実施されることが多い.トップ診断は,トップ自らが問題を把握できるので,必要な処置の決定が早くなる.また,部下とのコミュニケーションの場として有効であるし,部下に対してマネジメントの方法を教育する機会にもなる.

医療での適用 医療機関においても,QMS が有効に機能しているかを評価することは,質保証のために重要である.特に医療は製品検査で質を作り込むことは不可能であり,プロセスを確実なものにしておくことが不可欠である.したがって,積極的に品質監査を実施する必要がある.なお,医療において,監査という用語は薬剤以外に用いられることは少ない.薬剤での監査は,払い出す個別の薬剤に誤りがないかを確認する行為で,製品検査にあたる.

医療機関が自ら QMS を評価することは必須であるが,さらに公正性,客観性を保証するためには外部の第三者評価も重要である.品質監査に相当するものには病院機能評価と ISO 審査登録制度がある.また,(財)日本科学技術連盟が運営するデミング賞,医療の質奨励賞などを受審することは,QMS を見直し改善するためのよい機会となる.

監査プログラム
audit programme

定義 監査プログラムとは，ISO 19011で，"特定の目的に向けた，決められた期間内で実行するように計画された一連の監査"と定義されている．監査プログラムは，効果的，効率的に監査を実施するために必要なすべての活動を含む，監査全体の計画である．一連の監査とは，監査の目的を達成するために実施しなければならない監査の全体と考えればよい．したがって，監査する対象となる組織の規模，性質および複雑さに応じて，一つ以上の監査があってもよく，また目的によっては複合監査［QMS（質マネジメントシステム）だけでなくEMS（環境マネジメントシステム）も一緒に監査すること］または合同監査（一つの被監査者を複数の監査組織が協力して監査すること）があってもよい．監査の定義などについては，品質監査の項(p.194)を参照されたい．

監査プログラムの構成 監査プログラムを計画するにあたって含めるべき内容は，目的と範囲，責任，資源，手順である．目的には，審査登録，契約上の要求事項適合の検証，QMSの改善などがある．範囲とは，監査対象の場所，組織単位，活動，プロセス，期間などである．責任とは，監査プログラムの責任を誰がもつか，資源とは監査員と技術専門家（監査の対象に関する固有の技術または専門の技術をもつ人）等の人員，財源などである．手順とは，監査プログラムをどのような手順で実施するかである．

ここでの監査は，審査登録などの外部機関による監査だけでなく，組織内部で行う内部監査も対象となる．内部監査においても，監査プログラムの計画が必要である．自分たちの活動の改善につながるような目的を明確に定め，どのように管理するかを決めることが重要である．定めた目的を達成するために，監査をどのように構成して，どういう順番で，何をみるべきかなどの進め方をきちんと考えて決めることが望ましい．

例えば，定められて与薬手順に従って与薬が実施されているかどうかを監査する場合がある．与薬は，医師の処方から始まって患者に施行されるまで，複数の部門で業務が遂行される．この場合，監査の範囲としては，処方箋や

薬剤の流れに従って，複数の部門を横断的に監査することが必要となる．監査員としては，複数の職種で構成されることが必要である．病棟間によって与薬手順に相違があり，それによって問題が生じていないかどうかを判断するためには，いくつかの病棟を監査対象とすることが必要になる．このように，監査の目的によって適切な監査員，監査の範囲，監査の方法を定めることが大切である．

監査プログラムの管理　ISO 19011 で規定されている監査プログラムの管理の流れは次のとおりである（図）．まず監査プログラムのための権限（責任者）を決め，監査プログラムを策定し，監査プログラムを実施する．その後，監査プログラムの監視およびレビューを行い，必要であれば監査プログラムの改善を行う．

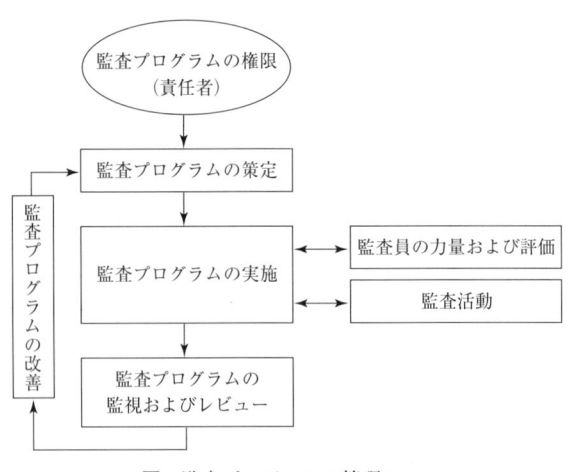

図　監査プログラムの管理フロー
（JIS Q 19011 の図 1 を参考にした）

監査活動の進め方　監査プログラム内で行われるある一つの監査活動は，次のような手順で行われる．

① 監査の開始（監査チームリーダーの指名，監査の目的，範囲および基準，監査の実施可能性の判定，監査チームの選定，被監査者との連絡な

ど)
② 文書レビューの実施(マネジメントシステムの文書のレビューによって監査基準の対する適合性の判定,つまり監査の実施の可否を判断する)
③ 現地監査活動の準備(監査計画の作成,監査チームへの作業の割当て,作業文書の作成)
④ 現地監査活動の実施(初回会議の開催,監査中の連絡,案内役の役割および責任,情報収集および検証,監査所見の作成,監査結論の作成および最終会議の開催)
⑤ 監査報告書の作成,承認および配付
⑥ 監査の完了
⑦ 監査のフォローアップの実施

監査計画 ここで③における監査計画とは,監査のための活動および手配事項を示したものである.監査計画では,対象組織の規模および複雑さによって,監査に必要な工数を決める.また,監査チームリーダーを指名し,監査の目的,範囲および基準を明確にし,監査の適切性の確認を行い,監査チームの選定を行う.さらに全体の監査対象に基づき,監査員一人ひとりに,プロセス,部門,現場または活動を割り当てる.割当ての際には,監査員の独立性および力量に関するニーズ,資源の効果的な活用,また,監査員,技術専門家の役割および責任を明確にする.

内部監査でのISO 19011の活用 なお,ISO 19011は,QMSおよびEMSの内部監査や外部監査などのどのような監査にも適用できる.この規格は,あらゆる監査への適用を考慮しているので内部監査での適用は困難がともなう場合もあるが,QMSを改善していくためには質の高い内部監査を計画し実施すべきであり,内部監査においても参考にすべきである.

検証・妥当性確認・レビュー *4,5*
verification, validation, review

定義 検証とは，"客観的証拠を提示することによって，規定要求事項が満たされていることを確認すること"である．客観的証拠とは，"あるものの存在又は真実を裏付けるデータ"であり，観察，測定，試験またはその他の手段によって得られるものである（ISO 9000）．妥当性確認とは，"客観的証拠を提示することによって，特定の意図された用途又は適用に関する要求事項が満たされていることを確認すること"である（同ISO）．検証とは，"モノやサービスが仕様にあっているか，すなわち基準適合性を確認する行為"であり，妥当性確認とは"モノやサービスが顧客要求に合っているか，すなわち目的・使用適合性を確認する行為"である．レビューとは，"設定された目標を達成するための検討対象（実施した仕事）の適切性，妥当性及び有効性を判定するために行われる活動"である（同ISO）．すなわち，実施した内容に関する確認行為である．レビューは，検証，妥当性確認の一手段である．その他の検証，妥当性確認の方法としては，検査[→検査/p.192]，監査[→品質監査/p.194]，別法による計算，類似設計との比較，試験などがある．

プロセスの妥当性確認 ISO 9001では，プロセスの妥当性確認を要求している．これはプロセスの適切性や正しさを確認する行為で，本来妥当性確認で行う使用・目的適合性を見ているわけではない．これは，検査などで製品やサービスを検証することができない場合，製品の使用後またはサービスの提供後でないと不具合が顕在化しない場合に，ねらったとおりの結果が出せるプロセスであることを実証するために行う．

医療での適用 診療の質は，計画行為の質で決まる比率が高く，また医療はやり直しがきかないという特性があるので，これらの検証，妥当性確認，レビューが特に重要である．しかし，これらを明確に区別して行うことはまれであり，診療計画，実施事項の各段階を区別せずに確認することが多い．その理由は，医療の特質として妥当性確認の基準である要求事項を患者本人が分からないということと，患者の状態変化によって要求事項が変化することが多く，妥当性確認とレビュー・検証とは分けられないからである．

個別の計画に対する検証，妥当性確認，レビューとは，その方法が適切であり，問題が少なく，大丈夫であるとの確信を得ることであり，クリニカルパス［→クリニカルパス/p.226］，診療ガイドライン［→根拠に基づいた医療/p.80］などの標準的な治療計画の確認と，患者ごとの計画の確認などがある．

　医療分野における検証，妥当性確認，レビューを実施する場としては，回診，症例検討会［→症例検討会/p.202］，臨床病理検討会などがある．

　術前症例検討会で，検査結果や患者の状態を総合的に判断し，治療計画・予定術式の是非を検討することは検証でありレビューである．院外処方箋に対する調剤薬局の薬剤師から医師への，薬の組合せの懸念事項，副作用，類似名称薬の混同，量の過不足などの疑義照会は検証にあたる．手術症例検討会で，予定術式どおりに実施したかを検討することは検証であり，切除標本の病理組織診断で，術前診断との相違あるいは切除範囲が適切であったかを確認することは妥当性確認である．

　事前のプロセスの妥当性確認が重要であるが，実施中あるいは実施直後に，患者の反応や検査結果を見て妥当性を確認することがある．例えば，患者には個体差があるので，同じ内容の処方をしても異常が生じて初めて薬の副作用に気づくなど，医療行為が適切であったか否かが医療行為の直後には分からない場合もある．また，原因不明の発熱患者に抗生剤を投与し，その反応を見て診断・治療の妥当性を確認する場合がある．

　症例検討会でのレビュー，妥当性確認や，診療全体が終了した時点での妥当性確認も不可欠で，このように一連の診療の経過中に何度も検証・レビュー・妥当性確認を行うことに医療の特徴がある．

　手術のプロセスの場合，①医師・看護師の技能，機器のチェック，②術前検討会によるステップ確認，③記録に関する要求の確認など，事前の妥当性確認によって，計画どおりの結果が出せることを実証することが重要である．

医薬品・医療機器の製造の例　医薬品，医療機器の設計・開発の妥当性確認では，試作品などを使い，実使用に近い条件，つまり臨床試験あるいはほかの方法などによって，意図した用途，効用・効能および安全性を確認する．医薬品および医療機器業では，プロセスバリデーションが法的にも要求されており，滅菌バリデーションなど管理の方法も確立している．

症例検討会
case conference

定義 症例検討会とは,個別症例の,診断・治療の計画・経過・結果に関して検討する会議である.医師主体の検討会,病理医を交えた"臨床病理検討会"がある.他職種主体のものとして,理学療法士主体のリハビリ検討会,看護師主体の検討会などがある.いずれも診療の質の担保,標準化,情報共有として重要な意義をもつ.医学雑誌に症例検討会の記録が掲載され,最近では学会,インターネットでも様々な症例検討会が実施されている.

医師の症例検討会 診断,治療などの医療行為は個別の対応であり,当該の医療機関ないしは現在の医療水準と照らし合わせ,担当医師の診療が妥当であるかを検証する必要がある.また,個々の医師の医療水準は経験によることも多く,他の医師の症例から学ぶことも必要である.症例検討会は入院患者に関して行われることが多い.通常は,①担当医による症例(臨床経過)の提示,②血液検査,放射線画像,心電図等の検査提示,③鑑別診断に関する考察,④今後の診断・治療方針に関して討論される.外科系の場合は,手術の適応,リスク判定,手術術式,術後の経過に関して検討される.また,緊急の処置,手術等を実施した場合は,事後にその妥当性が検討される.

最近は各学会の年次学術総会で専門的な症例検討会が主催されることが多くなった.関連する専門家を招き,専門知識を深めることを目的としている.

臨床病理検討会 CPC (Clinico-pathological Conference: 臨床病理検討会) は,通常の症例検討会と同様の手順で行われ,放射線診断医による画像診断も加えて,最後に,病理医による病理所見の提示,病理と臨床をあわせた全体討論が行われる.剖検は肉眼的および顕微鏡的観察に基づく,病理形態学的な変化が臨床医の疾患診断と一致するかどうかを見極めるもので,病的状態に対する臨床所見の形態学的裏付けのほか,疾患の進展状況,死因の究明を行う.剖検は臨床医に,その診断,病態把握,治療の妥当性についての判断材料を提供するもので,予期しない結果の場合は,臨床判断を再検討して改善し,診断の妥当性を明確にする極めて重要な手段である.

医学雑誌 *"New England Journal of Medicine"* に毎週掲載されるマサチューセッツ総合病院の臨床病理検討会は最も有名である.

多職種間の検討会 チーム医療が推進されており,多職種が参加する症例検討会が開催されることが多くなった.例えば,手術症例検討会では,医師,病棟看護師,手術室看護師,検査技師,薬剤師などが参加する.また,リハビリテーション検討会では,理学療法師士,作業療法士,言語聴覚療法士のほか,医師,看護師,MSW (Medical Social Worker),訪問看護ステーション職員等が参加し,病状の回復度,今後の見通し,退院後の生活,転院先などが討議される.なお,近年認定,専門看護師が増加するに従い,感染認定看護師等,職場に固定せずに各病棟を巡回し,医師,薬剤師,栄養士等とチームを組んで,感染コントロール,褥瘡コントロールなどを行う場合が増えており,症例検討会のあり方も変化しつつある.

質保証上の意義 症例検討会は医療機関の質担保,標準化,情報共有,自己評価ないし教育の場として大きな意義をもつ.医療は,やり直しのきかないことが特徴であり,個々の医療行為を設計の実施と見るならば,必然的にPDCAサイクルを回し,妥当性確認,是正処置を含め継続的改善を図る必要がある.そのなかで管理項目として,臨床指標を想定して医師だけではなく他職種も一緒になって設計の不具合の有無を検討することは,医療の質保証には重要である.(財)日本医療機能評価機構の病院機能評価では,臨床各科の症例検討会の記録,多職種での検討会の記録を残すことが評価項目に入っている.ただし,各医療機関独自の方法に任せられ,内容に関しての達成すべき目標などに関しては問われない.今後は医療施設間で比較できるようなケースミックスを加味した具体的目標,達成すべき基準などの設定が必要である.

臨床研修病院の指定には,CPCの開催が要件である.各学会の教育施設認定には一定数以上の剖検数が必要であり,剖検率は,医療の質を評価する重要な指標の一つである.しかし,患者の家族から承諾を得にくいことと,診断技術の向上と反比例して,剖検率の低下が顕著である.剖検による,診療行為の評価と新知見が,医療の質向上に貢献することを患者の家族に十分に説得して承諾を得ることが重要である.

疾病管理
disease management

定義 疾病管理とは，特定の疾患の患者集団とその集団を担当する医師の両方に働きかけ，医療資源利用の効率性（医療費抑制）と効果（医療の質向上）を両立させるための仕組みである．1992年，Boston Consulting Group によって提唱されたマネジメント手法である．米国のマネジドケア（管理医療）組織の中心的なマネジメント手法として用いられている．

マネジドケア マネジドケアとは，営利民間保険会社が開発した，医療管理を強化し，医療費の効率化を図る保険の仕組みであり，保険者が受療側と医療提供側の両方に医療費を抑制する動機付けを行う体制の総称である．

マネジドケア組織（多くは保険会社）が保持する疾患別のデータベースを解析して，特定の疾患に関する最良の臨床成績を得るための地域における最適の資源投入方法が検討された．

マネジドケア組織として，保険会社以外にも，地域型（自治体や医師会が協同で実施），地域基幹病院型（地域の基幹病院が地元医師会と共同で実施），職域型（企業の従業員の健康管理で実施），企業型（製薬メーカーや医療機器メーカーが仲介）などがある．

疾病管理プログラム 疾病管理プログラムの対象は慢性疾患で，患者数が多く，診療ガイドラインが策定され，計画も類型化しており，成果を臨床指標で評価できる疾患である．糖尿病，喘息，がん，虚血性心疾患，脳卒中，うつ病，エイズなどの疾病管理モデルがある．がんの疾病管理では予防，発見，診断，治療，リハビリテーション，終末期に至る疾病経路，がん種別や病期ごとの疾病管理プログラムがある．

疾病管理の重視事項 疾病管理では，以下の事項を特に重視している．
①疾病の自然経過（natural history: 介入を加えない場合の疾病そのものの経過）の理解，②介入によって利益を得る集団の明確化，③予防に始まり，次いで効果的な問題解決への移行を目指す，④教育によるコンプライアンスの向上，⑤継続的なケアの提供，⑥統合的なデータマネジメントシステムの構築

疾病管理では，急性期の治療を対象にするだけではなく，むしろ教育による予防，治療コンプライアンスの向上を重視し，これによって急性期の患者数を減少させ，また予後の改善を図ろうとする．また，効果的な介入およびその効果の計測のためのデータマネジメントシステムの構築を重視する．

疾病管理の普及と実施 疾病管理の概念は現在急速に広まりつつある．疾病管理が広まった理由としては，医療費高騰による効率化の必要性の高まり，医療の質についての問題（不適切な医療の提供，エビデンスの不足，治療内容のばらつき）などの社会的背景，MCO（Managed Care Organization: マネジドケア組織）の規模の拡大，製薬会社の規模の拡大とヘルスケア会社化などのサービス提供主体の変化，診療ガイドラインの普及，アウトカム評価の普及などがあげられる．

疾病管理の実施にあたって，実施者と対象者（被保険者）の間で長期間にわたって関係が持続し（予防効果が表れるには時間を要するため），かつヘルスケアについての費用負担が両者内で完結している場合には（ほかへの費用転嫁が困難な場合），疾病管理の実施へのインセンティブが高くなる．このような関係は，日本の保険者・被保険者関係では一般に認められるが，米国では，会社に雇用されている場合を除いては，従来必ずしも成立しなかった．クリントン政権の公的医療保険導入が失敗した1994年以降，MCOや製薬会社などのサービス提供主体の規模，活動範囲が拡大し，利用者（被保険者）のすべてのヘルスケア費用を長期間にわたって支払う状況が多く発生するようになったことは注目に値する．

疾病管理の問題点は，マネジドケア組織による，患者の医療機関への受診制限，医師に対する診療内容制限，経費高の重症患者の忌避などである．さらに，マネジドケアによる疾病管理は価格競争が激化して，診療の質の低下が起きている．

質保証との関係 利点としては，疾病管理によってデータに基づいた標準的な医療が効率的に提供され，成績の評価と開示によってベンチマークが可能となり，改善の動機付けとなった．結果として，国民医療費上昇が抑制されたといわれている．すなわち，疾病管理は，PDCAの管理サイクルを回して，診療の質の保証と経費節約のバランスをとる仕組みといえる．

臨床試験
clinical practice

定義 臨床試験とは，薬剤，医療用具等，さらには外科的手法や介護等も含め，人に適用したときの評価を行うための科学的な実験一般をいう．

意義 臨床試験の意義は，医薬品や医療用具の質を保証し，治療効果と安全性を確保することにある．①実験室や動物実験での効果や安全性が，人でも同様であるか，②人での適切な用法や用量の確認，③長期間使用，他の薬剤との併用，様々な状態の人で反応等を確認し，④適応症を決定することなどが目的である．

医薬品や医療用具の開発段階で実施される臨床試験を，治験といい，厚生労働省に対して製造承認または輸入承認を申請するためのデータ収集を目的とするものである．医薬品では，市販後の治療効果，安全性，副作用などを調査する市販後臨床試験がある．

治験によって，想定外の結果が見られることがある．循環器薬の治験の際，ED（勃起障害）に対する効果が発見された，バイアグラがある．また，治験や市販後臨床試験でも確認できない重篤な副作用の例として，イレッサがある．臨床試験の重要性と限界を示すものである．

方法 医薬品開発の手順は，基礎研究，非臨床（動物）試験，治験（人を対象に医薬品の投与試験），承認審査，承認，市販後臨床試験である．

治験は第I～III相試験に分かれる．

① 第I相試験：治験薬を初めて人に適用する試験．少数の健常者を対象に，治験薬の安全に投与できる量の推定，医薬品の吸収，代謝，排せつなどが検討される．

② 第II相試験：比較的少数の患者を対象に，治験薬の有効性と安全性を検討し，適応疾患や用法・用量の妥当性などの検討が行われる．

③ 第III相試験：比較的多数の患者を対象に一定のプロトコル（試験計画）に沿って有効性，安全性が検証される．これによって治験薬の適応症に対する臨床上の評価と位置付けを行う．第III相試験では，開発中の治験薬の有効性を客観的に評価するために二重盲検法（double blind test)が行われる.

治験の取扱いは,薬事法によって,細かく定められ,国が定めたGCP(Good Clinical Practice: 医薬品の臨床試験の実施の基準)に従って実施される.倫理的配慮のもとに科学的に適正になされるべきものであり,被験者に文書で説明と同意を得ることや,治験事務局の設置,治験依頼者のモニタリングや監査の受入れ義務などの具体的な実施基準が定められている.GCPを満たしていない臨床試験結果を用いた医薬品承認申請は受け入れられない.

新GCP(1999年)と旧GCPとの主な差異は,①治験責任医師の責任と義務の明確化,②文書によるインフォームドコンセント,③治験審査委員会(IRB)の設置,④治験依頼者の責任体制の強化,である.1998年までは,各国独自の治験の基準が設けられていたが,治験の正確さや人権を重視して,世界的に治験の実施基準が統一しようとしていた[いわゆるハーモナイゼーション.ICH (International Conference on Harmonization of Technical Requirements for Registration of Pharmaceuticals for Human Use)].

新GCP導入以降,承認申請データとしての外国における試験結果を受け入れたり,治験を国内より欧米で先行させる例が増加し,治験届出数が大幅に減少した."治験の空洞化"が進行している.その原因は,我が国における治験が欧米と比べ,①時間が長い,②質がよくない,③費用が高い,などが指摘されている[文部科学省・厚生労働省による全国治験活性化3か年計画.平成15(2003)年4月30日より].このような状況に対して,文部科学省・厚生労働省では,国立がんセンターや国立循環器病センターなどの国立高度専門医療センターを中心とした大規模治験ネットワークの構築,CRC(治験コーディネーター)の養成確保,治験を行う企業の支援などの推進を検討している.

質保証上の意義 治験は,医薬品や医療用具の質保証における基本的な仕組みであるが,その限界もあるので,市販後臨床試験だけではなく,常に慎重な経過観察が必要である.また,臨床試験実施病院およびその関係者は,医療の質保証に貢献しているといえる.

トレーサビリティ
traceability

定義 トレーサビリティとは，追跡性と呼ばれることもあり，対象となっているものの履歴，適用または所在を追跡できることである．トレーサビリティには，計測，モノ，業務に関する場合がある．計測のトレーサビリティとは，ある計測器の校正が，どのような標準，基準に基づいて行われたかを追跡できることである．モノのトレーサビリティとは，材料および部品の源，処理の履歴，出荷後の製品の配送，所在などが追跡できることである．業務のトレーサビリティとは，誰が，いつ，どのような方法で業務を実施したかをたどれることである．

識別 識別とは，英語で identification であり，対象が何で，どのような状態のものであるかを特定できるということである．トレーサビリティを可能にするために，モノであれば材料および部品の源，処理の履歴，出荷後の製品の配送，所在などが分かるように，識別 ID をつける，記録をとる，モノに刻印やラベル等をつけるなどを行うことである．

目的と必要性 トレーサビリティおよび識別の一つの目的は，何か問題が起きたときに，適切な処置が行えるようにすることである．製品の不具合が起きたときに行うリコールが代表的な例である．例えば，部品の設計不具合が発見されたとき，その部品が使われた期間，対象となる製品範囲が分かれば，回収すべき製品が明確となる．

もう一つの目的は，何が原因で問題が発生したかを究明することを容易にするためである．不具合の起きた製品が，ある特定の期間に製造された，あるいはある特定の期間に納入された部品が使われていた，といったことが分かれば，特定の期間，特定の部品にどのような問題が起きたかを調べることで原因が明確となる．また，業務上の事故に関しては，誰が，いつ，どのような方法で業務を実施したかが分かれば，事実関係の調査が容易になり，原因が判明しやすい．

トレーサビリティ，識別の方法 モノのトレーサビリティ・識別を実施するには，製品名の命名方式，コード番号体系，表示ラベル，刻印・印刷によ

る現品の区分方式を規定する．

モノの識別は，識別カード，タグ，マーキングなどを用いて，品名，コード番号，ロット番号，通し番号，日付コードなどで行う．

サービスや業務の識別は，書類に記録を残すことが基本である．書類に通し番号を付け，署名を残すことも多い．

いずれの場合も，トレーサビリティ・識別をどのように行うか，規定しておくことが重要である．

医療での適用　医療分野における識別とトレーサビリティは，医療の質の向上と維持，問題や事故などの再発防止，予防・被害の拡大防止や是正処置において重要な活動である．例えば，薬事法が改正され，血液製剤を含めた生物由来製品に関する原材料記録の保管，生物由来製品である等の表示および患者への説明など，医療分野でのトレーサビリティの重要さは増している．

また，ITの進歩にともない，徐々に医療施設においてもオーダーリング，電子カルテが普及してきており，そのなかにも識別，トレーサビリティの機能をもたせる必要がある．患者，医薬品，検体などのバーコードによる識別は一つの方向性を示しており，患者のセーフティマネジメントに効力を発揮している．

業務のトレーサビリティを可能にしておくことも重要である．計画，指示，診断・治療内容，実施者，診察経過などの提供した医療行為を，いつ，誰が，どのように提供したかを後で確認できるようにしておくための記録を維持する必要がある．これらのことは診療記録を中心に記載されるが，その他にも多くの記録が用いられるので，ある一人の患者について実際にトレースをしてみて，どのような記録をたどればよいかを確認してみるとよい．

トレーサビリティを確実にするには，識別に対する十分な配慮が必要である．例えば，患者取り違えは，患者の識別がうまくいっていない例である．このほかにも，診療録，検体，注射液，薬剤容器または被包の表示，食事，輸血，医療器材，医薬品，医療機器などは，誰に対するものか，どのような状態かなどが明確になるようになっていなければならない．物品に関しては，受入検査の合否，有効期限切れか否かなどが必要な情報である．

文書化 documentation

5

定義 JISでは,文書を"情報及びそれを保持する媒体"と定義している(JIS Q 9000).文書には,記録,仕様書,手順書,図面,報告書,規格,規定,様式などがあり,媒体としては,紙,磁気・電子・光学コンピュータディスク,写真,マスターサンプルなどがあり得る.この定義によると,"記録"も文書の一つである.同JISで記録は,"達成した結果を記述した,又は実施した活動の証拠を提供する文書"である.通常,文書は改訂管理を行う必要があるが,記録は改竄・漏洩を防ぐことが一般的であって,管理の方法は必然的に異なる.文書化とは文字に書き表すことをいうが,それだけでなく文書を体系的に整理することや文書の制定,改訂,廃止などのルールを定めて運用することまでも含めて考えることが多い.

意義 文書化の第一の意義は,"情報伝達・コミュニケーション"の主要なツールとしての役割にある.情報伝達は口頭でも行えるが,よく知られているように,伝言ゲームのように情報が途中で変化したり,聞き間違いなども起こる.正確に確実に情報を伝えるためには,文書に書き表すことが不可欠である.この役割を担う文書の種類と詳細さは,QMS(質マネジメントシステム)においてどのような情報伝達が必要かで決まる.複数の人間や機能が互いに協力して業務を遂行していくためには,何らかの情報伝達が必要で,組織形態や複雑さに応じて必要な程度まで文書化されていればよい.

文書化の第二の意義は"知識"にある.知識を組織として保有し,経験を一般化した実体としての再利用可能な知識とするために,形式知化した実体としての文書が必要である.技術標準がその代表であって,どこまで標準化するかという課題と根本は同じである.

文書化の第三の意義は"証拠"にある.存在の証拠,実施の証拠,規定した内容の証拠などである.手順が存在する証拠としての手順書,実施の証拠となる記録,定めたことの内容の証拠としての契約書など,本当の目的は情報伝達,知識化にあるが,証拠としての役割も担っている.

いずれの意義も,あいまいなものを明確にする,同じ内容を人々の間で共

有できるという文書のもつ特性によってもたらされる．特に日本的文化としてあいまいな慣習のまま業務が実施されることも多く，それが質や安全に関する問題を引き起こすこともある．それを防ぐためには，文書によってあいまいなものを明確化することが重要である．

文書体系　組織の文書類は，大別して3種類ある．第一は組織の基本的な規則を定めたもので，定款，従業員就業規則，組織規定，規則取扱規定，会議規定，文書規定などである．第二は，組織の活動を確実かつ円滑に行うために，業務遂行方法，管理方法，教育・訓練方法など，主として仕事の仕方を規定したものである．これには標準管理規定，質管理規定，生産管理規定，検査規定，教育訓練規定などがある．第三は，製品とそれに使用する部品・材料や設備等の技術的な内容を規定したもので，技術標準と呼ばれる．

これらの文書類は，一般に定款—規定—マニュアル・手順書—帳票類のように階層構造をもって体系化される．組織の文書の構造を示したものを文書体系と呼ぶ．階層構造をもつ場合，上位規定が下位規定を引用する形で体系化されているのが一般的である．したがって，上位規定の内容が抽象的で，下位規定になればなるほどその内容は具体的に規定化されることになる．このように階層構造がある文書は，その文書間の整合性に注意を払う必要があり，文書管理の精度を上げなければならない．

社内規定を作成する場合などは，その規定によって，対象とする業務範囲，責任・権限，手続き，記録の方法などを具体的にかつ明確にすることが必要である．JIS Z 8301（規格票の様式）が参考になるので活用するとよい．

文書管理の方法　文書の管理方法は，文書管理規定で定めておく必要がある．この規定では，文書の作成，発行・承認，配付，保管，廃棄，変更・改訂の手順を明確にしておく．文書の作成では，文書の採番方法，書式，箇条番号を決めておく．発行・承認では，発行責任者，承認者が明確になるようにし，押印のルールも定める．配付では，各部署に確実に配付されるように授受方法を定める．保管では，保存期限，保管場所，保管方法を決めておく．廃棄では，焼却，シュレッダーなどの処理方法を決め，個人情報保護にも注意を払う．変更・改訂では，新規作成と同様に作成，承認・発行を行う人を決め，変更理由を審議する場を設けることが必要である．変更理由，変更内

容は改訂記録に残す．変更文書が関連文書に確実に配付されるように工夫し，旧版の回収を確実に行う必要がある．

医療での適用　医療機関においても，文書化，文書体系は重要である．前述した3種類の文書のうち，組織の基本的な規則は作成されているが，業務規定，技術標準が整備されていない場合が多い．また，業務規定があっても部門内での手順にとどまることが多く，複数の職種にまたがる業務の手順，責任を明確に定めたものは少ない．さらに，文書を管理するための文書規定があいまいなことが多く，制定，改廃が厳密に行われていない．

医療の質・安全の確保，個人情報保護の観点から，今後はますます文書管理の重要性が増してくる．医療機関でも，文書体系を整備することが必要である．電子カルテ，オーダーリングの導入の際には，既存の文書および文書管理規定との整合性を考慮して設計することが必要である．

医療機関での文書　業務規定に関しては，複数の職種にまたがって行われる業務方法と職種ごとの業務規定を文書化しておく．また，指示箋，処方箋等の業務指示書，診療記録，看護記録などの記録についても規定すべきである．記録の媒体は，紙だけでなく，電子媒体，フィルム，画像情報など多岐にわたっており，それぞれに適切な管理方法を定める必要がある．

医療での技術標準は，標準診療指針，パス，検査標準，リハビリテーション標準，薬剤標準，手技標準などが相当する．これらを文書化し，改善して改訂していくことは，医療技術の向上に大きく貢献する．

文書を整備するのは，かなり時間と労力のかかる活動である．一度に必要な文書を作成するのは難しいので，適宜重要と思われる文書を作成していけばよい．ただしその場合でも，文書体系すなわちどのような構造でどのような文書を作成するかについては早期に計画したほうがよい．階層構造のなかで欠けている文書があってもかまわないが，構造を再構築するのは容易ではないので，早期に構造を検討することは不可欠である．

また，文書管理規定も早期に定めたほうがよい．病棟ごと，個人ごとに異なる標準ができてしまうのは，文書が容易に書き換えられることが一因である．組織が規定した文書は，文書管理規定に従って運用されることが重要である，ということを職員に周知徹底する必要がある．

質マネジメントシステム文書
quality management system documentation

4, 13

定義・種類 QMS（質マネジメントシステム）文書とは，QMSで用いられる文書の意味で，ISO 9000の2.7.2には，"a) 品質マニュアル，b) 品質計画書，c) 仕様書，d) 指針，e) 文書化された手順，作業指示書，及び図面，f) 記録"が記述されている．また，ISO 9000の2.7（文書化）には，"各組織は，要求される文書化の程度及び用いる媒体を決定する．これには，組織の業種，形態及び規模，プロセスの複雑さ及び相互作用，製品の複雑さ，顧客要求事項，適用される規制要求事項，要員の実証された能力，並びに品質マネジメントシステム要求事項を満たしていることを実証することがどの程度必要とされているかなどの要因に依存する"と記述されている．さらに，3.7（文書に関する用語）には，次のとおり定義されている（一部抜粋）．

> 3.7.1　情報（information）：意味のあるデータ．
> 3.7.2　文書（document）：情報及びそれを保持する媒体．
> 　例　記録，仕様書，手順書，図面，報告書，規格
> 　参考2．文書の一式，例えば仕様書及び記録は"文書類"と呼ばれることが多い．
> 3.7.4　品質マニュアル（quality manual）：組織の品質マネジメントシステムを規定する文書
> 3.7.5　品質計画書：個別のプロジェクト，製品，プロセス又は契約に対して，どの手順及びどの関連する資源が誰によって，いつ適用されるかを規定する文書
> 3.7.6　記録（record）：達成した結果を記述した，又は実施した活動の証拠を提供する文書
> 　参考1．記録は，例えば，次のために使用されることがある．
> 　　　　― トレーサビリティを文書にする．
> 　　　　― 検証，予防処置及び是正処置の証拠を提供する．
> 　　2．通常，記録の改訂管理を行う必要はない．

記録は文書の一部と定義されている．これは，①業務過程では文書として適用され，業務終了後に記録として保管されるもの，②同時に文書および記録の性格を有するものなど文書と記録が明確に区別できないもの，があることが考慮されている．

文書の必要性および文書化の程度を決める条件　QMS 運営のためには，文書化された手順に従って業務を展開することは重要な要素であるが，その文書化の範囲は規格の要求事項を考慮して決めればよい．ISO 9001 で直接的に文書化された手順書を要求している事項は，次の 6 項目に限定されている．ISO 9001 の 7（製品実現）が含まれていないのは，この機能が組織の固有条件に依存し，一律に決められないためである．

- 4.2.3（文書管理）
- 8.3（不適合製品の管理）
- 4.2.4（品質記録の管理）
- 8.5.2（是正処置）
- 8.2.2（内部監査）
- 8.5.3（予防処置）

その他に ISO 9001 で文書化を規定している事項は，次のとおりである．

4.2.2（品質マニュアル），5.3（品質方針），5.4.1（品質目標）

文書化の程度については，次に示す事項を考慮に入れて検討するとよい．

- QMS の文書化の程度および用いられる媒体は，次の理由から組織によって異なることがある．
    ① 組織の業種，形態，規模
    ② プロセスの複雑さおよび相互作用
    ③ 製品の複雑さ，顧客要求事項，適用される規制要求事項
    ④ 要員の力量
    ⑤ QMS 要求事項の遵守を実証する必要性
- 文書の作成は，それ自体が目的ではなく，価値を付加する活動であることが望ましい．

質マニュアルは，ISO 9000 の 3.7.4（品質マニュアル）で"組織の品質マネジメントシステムを規定する文書"と定義され，組織の QMS に関する一貫性のある情報を組織の内外に提供するもので，QMS の文書体系の中心となる文書である．ISO 9001 の 4.2.2（品質マニュアル）では，質マニュアルを作成・維持することが要求されている．

ISO 9000 の 3.7.4 の参考に"個々の組織の規模及び複雑さに応じて,品質マニュアルの詳細及び書式は変わり得る"と記述されており,規格の意図を満たす範囲内で,組織がどのように QMS を記述するかはかなりの自由度がある.

質保証上の意義 医療行為はもともと不確実性があり,診断と治療とが繰り返される,いわば患者状態適応型プロセスであるがゆえに,業務のプロセスを標準化し,文書化してそれに基づいて仕事をすることが軽視される傾向にあった.しかし,対象とする患者の状態は百人百様であっても,医療を構成する個々のプロセス,例えば検査のプロセス,治療のプロセスなどはそれ自体繰り返し行われる作業で,標準化の対象になり得る.

医療サービスの提供に直接的に必要とされる文書は,"組織内のプロセスの効果的な計画,運用及び管理を確実に実施するために,組織が必要と判断した文書［ISO 9001 の 4.2.1 d)］"に準拠して各組織が文書化の要否を決定しなければならない.プロセス指向を実践し,プロセス自体に PDCA を回すためには,標準化すべきプロセスを抽出し,文書化することが必要となる.

医療機関では,職種ごとに業務の手順が定められていても文書化されていない場合や,文書化されていても職種間の相互の関係が明確になっていない場合もある.質保証のためには,業務手順や職種間の相互関係が明確になっていることが必要であり,各々の部門ごと,また,職種ごとの役割を明確にしたうえで,文書化することが必要である.

質マニュアルは,組織の QMS の全体像を整理した文書である.この理解に立って組織の内外に提供できるような文書として,QMS を構成する業務の概要,その相互関係,それを担当する組織の役割などを"質マニュアル"にまとめることに意義がある.この質マニュアルを医療機関における QMS 運営の基点とすることによって,患者に対する,医療の質保証および質改善を推進する体制の整理につながることが期待される.

診療記録
medical record

定義 診療記録とは,診療に関して医療職が記載する記録や各種検査データなどをいう.診療録とは医師の診療記録だけであるという誤解があるが,チーム医療を展開している現在は,医師だけが記入する"記録"は実在しない.したがって,本事典では,法文引用を除いて,"診療記録"の用語を用いる.

意義 診療記録は,診療の経過・結果や患者の転帰を記録する役割だけでなく,チーム医療を円滑に遂行するための情報の共有,診療情報開示による患者との情報共有,臨床研究の資料およびEBMや医療のアウトカム評価のためのデータ提供などの役割を果たす.診療記録の活用は,医療チーム間の情報共有,業務の円滑な遂行,医療の安全確保と事故防止,患者や家族への説明などに有用であり,医療の質を確保・向上するうえでの前提条件である.また,実施された診療プロセスの妥当性を評価するためには,診療記録が適切に記載されていることが必要不可欠である.

医師法による規定 医師法第24条に"医師は,診療をしたときは,遅滞なく診療に関する事項を診療録に記載しなければならない","病院又は診療所に勤務する医師のした診療に関するものは,その病院又は診療所の管理者において,その他の診療に関するものは,その医師において,5年間これを保存しなければならない"と規定されている.記載事項に関して,①診療を受けた者の住所・氏名・性別および年齢,②病名および主要症状,③治療方法(処方および処置),④診療の年月日,とされている(医師法施行規則第23条).

外来診療記録と入院診療記録 患者が外来に通院している場合の外来診療記録と,入院した場合の入院診療記録とは,通常,別に作成されている.同じ病院に複数回入院した場合には,入院診療記録がその都度作成されるが,退院後には1冊にまとめて保管する病院もある.1患者1ファイルという.

診療記録の構成 診療記録の最初のページには,患者本人(あるいは病院の事務職員等)が,住所,氏名などを記入する.病歴は大別すると,主訴

(受診目的となった患者の訴え),既往歴(過去に患った病気・治療),家族歴(家族の健康状態),生活歴,嗜好,趣味,学歴・職歴,現病歴(現在の症状経過),などからなる.この後に,身体的所見や検査所見などが記載される.

POS 最近,POS (Problem Oriented Medical System: 問題志向型診療システム) による診療記録の記載法を採用する病院が増えている.POSで書かれた診療記録をPOMR (Problem Oriented Medical Record: 問題志向型診療記録) と呼ぶ.POSでは,患者の問題点を#番号で箇条書きにした問題リストを作成し,経過記録は問題点ごとにSOAP (S:主観的情報,O:客観的情報,A:判断,P:計画) で記載される.POSは診療記録の論理性と記録の標準化を図り,記録の質を高めることができる.

カーデックス 個々の患者に関する情報,治療処置,看護計画などを一括して記入したカードをビジブルブックに挿入して,病棟ごとに患者全員のものをまとめたカーデックス (cardex) を用いる施設もある.はめ込み式で取り外しのできるカードでできており,カードの端が1枚ごとに少しずつずれて見出しのようになるので,そこに患者名などが書きこまれ,個々の患者のところを開いて見るときに便利になっている.

電子カルテ 1998年に厚生省(当時)から"診療録等の電子媒体による保存について"の通知が出され,真正性,見読性,保存性の3条件が満たされた場合には,診療記録の電子保存が認められた.これによって,診療記録の電子化(いわゆる電子カルテ)が促進され,診療記録の記載様式の改善がなされるとともに,医療の質向上への活用も進んでいる.職種・医療機関・システムの間の,情報の共有と交換を目指して,標準的電子カルテの検討が急速に進展している.

望ましい診療記録 医療においては,多くの専門職種が,多くの部署で業務を行っている.また,多様かつ常に変化する患者の状態に適切に対応しなければならない.したがって,職種・部署横断的な連携[→チーム医療/p.154,専門職と組織管理/p.66]が必要であり,情報の共有と標準化が必須である.望ましい診療記録とは,チーム医療の展開を促進し,データの2次利用が可能で,提供する医療の質を保証するものである.情報技術を活用して全職種参加型の電子カルテを構築する病院がある.

標準・標準化
standard, standardization

46

定義 標準とは"与えられた状況において,最適な秩序を達成することを目的に,活動又はその成果に対する規則,指針又は特性を,共通にかつ繰り返して使用するために示す文書であって,合意によって確立され,かつ公認機関によって承認されたもの"と定義されている (ISO/IEC Guide 2). また,標準化とは"実在の問題,又は起こる可能性のある問題に関して,与えられた状況において最適な程度の秩序を得ることを目的として,共通に,かつ繰り返して使用するための規定を確立する活動"と定義されている (ISO/IEC Guide 2). 分かりやすくいえば,標準を設定し,これを活用する組織的行為である.

意義 目的を達成するために定められた標準や基準と,実際の業務との食い違いを一定の範囲内に収めることが標準・標準化によって可能となる. すなわち,できばえのばらつきを一定範囲内に収めることができる. 質向上の成果を評価し保証するためには,明確かつ合理的な指標,基準や標準などが必要である.

標準化で質保証が可能となるのは,標準を用いることで互換性を保つ,情報伝達が容易になる,信頼性が高まる,改善のための基盤ができるなどのメリットが生まれるからである. これらのメリットは,ただ標準を決めればもたらされる場合もあるが,多くの場合は技術的根拠のある合理的なやり方を定めることで生まれるものである. 現状考えられる範囲で最良のものに決めることで,信頼性を高めることができるのである. 標準化の際には,技術的検討を十分行ってから標準を定める必要がある.

関連用語の説明 ISO/IEC Guide 2 では,標準と同等の文書類を規範文書 (normative document) と総称し,"諸活動又はその結果に関する規則,指針又は特性を定める文書"と定義している. 規範文書には,標準のほか,"技術仕様書 (technical specification)","実施基準 (code of practice)","法規 (regulation)","技術法規 (technical regulation)"がある.

規格とは,工業製品の形,質,寸法などの定められた標準,または設計の

結果として要求を物理的,工学的特性に変換した仕様を意味することが多いが,標準の代わりに規格ということも多い.

規定は業務の内容,手続き,方法などに関する事項について定めたものであり,規程は一定の目的のために定められた一連の条項の総体で,規則,規定,法令と同義語である.現実には,規定と規程を区別なく用いていることも多い.指針は,物事を進める方針,手引であり,一般には強制力はなく,参考にするものという位置付けである.

デジュール標準とは,関係者の合意によって,あるいは法的に標準化された標準である.一方,デファクト標準とは,社会的に既成の事実として普及した技術や方法が標準化されたもので,事実上の標準ともいわれる.本項で扱う標準は,デジュール標準である.

標準の種類 標準は,対象や内容によって,以下のように分類できる.

① 基本規格:用語,記号,単位,標準数などの共通事項を規定したもの(例:SI 単位,国際疾病分類).

② 方法規格:試験,分析,検査および測定の方法,作業標準などを規定したもの(例:コンクリート強度試験,診療ガイドライン).

③ 製品規格:製品の形状,寸法,材質,質,性能,機能などを規定したもの(例:蛍光灯,USB,CD).

④ マネジメントシステム規格:マネジメントシステムに関する要求事項を規定したもの(ISO 9001, ISO 14001).

標準の制定範囲 標準をその決定に携わる関係者の広がり,管轄組織などによって分類すると,以下のようになる.

a) ISO(International Organization for Standardization: 国際標準化機構),IEC(International Electrotechnical Commission: 国際電気標準会議)などの国際標準

b) EN(European Standard)などの地域標準

c) JIS(Japanese Industrial Standard: 日本工業規格),BS(British Standard: 英国規格)などの国家標準

d) ASME(American Society of Mechanical Engineers: 米国機械学会),ASTM International(旧称 American Society for Testing and Materials：米国試験・材料協会）などの団体標準

e）各企業・組織における社内標準

標準化活動　標準化活動は，先の a)～e) に対応して以下のように分類することができる．a) 国際的標準化（世界中の国々が，条約・協定に基づきまたは同意し，協力して進めるもの），b) 地域標準化（経済的・地理的・政治的に密接な関係をもつ特定の国々またはその国の関係団体が，協定に基づきまたは同意し，協力して進めるもの），c) 国家的標準化（一国のなかの，製造業者，サービス業者，需要者，販売業者，行政官，研究者などの関係者が法律に基づきまたは同意し，協力して進めるもの），d) 団体内標準化（一つの学会，協会，業界団体などで，それらの団体に所属する会員が協力して進めるもの），e) 社内標準化（一つの企業の内部で進めるもの）．

これらの標準化活動は，現在のようなグローバル社会においては，相互に密接な関係が保たれていることが必要である．特に国際取引上の規格の利用や認証制度における規格の適用において，その相違が貿易の技術的障壁になるとの観点から，貿易の技術的障壁に関する協定（ガットスタンダード協定）が調印され批准されている．なお，この協定は，その後 WTO/TBT 協定になり，その内容が引き継がれている．TBT 協定では，国際標準の水準を超えた内容の標準作成を行わない，という協定内容が定められている．

このような国際的な立場からみた標準化活動に対して，組織内における標準化，すなわち社内標準化の活動は，組織内の各部門が，その活動を効率的かつ円滑に遂行していくことを主眼としている．

標準の活用　組織においては，業務を円滑，効率的かつ誤りなく実行するために，先の e) に相当する組織内での標準を作成する必要がある．法令・規制などで定められているものがあれば，当然それに従う．そうでない場合は，a)～d) で利用できるものがあれば，そのまま利用するか，参考にして組織独自の標準を作成する．一般に，①基本規格，③製品規格はそのまま採用し，②方法規格，④マネジメントシステム規格は，組織の状況，業務内容に合わせて組織に適した標準を作成するのがよい．

なお，医療における標準化については"医療における標準化"(p.221) を，作業標準については"作業標準（書）"(p.224) を参照されたい．

医療における標準化

standardization in health care, standardization in healthcare

定義 標準化とは，標準を設定し，これを活用する組織的行為である．標準とは，諸活動またはその結果に関する規則，指針または特性を，共通に，かつ，繰り返し使用するために定める文書であって，関係者の合意によって確立され，承認されたものである．

意義 標準化の意義は，目的を達成するために定められた標準や基準と，実際の業務との食い違いを一定の範囲内に収めることである．できばえのばらつきを，一定範囲内に収めることである．質向上の成果を評価し，保証するためには，明確かつ合理的な指標，基準や標準などが必要である．

医療の標準化 医療における標準化が急速に進みつつある．標準化の第一は，用語および診断と治療の方法である．最も基本的な標準は病名であり，ICD（International Classification of Diseases: 国際疾病分類）[→標準病名とコーディング/p.229] がある．死因統計を目的に開発された ICD が改訂を経て，臨床病名として利用されている．また，ICD に基づいた経営の道具として DRG（Disease Related Groups: 診断群分類）[→ケースミックス/p.231] がある．米国で経営指標として開発されたが，包括化診療報酬支払制度 DRG/PPS（DRG/Prospective Payment System）として諸外国で導入されている．我が国では，DPC（Diagnosis Procedure Combination）が特定機能病院と有志の急性期病院で診療報酬支払いに実施されている．

卒後研修プログラムの標準化 2004年，医師の卒後臨床研修が必修化され，卒後研修プログラムが標準化された．さらに，マッチング方式の導入によって，研修医と臨床研修病院の相互に選択権が導入され，医科大学・医学部を含む臨床研修病院にも競争原理が導入された．これによって，急性期一般病院の標準化が促進された [→臨床研修/p.270]．

臨床指標の標準化 診療の質の評価には，共通の臨床指標を設定し，優良病院や統計値とのベンチマークと時系列データでの比較が必要である [→臨床指標/p.105]．

標準化が進んでいる分野 標準化が進んでいる分野は，血液・尿等の臨床

検査である．試薬および検査方法の精度管理が全国規模で実施されており，転院する場合にも他院で実施した検査データを参考にすることができる．

標準化が遅れている分野　標準化が遅れているのは，治療方法である．専門性の高さ，高度な技術，患者の状態変化に適応しなければならないことによる類型化の困難性，診療科あるいは病棟によって標準が異なり，あるいは標準が遵守されない傾向があることが原因である．

また，診療に関連する多くのプロセスにかかわる作業，仕組みに関しても標準化されていないことによる問題が多く発生している．例えば，処方箋の書き方や指示方法は，病院が変われば異なる，あるいはひどい場合には病院内でも異なることがある．チーム医療を実施するにあたっては，指示や情報を確実に伝えることが必須であり，これらの標準化が必要である．その他の作業手順に関しても，病棟ごとあるいは従事者ごとに異なる場合が少なくない．標準化されていないと，遵守違反に気づくことによるミスの防止ができない，他科とのやりとりで齟齬が生じる，改善が進まないなどの問題が生じる．

標準化を進めるには　医療の質を保証するためには，まず医療機関内のすべての業務の標準化が必要である．その前提として，理念・方針の制定，規則・規定の整備と医療従事者の質向上，すなわち教育研修の充実が必要である．

教育・研修の実施にあたっては，医療従事者が抱きがちな標準化＝画一化という誤解を解く必要がある．標準化の意義を正しく理解させることで，標準化への取組みにも前向きになり，意味ある標準化につながる．患者に個別性があるのが医療の特性であり，治療では個々の患者ごとに対応しなければならないこともあるが，すべてが患者個人に特有のものだけではなく，共通に適用できることも数多くある．多様な対応のなかから共通に適用できる部分を見いだして，よいと思われる方法に統一し，個別に対応しなければならない部分は何かを明らかにしていくことが大切である．

また，手順などが標準化されていないと考えている病院も少なくないが，多くの場合は明文化されていないだけであり，大半の人が共通のやり方で行っている標準が存在していることが多い．まずは，現状の業務方法を調査して，文書化することから進めるとよい．

情報技術の活用　情報技術の活用による情報共有と標準化が急速に進みつつある．しかし，開発者および各病院の独自性が尊重されたため，標準化されずに相互運用性が確保されていない．そこで，厚生労働省の科研費研究で標準的電子カルテの検討が進められている．臨床の場では，POS（Problem Oriented System: 問題志向方式）による診療記録の作成および管理の標準化と電子カルテの導入が促進されている [→診療記録/p.216]．

標準化が進むことで，病院内だけでなく，地域連携と機能分担が促進され，医療の継続性が担保されることになる．診療の質向上とともに，情報開示，医療事故防止，安全確保，経営の効率化が進められる．

標準化の道具　診療の標準化の道具として，クリニカルパス，診療ガイドライン，EBM が用いられている．一律医療あるいは Cook Book Medicine という批判もあるが，運用の問題であり，有用な道具を活用することが重要である [→クリニカルパス/p.226，根拠に基づいた医療/p.80]．

標準化母体の整備　先に述べたように処方箋や指示方法の標準化，医薬品や医療機器の標準化は，今後進めていかなければならない大きな課題である．これらの標準化は，病院ごとに行うよりも，医療界全体で行うほうが効果的である．今までこのような標準化が進まなかった原因の一つには，標準化推進を行う母体がはっきりしてこなかったことがある．

工業の場合には，標準化の推進団体である（財）日本規格協会があり，また JIS が制定されている．医療界も一部では推進団体による標準化が進みつつあるが，まだ十分とはいえない状況にあり，医療版 JIS のような標準化の基盤が必要である．また，その標準の内容を医学部での教育に反映していくことが必要である．さらに，医薬品や医療機器メーカーは，安全の側面からの製品のあり方を考慮し，標準に基づいた開発，生産を行うべきである．

外部評価制度と標準化　近年は，病院機能評価や ISO 9001 を受審する病院も増えつつある．病院機能評価の評価項目や ISO 9001 の要求事項では，仕組みや手順の確立が要求されており，これらの受審によって，病院経営および業務内容の標準化が進むと考えられる．

作業標準（書）
operation standard

47

定義 ある作業について，使用する材料・設備・工具，作業条件，作業方法，管理方法，製品の取扱い，安全に関する注意事項などに関する基準を定めたものを作業標準といい，それを文書化したものが作業標準書である．作業標準書は，作業指図書，作業基準書，作業要領書，作業マニュアルなど，組織によっていろいろな呼称が用いられている．

意義 作業標準書を作る目的は，大きく分けて四つある．第一は，作業の要所を押さえることによって不適合品や作業トラブルの発生を防止することである．作業標準を設けることで質のばらつきが少なくなる場合がある．このときの作業標準は，単に決めるだけでは不十分であり，質のばらつきを抑えるという技術的裏付けが必要である．第二は決めることによる作業能率の向上である．どちらかに決めればよいのに決まっていないことによって効率が落ちる場合もある．例えば自動車は左側通行とする，のように，根拠は明確でなくても，決めると効率，安全性が高まるものである．第三は，作業を明確にすることによって改善を容易にすることである．標準化がされていないと，作業方法が人や時々で変わってしまい，現状の悪さを把握することが困難になって改善が進まない．第四は，必要な作業内容の伝達である．作業標準書として可視化すれば，作業指示の伝達が可能になるし，教育にも活用できる．

作業標準書の形態 作業標準書として特に決められた書式があるわけではない．作業内容を分かりやすく伝えることが重要な機能であるから，作業や対象者によって適切なものを選択すればよい．その形態としては，手順を書いた文書，図解，フロー図，ビデオなどいろいろなものが考えられる．

作業標準書の内容 作業標準書に含めるべき内容としては，適用範囲，作業目的，使用材料・部品，設備・治工具・補助材料，作業手順，作業者，作業時期，作業場所，質基準と計測方法，質・安全上で注意すべき事項，異常時の処置などである．

改訂の重要性 作業標準書は，最初から不適合を発生させない完全なもの

ができることが望ましいが,一般には困難である.したがって,作成したら終わりではなく,改訂してよりよいものにしていくことのほうが重要である.ただし,自由に改訂が行えるようにすることはかえって混乱を招くので,文書管理規定に従った改訂が行われるようにしなければならない.

医療での適用 医療法では,特定の医療機器の保守点検の実施方法に関する標準作業書の常備を義務付けている.このように機械・装置に関する取扱方法等の作業標準は多いが,人間が行う行為に関する作業標準は比較的少ない.前述の作業標準書の意義は,医療においても極めて重要であり,作業標準の充実が望まれる.

病院では人事異動が頻繁である.特に看護師は,平均勤務年数が短期間であったり,病棟間の異動,交代勤務などが多い.最新の環境・状況にすぐに適応し即戦力になるためには,作業標準書を用いて業務内容の伝達,教育を行うことが有用である.そのためには,作業標準書を現状に即した使えるものにしておく必要があり,最新の状況に合わせて,適宜改訂すべきである.

医療における作業標準書の構成 医療業務では,部門間をまたがって行われるものが数多くある.例えば与薬業務は,医師から処方箋が発行され,薬局に送られ,薬剤が病棟に運搬されて看護師が施行する.この一連の作業の詳細を一つの作業標準書に書き表すのは有効ではない.まず,医師→薬剤師→看護師という流れに関する概要を示した作業標準書を作成する.その下に,各職種がやるべきことの詳細を示した作業標準書を作成する,というようにいくつかの段階に分けるのがよい.医師に関しては処方箋の書き方,薬剤師に関しては薬剤の準備,監査,払い出し,看護師に関しては,薬剤の確認,準備,施行などの標準が作成されることになる.作業標準書を作る単位としては,紙の1面で一覧できる範囲に収めるのがよい.

医療における作業標準書の内容 作業標準書,特に複数の人がかかわる作業標準書は,それぞれの責任と権限を明示しておくのがよい.それを明らかにするのが,作業標準書を作る目的の一つである.前述した作業標準の内容は製造業のものであるが,医療業務でもほぼ対応する項目がある.作業がいつもうまく進むとは限らないので,質・安全上で注意すべき事項と異常時の処置は質保証上重要な項目であり,ぜひとも含めるべきものである.

クリニカルパス
clinical pathway

定義　クリニカルパスとは，症例ごとに到達目標を定め，その目標に至るための診断，治療，看護など，チーム医療に参画する医療従事者の行為と時間軸の二次元に表した予定（工程）表をいう．

関連用語の説明　クリニカルパスは，クリティカルパス，ケアマップ，クリティカルパスウェイ，クリニカルパスウェイ，パスともいい，総称してパス法という場合がある．

ケアマップは，米ニューイングランド医療センターの看護師 K. Zander が効率のよい医療を目指して考案したものであり，商標登録されている．同一疾患に関して，医療従事者用パスと患者用パスを用いることが多い．

開発の経緯　パスの原型は，1950年代に米国の産業界でプロジェクトの遂行工程を合理的に管理するために考案されたクリティカルパスであり，それを医療に転用したものがクリニカルパスである［→日程管理/p.171］．

1980年代，DRG（Diagnosis Related Groups）［→ケースミックス/p.231］が開発され，メディケア（高齢者医療保険制度）に定額払い［DRG/PPS（DRG/Prospective Payment System）］が導入され，米国の病院はそれに対応してコスト削減を迫られることになった．合併症を起こさず，DRG/PPS で規定された入院期間で退院できるようなケアを提供できるかが，病院存続の対策として必須となった．

活用方法　米国においては，DRG/PPSへの対応を目的としているので，クリニカルパスは疾患単位に作成されることが多い．我が国では，制度や実態に合わせ，また，自院の目的に合わせて疾患単位ではなく，①診察と評価，②検査，③活動，④治療，⑤投薬，⑥食事療法，⑦退院準備，⑧教育，などの機能別あるいはモジュールとして導入する場合がある．

意義　パスの意義は，業務の可視化による情報の共有と標準化にある．すなわち，業務を可視化することによって，医療従事者同士あるいは患者との情報の共有・連携を図ることができる．また，業務を標準化することは，仕事のばらつきの削減と効率化，不具合の解消，質保証が可能となり，医療の

質向上につながる．さらに，経済的観点では，医療費適正化に効果があるとして広く普及している．

質保証上の意義 パスは，必要十分なケアを最小限の人的・物的資源で効率的に提供する管理手法として活用されている．設計図・工程表・予定表・手順書であり，指示簿・実施簿・説明書・報告書でもあり，多くの機能を有している．

パスは，標準的な治療方法を定めたものであり，標準の一形態である．工業において用いられている同種のツールに QC 工程表がある［→ QC 工程表/p.175］．これは，各工程において確実に質を作り込んでいくために，何をなすべきかをまとめたものである．この QC 工程表とパスは非常に類似している．治療の過程を工程とみなせば，その工程を管理するための標準である．バリアンスや患者の状態を表す検査結果，観察結果などは管理項目，管理水準に相当する．異常処置まで記載されているものは少ないが，それを含めれば治療工程のための QC 工程表にほかならない．

現状では，単に標準作業を示した作業標準，あるいは日程管理のためのツールとして使われている場合も少なくないが，アウトカム（目標状態），すなわち治療工程の各段階で何を保証するのかを明確にして実施すべき事項を整理すれば，QC 工程表の機能をもったツールとなり得る．つまり，パスは，診療プロセスで質を作り込む（保証する）ためのツールとなり，改善のための基盤となる標準として重要な役割を果たす．

パスや QC 工程表は多くの人々と可視化された資料を見ながら意思疎通を図り，衆知を集めることでより完全なものとなる．網羅的に漏れなくあげるというのは人間にとって難しい作業であり，関係者とコミュニケーションを図りながら補完していくということが必要になる．このような目的で用いられるツールは，コミュニケーションツールと呼ばれる．

パスの作成段階では，標準的な治療方法をどのように定めるかについて，運用後には運用上の問題点について議論し，パスの改善を行うことが重要である．また，内部・外部顧客の要求事項を検討することによって，顧客指向・顧客思考の演習ができ，文書・図表で表すことによって，自分の思考の客観化，業務の見直しと可視化が行われる．すなわち，分析・問題点発見・

対策立案・実施という管理サイクルを回すことが必要である．

パスは，患者とのコミュニケーションにおいても有用である．治療開始時に，患者に十分理解できるように分かりやすく説明し，途中で予定から外れる場合には，修正点を再度説明する．インフォームドコンセントの推進，患者の医療への参加を促す効果もある．また医師，看護師などの医療従事者による特定の診断・治療・看護の最適な手順やタイミングを表し，過誤，遅延や資源の無駄を最小にする効果がある．

このように，パスを有効に活用するには，多職種の参画，すなわち，チーム医療の展開，経営者が参画した組織的活動，患者の参加など，多くの関連する人の参画が必要である．

バリアンスへの対処 パスの問題の一つに，バリアンスとしてパスから脱落させる場合が多いことがある．バリアンスが生じる原因の多くは，設定しているパスが典型的に推移する患者状態の一つのケースだけを取りあげているためで，患者の多様性に対応できていないことにある．多様性は，時間的経過や，症状として合併症が起こるなどの病状の変化が起こり得るので，様々な状況変化にも対応できるように工夫すべきである．これは標準化＝画一化という誤解からくるもので，患者状態が多様であるといっても存在する類型を認識し，類型ごとにどのように対応すべきかを標準化し，それを状況に応じて適切に当てはめることによって，患者の多様性にも対応可能となる．これに関し，患者状態適応型パスが提案されている．

バリアンスが発生した場合には，悪い問題が起きたと考えるよりも，改善のための信号が発せられたと捉えるのがよい．バリアンスとしないためにはどのような工夫を織り込むべきかを関係者で議論し，パスの適用率を上げる改善を行っていくことが大切である．

課題 医学・医療技術の進歩，社会情勢の変化，患者の要望の変化に対応するためには，継続的改善が必要である．パスの作成よりも維持・改善が重要であり，困難でもある．状況の変化に柔軟に対応できるパスの作成が必要であり，情報技術の活用が期待できる．

標準病名とコーディング
standard name of diseases, coding

定義 標準病名とは，種々の機関において，種々の目的で使用されている病名を共通あるいはマッピングしたコード体系で整理した病名をいう．

コーディングとは，医師の診断病名に標準病名マスターのコードを振り付ける作業をいう．単に，コードを振り付けるだけではなく，診療記録の内容とその病名が適合しているか否かの判断を行うのが，診療情報管理士の役割である．

意義 医療情報の整備には，関係者が共通の用語を使用する必要がある．患者の診療情報において最も重要な鍵となるのが病名である．病名に関する情報は，診療，教育，研究，行政，病院運営管理，医療保険などに使用されている．すなわち，大別して，診療情報管理と事務管理の二つの目的で利用されており，診療情報管理ではICD 10（WHOの国際疾病分類）に準拠する標準マスター，磁気レセプト（診療報酬明細書）作成のためには厚生省（当時）レセプト電算処理システムマスターの2種類があった．同一の医療機関内で部門ごとに複数のマスターを使い分けなければならなかったが，二つのマスター病名を統合して1病名2コードという新たな標準病名マスターが開発された．これが，標準病名マスターである．

病名のほか，手術・処置，医薬品，検査，医療材料について標準マスターが検討・開発されている．

関連用語の説明 ICD (International Classification of Diseases: 国際疾病分類）は，国際的に統一した病名分類として開発された．1893年に国際統計協会が国際死因統計分類として作成（Bertillon Classification of Causes of Death）され，1900年のパリ会議にて採択（ICD 1）され，以後は，ほぼ10年ごとに改訂されている．2005年現在は，WHOが管理し，1992年に改訂されたICD 10（第10版）が最新のものであり，約14 000項目から成り立っている．

ICDの対象は，当初は死因（死亡に至る傷病名）であったが，次第にその範囲を広げ，死亡に至らないような傷病名，健康な状態で受ける医療も含

まれるようになった．さらに，障害の分類としてICF（International Classification of Functioning, Disability and Health: 国際障害分類）もWHOによって作成されている．これらはFIC（Family of International Classification: 国際分類ファミリー）と総称される．医療の記述には，傷病名のほか，処置名についての共通な用語が不可欠であるが，処置名については共通した分類は用いられていない．WHOが開発したICPM（International Classification of Procedures in Medicine）のほか，米国のICD 9-CM（Clinical Modification），オーストラリア・ニュージーランドのICD 10-AM（Australian Modification）などが代表的なものである．

ICD 10の構造は，最大5桁までの英・数字から成り立っており，1桁の英字は章を，3桁の英・数字で傷病・病態群を表し，ドット以下の4, 5桁目はさらに細かい分類概念を表す．診療記録から十分な情報が得られる場合には，正確なICD 10コーディングが可能であるが，十分な情報が得られない場合には，例えばJ 45.9のように十分な精度をもった分類ができない．

処置名については，医療制度が国によって異なることから，統一した分類の確立にまでは至っていない．日本では診療報酬請求に用いるKJコードとは別に，米国のICD 9-CMに基づいてコーディングを行う病院が多い．なお，ICD 10-CMが2004年に既に公表され，政府の決定を待って導入される予定である．

質保証上の意義　正確な医療統計を作成するためには，正確なコーディングが不可欠である．診療記録に基づいて最終診断名・処置名に対してコードを確定する作業は，コーダー，診療情報管理士などの職種によって行われる．

ケースミックス分類として代表的なDRG［→ケースミックス/p.231］や日本で実施されているDPC［→医療保険制度/p.135］は，質評価だけでなく，診療報酬支払いに用いられており，病院運営上，極めて重要な意味をもっている．

標準病名の意義は，医療の基本である病名の標準化をもとに，医療全般の標準化を図ることにある．他院との比較だけではなく，自院における時系列的データを比較検討して，質向上に資することができる．情報を開示することによって，患者も比較検討の材料とすることが可能となる．

ケースミックス
casemix, case-mix

定義・意義 ケースミックスとは，年齢，性別，重症度などを考慮した患者集団の属性を表す概念である．これを用いることによって，医療機関のパフォーマンス測定，パフォーマンスに応じた資源の分配，地域の医療計画などを効果的に策定することが可能となる．

DRG DRG (Diagnosis Related Groups: 診断関連群) は，代表的なケースミックス分類である．国際疾病分類・処置分類に基づいて，傷病・処置を，重症度および資源の使用量（費用）に応じて，数百のグループに分け（グルーパーという），それぞれのグループの重症度あるいは治療に必要な資源使用量を，標準を1とした場合の係数として表す．これによって，グルーパーごとの治療成績が比較可能になり，各医療機関のパフォーマンスを係数の加重平均として表すことが可能になる．1入院ごとに各グルーパーにあらかじめ設定した金額を支払う方式が DRG/PPS (Prospective Payment System) である（治療開始前から診療報酬が設定されているから prospective という）．1983年に米国のメディケアの支払いに導入され，医療に大きな影響を及ぼした．

日本で2003年から導入された DPC (Diagnosis Procedure Combination) は傷病名ごとに設定された1日定額料金に，処置料，高額な検査料など別立てで支払う方式であり，基本的には従来の入院基本料の拡大である．DRG/PPS がケースミックス概念から発展したものであるのに対して，診療報酬支払いを主たる目的に開発されたためケースミック概念に乏しい．

今後の課題 DPC から得られたコスト（請求）データをどのように活用するか，特に，医療の内容，治療結果に関するデータとどのようにリンクさせるか，またコストデータから一定の仮定のもとに医療の内容，治療結果を推定するアルゴリズムをどのように組み入れるかが検討課題である．

ケースミックスの導入は，診療報酬の支払い方法ではなく，診療および経営管理の標準化の手段としての意義が大きい．患者への情報が開示されることによって，質向上の取組みがさらに促進されることになろう．

国家規格・国際規格
national standard, international standard

定義 国際規格は世界レベルで統一的に制定された規格で，国家規格は国ごとに制定された規格をいう．

ISO/IEC Guide 2 によれば，規格は"共通認識をまとめた文書．与えられた状況において最適な程度の秩序を達成することを目的に，諸活動又はその結果に関する規則，指針又は特性を，共通に，かつ，繰り返し使用するために定める文書であって，合意によって確立され，かつ，公認機関（recognized body）によって承認されたもの"と定義され，標準化とは"共通認識をルール化すること．実在の問題，又は起こる可能性がある問題に関して，与えられた状況において最適な程度の秩序を得ることを目的として，共通に，かつ繰り返して使用するための'規定'を確立する活動をいい，この活動は，特に'規格'を作成し，発行し，そして，実施する過程からなる"と定義されている．

ISO ISO（International Organization for Standardization: 国際標準化機構）は，スイスのジュネーブに本部を置く非政府機関で，国家規格や標準類を制定するための国際機関の世界的連盟である．1947 年に国家間の製品やサービスの交換を助けるために標準化活動の発展を促進することと，知的，科学的，技術的，そして経済的活動における国家間協力を発展させることを目的として設立された．つまり，同じ（技術）分野において，地域または国ごとにそれぞれ内容の異なる規格が存在することは，"貿易の技術的障壁"の要因となり得るため，国際ビジネスにおける各国間の取引を合理化するために，世界レベルでの共通の規格を開発することが起源となっている．ISO には世界 135 か国が参加しており，日本からは JIS（Japanese Industrial Standard: 日本工業規格）の調査および審議を行っている JISC（Japanese Industrial Standards Committee: 日本工業標準調査会）が 1952 年に加入した．

ISO はその機関名のとおり，国際規格を制定し，標準化やその関連活動の展開を図っている．技術から科学的分野は無論，経済から知的分野まで国

際協調が求められるなか，ISO はますますその存在意義を高めている．

ISO が国際的に貢献した例として，写真フィルムの感光度，ISO ねじ，公共案内図記号（例：非常口のシンボルなどを定めた ISO 7001）などがあげられる．近年では製品に関する ISO だけではなく，マネジメントシステム分野の ISO 化によって経済活動の円滑なグローバル化の一助を担っている．ビジネス環境が大きく変化するなかで，世界の産業界に一つのインパクトを与えたのが，何といっても ISO 9000 ファミリー規格という，質を保証するための規格群である．その後 ISO 14000 ファミリー規格が発行された．

ISO の組織概要を図 1 に示す．ISO 規格の作成は，内容ごとに設けられた TC (Technical Committee: 専門委員会) が中心になって進められる．マネジメントシステムに関する主要な二つの TC を次に紹介する．

TC 176: ISO 内に 1979 年に設けられた"品質管理および品質保証"の専門委員会（幹事国：カナダ）．担当している ISO 9000 ファミリーの中核規格（ISO 9000, ISO 9001 および ISO 9004）は 1987 年に発行され，1994 年，2000 年に改訂されている．

TC 207: 1993 年に設立された"環境マネジメント"の専門委員会（幹事国：カナダ）．担当の ISO 14000 シリーズは 1996 年に発行されている．

ISO は機関名の頭文字そのものではなく，それを並び替えたものである．並び替えた理由として，"相等しい"という意味のギリシャ語 "isos" がそ

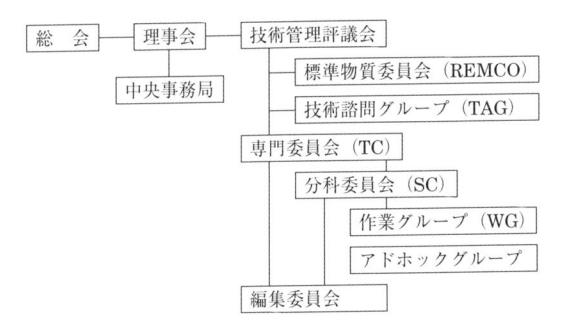

図 1 ISO の組織概要（一部省略）

の理由にあげられる．また，この"isos"は，英語の isonomy（法の下での平等）または isometric（同じくらいの大きさ）などの接頭語である"iso-"の語源でもある．その昔，国際標準化を推進した先人たちが，新しく発足する機関名の略号として"ISO"を選択したことには，"相等しい"，"平等"，"同等の大きさ"などの概念を通して"規格"または"標準化"の推進を考えていきたいという思いが込められていた．日本国内では"アイエスオー"が一般的な呼び方（中には"イソ"という人もいる）であるが，英語を母国語としている国々を中心に"アイソ"または"アイゾ"という呼び方も多い．

JIS 国家規格は国ごとに存在しており，その制度は国によって異なる．例えば，英国の国家規格は BS（British Standard），米国は ANSI（American National Standards Institute）であり，日本の国家規格の一つとして工業標準化法に基づく JIS がある．工業標準化（JIS 化）制度の概要は図 2 に示すとおり，主務大臣が工業標準化法等に規定された手続きに従って，JISC による調査審議を経て JIS は制定，改正，確認，廃止される仕組みになっている．

国家規格と国際規格との関係については，国際規格優先であることが WTO/TBT 協定で明確に定められている．気候などの地域特有の事情もあることから国際規格と完全に整合を図ることは難しい面もあるが，できる限り配慮することが求められており，特に WTO/TBT 協定の加盟国はその方向で対応を進めている．

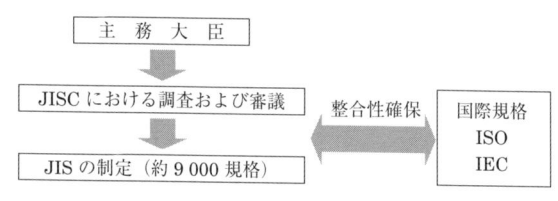

図 2 日本における工業標準化制度の概要

質マネジメントシステム規格
quality management system standard

4, 13

定義 QMS(質マネジメントシステム)規格とは,QMSに関する規格を指す.

種類 QMS規格としてISO 9001およびISO 9004が世界的によく知られているが,それ以外にも業界ごとのセクター規格と呼ばれるQS-9000, TS 16949(ともに自動車),JIS Q 9100(航空宇宙),ISO 13485(医療用具),ISO 22000(食品),MIL規格(米国国防省),JEAG 4101(原子力発電所の品質保証指針)や,企業でもつ,例えばNTTのNQASなど,数多くある.また,TQM(総合的質マネジメント)[→ TQM/p.142]の一つのモデルとして,TR Q 0005(クォリティマネジメントシステム─持続可能な成長の指針)も提案されている.また,医療機能評価もQMSモデルの一つといえる.質以外のマネジメントシステムモデルとしては,例えば環境に関するマネジメントシステムの要求事項を規定しているISO 14001がある.

ISO 9000, ISO 9001およびISO 9004はISO/TC 176(品質管理および品質保証)で検討・開発された一連のISO 9000ファミリー規格に属し,以下のように位置付けられる.括弧内は翻訳規格であるJIS番号を示す.

- ISO 9000 (JIS Q 9000):品質マネジメントシステム─基本及び用語

    QMSを理解するうえで重要な基本的事項を解説し,QMSにかかわる用語を定義し,それらの用語概念の階層性や相互関係を図示する.ISO 9000ファミリー全体の内容を理解するための辞書的な役割を果たす規格である.

- ISO 9001 (JIS Q 9001):品質マネジメントシステム─要求事項

    組織が顧客要求事項および適用される規制要求事項を満たした製品を提供する能力をもつことを実証することが必要な場合,ならびに顧客満足の向上を目指す場合の,QMSの要求事項を規定する.審査登録制度の対象となる規格である.

- ISO 9004 (JIS Q 9004):品質マネジメントシステム─パフォーマンス改善の指針

ISO 9001で規定される要求事項を超えて，QMSの有効性と効率との双方を考慮して，その結果，組織のパフォーマンス改善のための可能性を考慮するための指針を提供する規格である．

ISO 9001とISO 9004との比較 ISO 9001は，QMSに対する"要求事項"を規定した規格で，審査登録制度の対象となる規格である．一方ISO 9004は，組織がQMSを整備する場合に従うことが好ましい"指針"である．一般的にいわれる"要求事項"ではない．持続的な顧客満足，利害関係者（ステークホルダー）の利益を通して，組織のパフォーマンスの有効性および効率を継続的に改善することをねらいにしている．つまり，ISO 9004は，ISO 9001を超えたビジネスエクセレンスを視野に入れたQMSモデルを示している．ISO 9001とISO 9004の二つの規格は，それぞれ独立でありながら，整合のとれた一対のQMS規格として位置付け，両者の関係を明確にするために規格の構成および用語の整合を図っている．このねらいは，規格の利用者に次の3項目の理解を促すことにある．

① ISO 9001からISO 9004への継ぎ目のない発展
② 審査登録にとどめず，さらに卓越したマネジメントシステムへの発展
③ QMSの改善から本来のパフォーマンスの改善への展開

また，ISO 9001は各組織のやり方を尊重する立場から具体的な例示を原則的に避けているのに対して，ISO 9004ではそれらを示しているので，ISO 9001を読むだけでは理解しにくい要求事項はISO 9004を参照すると分かりやすい．

ISO 9000ファミリー規格は，1987年に発行以来，既に100か国以上で国家規格として採用されており，それにともなう審査登録制度が世界規模で運用されている．我が国においても，ISO 9000ファミリーは1991年にJIS Z 9900ファミリーとして制定されて以来，広く活用されており企業活動に大きな影響を与えている．

また，ISOのルールでは規格内容の陳腐化を回避するため，原則として5年に1度は見直しを行うことになっている．ISO 9000ファミリーは，1994年，2000年に改訂が行われ，現在に至っている．2000年改訂で，ISO 9001にはいくつかの要求事項の強化および追加が行われている．その主な

ものは，継続的改善の導入，顧客指向の重視，資源の運用管理の充実（特に人的資源の質の確保にかかわる要求事項の強化），およびトップマネジメントの責任と役割の拡大と明確化である．

ISO 9001 の構成（章立て）は，次のとおりとなっている．

0. 序文，1. 適用範囲，2. 引用規格，3. 定義，4. 品質マネジメントシステム，5. 経営者の責任，6. 資源の運用管理，7. 製品実現，8. 測定，分析及び改善

0.～3. は規格の前提条件，4. は QMS 全般にかかわる要求事項でいわば総論である．5.～8. が四つの主要プロセスで，PDCA を意識して規定されている．

質保証上の意義 ISO 9001 の 2000 年改訂では，ハード製品だけではなくサービスにも適用できるように表現が抽象化された．あらゆる製品・サービスに適用可能なことになっているとはいえ，工業製品を念頭に置いている ISO 9001 を，高度な技術に裏打ちされた"無形のサービス"，しかも患者状態に適切に"対応する"という点において，医療分野への適用にあたっては相当の読替えが必要になる．

ISO 9001 では質マネジメントにおいて実施すべき事項（what）が規定されているものの，それをなぜ行うのか（why），どのように行うか（how）については規定されていないことに留意する必要がある．まず規格の意図を理解することが重要で，そのうえで，how の問題は what の問題の展開であり，その展開の仕方は実施する組織の業種，業態，規模，技術的能力などによって変わってくるため，組織に自由度を与え任せていることを，よく理解し読み替え，対応していかなければならない．

また ISO 9001 は，あくまでも一つの QMS モデルにすぎず，医療の質の改善に取り組むにあたりこれにこだわる必要はない．各医療機関が，自らの医療システムとして自然に運用してきていることを，無理に ISO 9001 に合わせる必要もない．自らがよかれと考える医療システムのどの要素が，ISO 9001 のどの要求事項に対応する業務であるかを考え，ISO 9001 がねらいとしている点にこそ注目して，その意図を汲みながら自らの医療システムを再考することを推奨する．

ISO 9001 に固有な要求事項　*4,5*
specific requirements of ISO 9001

要求事項の意図　代表的な QMS（質マネジメントシステム）規格である ISO 9001 には，次に示す特有の要求事項がある．その要求事項の意図を理解して対応することが何よりも重要である．

①　**適用除外**　[ISO 9001 の 1.2（適用）]

ISO 9001 は，汎用性があり，業種および形態，規模ならびに提供する製品を問わず，あらゆる組織に適用できることを意図している．このため，組織やその製品の性質によって，この規格の要求事項のいずれかが適用不可能な場合には，その要求事項の除外を考慮してもよい．その規定が，ISO 9001 の 1.2（適用）にある．その原則は次の二つである．

・除外ができるのは，ISO 9001 の 7.（製品実現）の要求事項に限る．
・除外は，要求事項を満たす製品を提供するという組織の能力，または責任に影響しない要求事項に限る．したがって，要求事項に適合する製品を提供するうえで必要な QMS 要素は，すべてその適用範囲に入れる必要がある．

一見して無関係と思っても除外せずに，規格の意図に立ち返って意味のあることはすべて QMS の対象として適用することが重要である．

②　**管理責任者**　[ISO 9001 の 5.5.2（管理責任者）]

トップマネジメントは質にかかわる管理責任者を任命し，必要な権限をもたせる．管理責任者はトップマネジメントに代わり，QMS を確立し，実施し，維持する重要な任務を果たすことが要求されており，これに適任者を選ぶことが QMS のできばえを左右するといっても過言ではない．つまり，管理責任者は QMS の顔となる人物といえる．

③　**適格性確認プロセス**　[ISO 9000 の 3.8.6（適格性確認プロセス）]

適格性確認プロセスは次のように定義されている（一部抜粋）．

> 規定要求事項を満たす能力を実証するプロセス．
> 参考 2．適格性確認は人，製品，プロセス又はシステムに関連する

> ことがある.
> 参考3. 人に適用する場合には"資格認定",製品に適用する場合には"承認"としてもよい.

適格性確認プロセスとして,ISO 9001では5.6(マネジメントレビュー),7.2.2(製品に関連する要求事項のレビュー),7.3.4(設計・開発のレビュー),7.3.5(設計・開発の検証),7.3.6(設計・開発の妥当性確認),7.4.3(購買製品の検証),7.5.2(製造及びサービス提供に関するプロセスの妥当性確認),7.6(監視機器及び測定機器の管理),8.2.1(顧客満足),8.2.2(内部監査),8.2.3(プロセスの監視及び測定),8.2.4(製品の監視・測定)および8.3(不適合製品の管理)などが規定され,要求されている.

④ **注文**[ISO 9001の7.2.2(製品に関連する要求事項のレビュー)]

顧客の要求事項からすべての業務が始まる.まず製造(サービスの提供)に先立って,契約や注文によって製品に関連する要求事項を明確にすることが起点となる.

⑤ **顧客所有物**[ISO 9001の7.5.4(顧客の所有物)]

顧客所有物とは顧客から支給され,製造またはサービス提供時に使用するものおよび製品に組み込むものを指す.顧客所有物に要求される管理には二つの側面がある.一つは,顧客所有物であるからといってその品物が不良品の場合には,組み込んだ製品全体の質が悪くなる.その責任は顧客ではなく組織にあり,そのために必要な納期管理,受け取り時の検査,組み込むまでの顧客所有物の保存等の管理が必要である.

もう一つの側面は,顧客の財産を守ることであり,開発環境の提供,設備,治工具,試験器,テスト機器などの貸与および貸与された技術,知識などの知的所有権を使ってソフトを組むなども含まれる.

医療での適用 医療において,上記②,④,⑤の要求事項を適用する際に注意すべきことなどを以下に示す.

② **管理責任者**

医療機関においては医療機関のすべての部門,階層に対して指導力の発揮できる人を選ぶ必要がある.特に,医師(医局)に対して影響力を行使でき

る人が必要である．

④ **注文**

患者は要求事項を必ずしも明確にできるわけではなく，また，疾患の経過によって状態が変化するものである．したがって，患者状態の変化に応じてその都度，患者の真の要求事項を把握する努力が必要であるし，場合によっては医療側が患者の要求を斟酌して，両者合意のもと要求事項を明確にしていかなければならない．

また，医療においては準委任契約（法律行為以外の事務処理を委託する契約で，委任に関する諸規定が準用される）関係であるという認識が必要である．医療では，保険証をもってきた時点で包括的に委任を受けたことになり（契約締結），実際に契約書を取り交わすような運用ではない．

⑤ **顧客所有物**

医療機関において管理の対象と考えられる顧客所有物を次に例示する．

・病歴と過去の治療情報（紹介元である医療機関から借り出されたレントゲン写真も含む）
・顧客の体内にある過去の医療サービスの結果
・患者が所有しているまたは持ち込んだもので医療行為にかかわるもの（コルセット，ペースメーカー，義足，薬，自己血輸血，人工授精の精子・卵子など）

上記以外に，保険証，現金，通帳，貴金属，宝石，衣服，酒，タバコ，携帯電話，テレビなどの持ち込まれた物品についても適切な管理が必要である．また，例えば入院患者に対する持ち込みについての医療機関として指針を整備することも重要である．

ナレッジマネジメント
knowledge management

定義 ナレッジマネジメントとは，組織内にある技術，知識，ノウハウなどを再利用可能なようにマネジメントすることをいう．組織内で個人がもつ目に見えない形の知識を，どのように可視化して組織の財産にするか，継承するかという課題を解決するための考え方を提供するものである．このような課題は，技術の伝承をどうするか，ノウハウを標準化するにはどうするかといった形で古くから取り組まれていたものであるが，野中郁次郎らがナレッジマネジメントという呼称と方法論を提案したことで，注目をあびることになった．

SECIモデル 野中らが提唱するナレッジマネジメントの基本モデルは，SECIモデルと呼ばれる．これは暗黙知が形式知に変換される過程を示したものである．暗黙知とは，知識のうち勘や直観，個人的洞察，経験に基づくノウハウのことで，言語・数式・図表で表現できない主観的・身体的な知識のことである．形式知とは，言葉や文章，数式，図表などによって表すことが可能な客観的・理性的知識のことである．

SECIモデルは，暗黙知から新たに暗黙知を得る共同化プロセス，暗黙知から新たに形式知を得る表出化プロセス，形式知から新たな形式知を得る結合化プロセス，形式知から新たに暗黙知を得る内面化プロセスからなる．各プロセスは，英語でSocialization, Externalization, Combination, Internalizationと呼ぶので，その頭文字をとってSECIモデルと呼ぶ．

SECIモデルは，どちらかといえば概念モデルであり，知を創造する，あるいは暗黙知を形式知に変換する具体的な方法が提示されているわけではなく，考慮すべき要因，ノウハウが示されているにすぎない．

工業でのナレッジマネジメントの例 工業においては，従来からナレッジマネジメントと呼んではいなかったが，これに類する活動を行っている．例えば，設計不具合，不良品，市場クレームの分析から得られた知見を技術標準に活かす，現場の作業者が個人で有する技能，いわゆる職人技を分析して作業標準に活かす，などは知識の可視化，再利用化を目指したもので，ナレ

ッジマネジメントにほかならない.

ITの発達,特に記憶容量の増大によって,過去のトラブル事例を徹底して蓄積することもナレッジマネジメントの一形態であるが,ただ貯めるだけでは役に立たず,分析を行って知識の抽出,整理を行う必要がある.

医療における例 医療においても,ナレッジマネジメントを適用すべき対象が少なくない.医師が診断時に利用している診断確定までのロジックを書き出し,標準診断指針やクリニカルパスの形に表すことは知識の表出化である.また,標準診断指針をデータベースとしてまとめたコクランライブラリー[→根拠に基づいた医療/p.80]なども,知識の再利用の好例である.診断のロジックのような暗黙知を形式知化することによって再利用可能になるとともに,他人を含めて検討することが可能になり,診断技術の向上につながる.

医療における意義 これまで医療では,このような知識が個人の暗黙知の形で活用されることが多く,個人の技能,知識で医療の質が決まっていた.今日では,医療技術は高度化し,活用すべき知識の数は増加している.また,チーム医療が主流となり,種々の知識をチームで共有することの必要性も高まっている.したがって,医療技術・知識のナレッジマネジメントをいかにうまく行うかが,医療の質向上の鍵となる.

医療での進め方 先にも述べたように,医師の頭のなかを可視化する以外にも,インシデントレポートを分析して事故を防止する活動も,過去の事例から事故防止のための知識を得ることであるから,ナレッジマネジメントの活動に含まれる.過去の例から知識を得て可視化する,というのがナレッジマネジメントの主要な活動の一つであり,EBMの実践,症例検討会の実施,標準化の推進などはナレッジマネジメントの一形態と考えることができる.

IT化とナレッジマネジメント オーダーリングや電子カルテのようなITを活用したツールが,医療の世界にもますます活用されるようになってきた.ITツールは,大容量の記録を蓄積できる,検索が容易になるなど,知識の再利用化に有効な機能をもっている.これをどのような形でナレッジマネジメントに活用するかを,導入時に検討することも大切である.

第3章

医療安全

医療事故
adverse events in health care, adverse events in healthcare

定義 医療事故（アクシデント）は医療にかかわる場所で，医療の全過程において発生するすべての事故をいい，医療従事者の過誤，過失の有無を問わない．医療行為はもともと不調な部分をもつ人体に対する侵襲行為（検査，手術，薬物）であることが多く，予想外の有害な結果を発生し得るという本質的な難しさがある．現在の医療水準から判断して正しく実施された医療行為であっても，事故の原因となり得ることが医療の特徴の一つである．それに対して，医療を提供する過程で何らかのミス（見込みのミス等注意義務の怠りからくるもの）があった場合には医療過誤という．

関連用語の説明 医療事故となり得たが，偶然もしくは適切な処置によって事故には至らなかった状況や事件をインシデントという．ヒヤリ，ハットしたことからヒヤリハットともいう．初期には障害がなくても，経過によって障害の生じる事例などもあり，事故と区別できないことも多い．

事故の種類 輸血ミス，誤薬など，医療過誤が明白な事例もあるが，体内留置チューブの自己抜去，薬物過剰反応による障害などは，患者の状況，医療者の処置が適切であったかどうかの検討が必要であり，医療過誤か否かの判断が困難な場合も多い．医療行為と直接関係しない医療事故として，転倒・転落等による損傷，失踪，新生児誘拐・誤認，自殺（企図），院内の暴行事件，施設の被害，盗難などがあげられる．このうち，転倒，転落を除いては，医療事故と捉えられないことも多いが，これらも患者，家族，職員等に障害の及ぶ危険性があり，病院組織として管理することが求められている．発生頻度の多い医療事故，インシデントには，誤薬，転倒・転落，チューブのはずれ，閉塞（チューブトラブル）に関するものがある．

米国での医療事故 米国ではJCAHO（医療機関評価認証合同委員会）において特に重大な事象を警鐘事例（センチネルイベント）として基準を決めている．認定病院で警鐘事例が発生した場合はRCA（Root Cause Analysis: 根本原因解析）法を実施し，報告することが義務付けられ，怠ると認証取消しとなり得る．

医療事故発生時の対応　医療事故が発生した場合には，患者に対する治療等の処置を第一に行うことが必要である．また，患者および家族に対しては誠意をもって事故の説明などを行う．説明は，原則として病院の幹部職員が対応する．医師および看護師等は，患者の状況，処置の方法，説明内容等を診療記録，看護記録などに客観的かつ正確に記載する．死亡に至った際には死体検案を行い，異状死体またはその疑いがある場合には，医師は院長に報告するとともに，患者，家族の了解後，速やかに警察署に届出を行う．

システム改善の重要性　このような発生時の対応は応急処置といわれるものであり，大切なのは事故が起きた根本原因を追究し，再発しないようにミスの発生確率の低い手順，方法を確立すること，いい換えれば質を保証できるシステムに改善していくことである．医療事故の約50％はミスによって生じる医療過誤といわれており，人の注意力に頼るのではなく，ミスを防止するための工夫を積極的に取り入れることが必要である．例えば，バーコードなどのITの活用，フェールセーフ，エラープルーフのような未然防止，影響緩和のための手段を採用することを考慮するとよい．

質保証活動とのかかわり　医療の高度化にともない，医療職員にはさらに高度な知識，技術が要求され，医療事故が生じやすい状況になっている．安全は医療の質の基本事項であり，質の向上によって安全確保につながる．そのためには，職員個々の技術・知識の向上，医療業務の定期的見直しと改善，さらに多職種協働実践を通して組織的な管理を行い，安全な医療を提供していく必要がある．

その他の注意　米国，オーストラリアの調査によれば，入院患者の約10％は何らかの医療事故に遭っているという報告もある．ただし，これらの場合には，過誤の有無を問わず，想定外の結果をすべて医療事故として集計している．医療事故は人命，費用など大きな社会的影響を与える．また，医療事故あるいは医療過誤に関する隠蔽事例が報道され，医療不信の原因となっている．医療従事者は，その社会的影響の大きさを考慮して，医療事故防止への取組み体制を確立していかなければならない．一方で，医療事故は刑事問題であるという誤解があり，警察への届出の是非が問われている．患者の安全確保とともに，医療従事者の人権擁護にも配慮が必要である．

リスクマネジメント（危険管理）

risk management

24, 50

リスクマネジメントと関連用語の説明　一般に，事故や危険がなるべく起きないように対処すること，および事故や危機的な状況が発生した後に対応する活動をリスクマネジメント（危険管理）と呼ぶ．また，リスクマネジメントのなかで，組織の存続に多大な影響を及ぼすリスクに対して対応することをクライシスマネジメント（危機管理）と呼ぶ（図）．ただし，これらの用語は，分野や人によって異なる意味で使っている場合があるので注意が必要である．

考慮すべきリスクには，自然災害，火災や設備の事故，人事・労務上の問題，情報漏洩，株価暴落や景気変動，PL（製造物責任）などの製品に関する不具合，不祥事など様々なものがある．

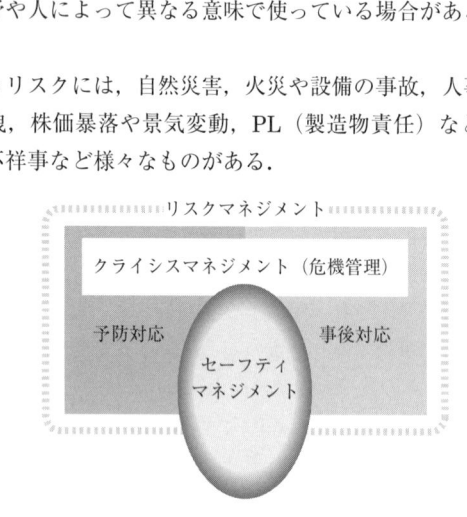

図　リスクマネジメントと関連用語との関係

リスクの特定・分析・対応　事故や危険がなるべく起きないようにするために，まず潜在リスクにどのようなものがあるかを明らかにする．次に，そのなかで現状考えられるリスクの分析を行う．この分析においては，リスクの大きさの算定，システムや対応体制の弱点の分析，対応状況の実態把握を行う．

リスクの算定では，発生確率と被害の大きさを評価する．この分析に利用できる手法としては，FTA（故障の木解析），FMEA（故障モード影響解析）

などの信頼性技法のほか，多くのものが用意されている．被害規模の算定では，破局的事故，重大事故，事故などの定性的な評価をするのが一般的である．

リスクへの対応方法としては，排除，削減，移転，保有などがある．このうち移転は，保険や契約などでリスクによる損失を他者と分担することである．保有とは，予備資金を準備するなど，リスクを受け入れることである．最後に，分析された現状のリスクに対して，対策の必要性の有無を検討し，優先順位に従って実施していく．

事後対応マネジメント 事故や危機的な状況が発生した事後対応では，応急処置に対応するエマージェンシープラン，復旧作業に関するリカバリープラン，バックアップのためのバックアッププランなどの対策を講じる．これらをまとめてコンティンジェンシープラン（不測事態対応計画）と呼ぶ．具体的な活動は，発生した事故や状況に大きく依存するので一般的に述べるのは難しい．発生時は緊急の処置を要することが多いので，普段から対応マニュアルを整備しておくことが大切である．

JIS Q 2001 2001年には，JIS Q 2001（リスクマネジメントシステム構築のための指針）が発行された．これは，リスクマネジメントシステム構築のための一般的な原則と要素を提供したもので，PDCAサイクルに基づき継続的に改善を行い，リスクに適正に対応することを意図している．

医療でのリスクマネジメント，セーフティマネジメント 医療分野でもリスクマネジメントという用語が用いられるが，医療事故の未然防止または事後の対処，あるいは質保証活動の一部を意味していることが多い．これは，医療事故というリスクに対するマネジメントになっており，通常のリスクマネジメントよりも限定して考えていることに注意すべきである．もともとは，医療事故は病院にとってのリスクであるということから取組みが始まったのであるが，患者指向という観点から患者にとってのリスクは何かを考えることが重要である．

このような狭い意味でのリスクマネジメントは，訴訟などによる病院への損害を防ぐことに重点を置いていることから，患者の過誤や損傷を防ぐことに重点を置くセーフティマネジメントという考え方が生まれた．セーフティ

マネジメントはかつて医療行為を含まない火災,盗難などに使われてきたが,医療行為を含む患者への安全対策と広義に定義されている.すなわち,リスクマネジメントは組織防衛を主眼にしているのに対して,セーフティマネジメントは患者の安全確保を主目的にしている考え方である.したがって,日本の病院で配置されているリスクマネジャーは,セーフティマネジャーと呼ぶのが適切である.

米国でのリスクマネジャー　米国では,各施設1名から数名のリスクマネジャーが配置されている.その職務範囲は広く,①損失防止と軽減のためのプログラム管理,②クレーム管理(医療機関に対する要求),③リスクファイナンス(リスクに対する資金準備,保険等),④法的業務(弁護士との連携),⑤教育業務,などがあり,病院幹部と密接な連携をとりつつリスク処理の方針を明確かつ迅速に決定する.このように,米国では本来の意味に近い形でリスクマネジャーはリスクマネジメントの業務にあたっている.一方,日本でのリスクマネジャーは,セーフティマネジメントの業務にあたっている場合が多い［→医療安全推進/p.253］.

病院でのリスクマネジメントの実施　医療機関においても,本来の意味でのリスクマネジメントは必要である.先に述べた考慮すべきリスクは,組織の形態によらず発生し得るものであり,医療事故以外の対応策を検討しておく必要がある.

社会のリスクマネジメントへの対応　一方,医療機関は社会におけるリスクマネジメントにおいて重要な役割を果たす.特に,自然災害や大規模事故の発生時には,通常の救急とは異なる体制が必要となる.その際の,病院内での緊急時マニュアルを準備するとともに,自治体など関連機関との連携体制について検討しておく必要がある.

医療事故分析

analysis of adverse events in health care, analysis of adverse events in healthcare

意義 医療事故が発生しないことが理想であるが，現実には事故が発生している．事故が発生した場合には，患者および家族に適切に対応して，事故の原因を分析し再発防止に活かすことが大切である．特に，ミスの発生確率の低い手順，方法を確立すること，いい換えればシステムの改善に役立てることが必要である．手順を決めたり，医薬品，医療機器を開発する際には，医療安全という視点が中心ではなく，医療従事者にとってやさしくないシステムであることが医療事故の原因であることが多い．できる限り人間にとってやさしいシステムを構築することが，今後の課題である．

実施上の注意 医療事故を分析するための手法は，特に定められたものがあるわけではないが，以下に説明する手法を活用することで，効果的，効率的に事故原因を追究することができる．再発防止のためには，これらの手法を理解するとともに，事故の報告制度を構築して，事故の内容を正確に把握することが大切である．また，事故だけでなく，インシデント，ヒヤリハットからも多くの教訓が得られるので，分析対象とすべきである．

SHELモデル SHELモデルとは，ヒューマンファクター工学のモデルで，ソフトウェア（S），ハードウェア（H），環境（E），ライブウェア（L：人間）の関係を表したものである（図）．最初にE. Edwardsが提唱し，その後KLMオランダ航空のF.H. Hawkins機長が図の形に改良した．このモデルでは，ヒューマンエラーは中心にあるライブウェアの凹凸と，それを囲む各要素の凹凸がうまくかみ合っていないところに発生することを示している．近年は，マネジメント（m）を加えたm-SHELモデル，医療向けに患者（P）を加えたP-mSHELモデルも提案されている．SHELモデルは，事故の分析の際に要因の観点を与えるものである．Sには仕事の手順またはマニュアル，手順書など，Hには医療機器や器具，Eには物理的環境と労働条件，勤務時間などが含まれており，それぞれの要因にどのような問題があったかをあげる．Lは当事者と関係者の2通りがあり，それらの人々の心理状態，知識，経験などを検討する．また，要因ごとに対応策をあげていく．

4M-4Eマトリックス分析 4M-4Eマトリックス分析は，SHELモデルと同様に分析の際の観点を与えて，対策案をマトリックス（二元表）上に整理する方法であり，NASA（米国航空宇宙局）で用いられている手法である．マトリックスの横軸には4M，すなわちMan（人間），Machine（物，機械），Media（環境），Management（管理）をとり，それぞれの観点から原因を特定する．ManとMachineはSHELモデルのLとHに対応する．Mediaは，施設，設備，マニュアルなど，Managementは管理方法，教育訓練方法などである．縦軸には4E，すなわちEducation（教育・訓練），Engineering（技術・工学），Enforcement（強化・徹底），Example（模範）をとる．Educationは知識，実技，意識など，Engineeringは医療機器，使用材料など，Enforcementは手順の設定，規定化，注意喚起など，Exampleは模範や事例紹介である．4Mであがった原因に対して4Eの観点から対策案をあげ，マトリックスの対応するマスのなかにその対策案を書き入れていく．

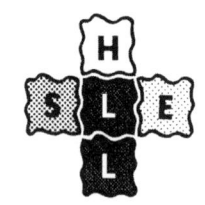

図 SHELモデル
［出典 F.H.ホーキンス著，黒田勲監修，石川好美監訳(1992)：ヒューマン・ファクター，成山堂書店］

RCA RCA（Root Cause Analysis: 根本原因解析）法は，不具合や事故というトップ事象からたどって，その背後にひそむシステムの問題，特にヒューマンエラーを探る方法である．FTA（故障の木解析）を簡便にした方法である．米国では171の退役軍人病院（VA）のRCAが普及しており，JCAHO（医療機関評価認証合同委員会）では医療事故の調査でのRCAの利用を義務付けている．RCAでは，事故にかかわるプロセスを知り得る多職種のメンバーによるレビューを行い，解析においては個人の行動ではなく，システムやプロセスに着目する．そして，有害事象を減少させる方法を同定し，評価方法を決め追跡調査する．

FMEA・FTA 医療事故の分析において，信頼性技法であるFMEA（故障モード影響解析）やFTAを活用できる．特にFMEAは，事後ではなく，事故を予測して未然防止する際に有効である［→FMEA・FTA/p.309］．

Medical SAFER Medical SAFERは，原子力発電所でのヒヤリハットを分析するために開発されたH-SAFERを医療版に改良したものである．

この手法では，時系列事象関連図を作成することに大きな特徴がある．これは，横軸に事故にかかわった人やモノを，縦軸に時間軸をとり，何がどのようにして起こったのかを流れ図で表したものである．何が起こったかという事象は事故の関係者がカードに書き出し，模造紙などに関連した人と時間の軸を書いておいて，それにカードを貼っていくことで図を作成する．この図を用いて，どのように事象が連鎖するかを把握する．そして，この図から事故につながった事象や関連者同士のやりとりに含まれる問題点を抽出する．さらに，各問題点に対して背後要因を列挙し，対策案を立案する．

POAM これまで述べた分析方法は，事故にかかわる種々の要因全体を広く分析する手法である．棟近は，種々の要因のなかからプロセス，すなわち仕事の手順の問題に絞って分析する手法として，POAM（Process Oriented Analysis Method）を提案している．この方法では，正しい業務は，業務担当者が正しい情報を受け，業務に必要な正しいモノをとり，正しく作業を行うことで達成できるというモデルに基づいている．情報とは，指示，申し送り事項，検査結果などである．モノとは，薬剤，輸液，器具などである．分析では，事故の当事者を中央に○印で表し，その人が正しく業務を行うためにはどのような情報，モノ，作業が必要であったかを書き入れる．そして，これらの情報，モノ，作業のうち，誤っていたものが何かを特定する．さらに，誤ったものにかかわる仕事の手順を調べ，その仕事の手順を改善するものである．この分析で使う図は，インプット→プロセス→アウトプットを表したもので，標準的なプロセスの記法を医療業務に当てはめたものであり，容易にプロセスの分析ができることが特長である．

手法活用上の注意 これまで述べた手法以外にも，事故の分析に利用できる多くの手法がある．例えば，要因を整理するためには QC 七つ道具の特性要因図や新 QC 七つ道具の系統図が活用できる．また，人間信頼性工学の分野では，ヒューマンエラーを分析するための種々の分析手法が用意されている．最良の手法というのはあり得ないので，適宜目的に応じて選択することになるが，院内で標準的な分析方法を定め，全員に教育を行うのがよい．共通の方法論があれば，事故分析を効率的に行うことが可能となる．

事実の分析と報告書書式 分析において最も大切なのは，事実関係を明ら

かにして，必要な対策を講じるという分析の目的を理解することである．個人を責めたり，反省を行う場として分析会を行うのではない．よりよい解析を行うためには，事故にかかわる様々な事実が把握できることが必要であり，そのためには事故報告書の書式をどのようなものにするかをよく考える必要がある．分析の際に必要な事項を記入者に書いてもらえるように，書くべきことをあらかじめ書式で規定するのがよい．また，与薬事故と転倒・転落事故では事故の要因や打つべき対策が全く異なるので，事故のタイプによって異なる書式を用意することも必要である．一般に，せっかく事故報告書を提出してもらっても，分析に必要なことが書いていないために分析ができないことが少なくない．どのようなことを記載すべきかを教育するとともに，一度は事故分析を経験してもらうのがよい．実際に経験すれば，要因や対策をあげるためには，どのような情報が必要かを理解することができる．

当事者を含めるか　事故の分析に当事者を含めるかどうかについては，賛否両論がある．当事者を含めると責任追及の場になったり，反省会になって，再発防止のための対策を考えるという本来の目的を達成できないおそれがある．また，事実を冷静に観察するためには，第三者が公平な立場で分析したほうがよいという考え方もある．一方，よい分析のためには事故の事実関係を正しく把握する必要があり，そのためには事実を最もよく知る当事者から情報を収集する必要もある．また，事故分析は個人を責めるのではなく再発防止のために実施するという文化を醸成するためには，当事者を含めたほうがよいという考え方もある．事故の影響の大きさによっても状況は変わるので，一概に決めることはできない．したがって，当事者の心理状況なども考慮して適宜判断する必要がある．

医療安全推進委員会での検討　再発防止策は，一つの部門内で検討できることもあるが，チーム医療が主流の現在では，単に個人の単純ミスで事故が発生している場合は極めてまれで，部門間の連携によって解決すべきものが多い．部門内の分析で済ませるのではなく，必要なのは医療安全推進委員会のような病院全体の安全にかかわる会議体で分析，検討を行い，適切な対策を実施することが大切である．また，そのような活動を効率的に行うために，事故報告制度の構築が不可欠である［→医療安全推進/p.253］．

医療安全推進

promotion of health care safety, promotion of healthcare safety

医療安全管理体制 安全確保には，組織的な質向上活動が必要である．すなわち，管理責任者である院長が安全管理体制の構築を決断し，効果的な経営資源の配分（専門担当職員配置，予算の配分など）をしなければならない．特に近年では，医療の高度化，複雑化にともないミスや事故の発生の可能性が高くなっており，患者安全を推進する医療安全推進室などの組織が不可欠になっている．医療安全推進室長は，院長，副院長クラスの責任と権限をもつ人を任命し，安全推進に必要な経営資源の配分などが早期に決断できる体制にしておくことが必要である．

セーフティマネジャー 病院全体としての安全推進活動を進めるために，安全対策を企画，推進，実行する者をセーフティマネジャーという．セーフティマネジャーの役割には，事故報告制度，医療安全推進委員会などの質・安全にかかわる仕組みの整備と推進，質・安全にかかわる教育の企画と実施，事故の分析と組織的改善課題の洗い出し，質・安全にかかわる会議体の管轄などである．業務の重要性と業務量を考慮すれば，セーフティマネジャーを任命する必要がある．また，医療安全推進室長と同様に，病院全体の安全に関して責任・権限をもつ院長，副院長クラスの人をあててその重要性を示さないと医療安全は進まない．なお，リスクマネジメントは組織防衛目的で行い，セーフティマネジメントは安全を主目的に行う活動である．したがって，安全を推進する役職としては，リスクマネジャーではなくセーフティマネジャーと呼ぶのが適切である［→リスクマネジメント/p.246］．

医療安全推進委員 質・安全にかかわる活動を円滑に進めるために，医療現場と安全推進委員会の橋渡しの役割を担う安全推進委員を置くこともある．安全推進委員は，医療安全推進委員会の構成メンバーとなり，医療安全推進室やセーフティマネジャーによる様々な企画，方針などを各部門に推進するための支援を行う．例えば，医療安全推進委員は，インシデントに関しては職員にインシデントを積極的に報告することを促す，当事者から受けた報告を委員会へ報告する，委員会で分析して対策を立案する，必要な情報を

職員へフィードバックするなどの役割をもつ．セーフティマネジャーや安全推進委員などの要員は，その役割ごとに必要な能力をもつことが望まれる．特に，質マネジメントの考え方や技法を習得する必要があり，そのため適切な教育および訓練計画を策定し，実施する必要がある．

事故報告制度　インシデント・アクシデントの報告制度は，2002年からすべての病院あるいは有床診療所において院内報告制度が義務付けられた．効果的な安全対策には，収集した情報を，的確な原因分析に基づき改善策を実施し，必要な情報を職員に迅速に還元する仕組が必要である．自発的に報告させるためには，犯人探し（責任追及）でなく，再発防止（原因追究）が目的であることを示す必要がある．

実施上の注意　医療安全を効率的，効果的に進めるためには，これまでに述べた推進のための組織体制を確立することが必要である．事故が起きた際の対応を適切に行い，再発防止策を講じていく仕組みを確立することが最初にやるべきことである．一方，事後対策だけでなく，未然防止の取組みも行うべきである．過去の事故事例を参考に問題のありそうな仕組みを見直す，安全パトロール，KY（危険予知）活動を実施することなどがあり得る．KY活動とは，医療現場の絵や写真などを見せて，そこに潜む危険性を予測，評価するもので，職員の危険に対する感度を上げるのに効果がある．

また，安全の意義を全職員に周知し，安全文化を醸成していくことも大切である．安全推進は，業務の多忙を理由におろそかにされてしまうことがあるが，積極的に時間を作って進めないと安全の確保は難しいということを認識すべきである．特に，部門間の連携の問題による事故が増えており，部門をまたがった協力体制をどのように構築するかが重要な課題である．

安全推進は，病院のリスクを回避する，すなわち訴訟を防ぐことを目的に進めるのでは，真の顧客満足は得られない．顧客指向でセーフティマネジメントを推進した結果として訴訟がなくなるようにすべきである．

質保証上の意義　医療安全は医療の質の基本であり，中核である．医療安全推進の体制は安全だけでなく，医療業務の質全般を向上させるためにも活かすことができる．その体制をもとに質の向上に努め，質向上によって安全が確保されるという状態になることが望ましい．

ヒューマンファクター・ヒューマンエラー [20, 51, 55, 56]
human factors, human error

ヒューマンファクター ヒューマンファクターという言葉には，二つの使い方がある．一つ目は，人間や機械などで構成されるシステムが，安全かつ効率よく目的を達成するために考慮しなければならない人間側の要因のことである．これには，人が本質的にもつ生理的，情緒的特性や個人的資質という要素がある．

例えば，人は何時間も意識を集中したり行動したりすることはできず必ず疲労がたまっていく，予期しない事態になるとパニックに陥る，さらに焦り，怒り，面子，奢り，悲哀，油断，忘却など，これらは人間である以上誰もが保有する本質的な特性であり，そういうことを前提にしてシステムを設計することが必要となる．このなかには，予測しなかった突然のトラブルに柔軟に対応したり，機械では発見できない微妙な変化に気づいたりといったプラス面に働く特性と，忘れる，思い違い，判断ミス，不注意といったマイナス面に働く特性とがある．前者についてはヒューマンパフォーマンス，後者についてはヒューマンエラーにそれぞれ関係してくる．

もう一つは，人間に関する基礎科学で得られた知見を，人間や機械などで構成されるシステムに応用して，生産性，安全性および人間の健康と充実した生活を向上させるための応用的科学技術のことである．一つ目の人間側の要因と区別するために，これをヒューマンファクター工学と呼ぶことがある．ヒューマンファクター工学を説明するためのモデルとしては，SHELモデルがよく知られている［→医療事故分析／p.249］．

ヒューマンエラー ヒューマンエラーとは，"意図しない結果を生じる人間の行為"である（JIS Z 8115）．すなわち，人間が犯す誤り，見間違い，思い違い，勘違い，忘失などである．

人間が外部からの情報を感知して行動する場合，技能ベースの行動，規則ベースの行動，知識ベースの行動という三つに分けて捉える考え方が提唱されている．技能ベースとは，あまり意識せずに外部からのシグナルに応じて自動的に行動するものである．規則ベースは，日常的な状況からずれたとき

に,長期記憶に蓄えられた行動のルールを意識的に使って行動する場合である.知識ベースは,意識的ということでは規則ベースと同じであるが,過去の経験による決まりきった行動ルールが適用できないときに,過去の経験,知識を活用して状況を診断し,問題解決を図るものである.それぞれの場合でヒューマンエラーの発生要因は異なってくるので,その防止策も異なったものになる.

エラーの要因としては,技能ベースでは個人の内的要因が中心であり,規則ベース,知識ベースでは,個人の経験のほか,システム,インターフェース,環境,判断・決定にかかわる外的支援の要因が大きくなる.

ヒューマンエラー対応策 どんなに完璧なシステムを作り,そこに関与する人間を訓練しても"人は誰でも間違える(To Error is Human)"なので,そういう前提に立ってシステムを設計・運用していくことが大切である.一般に,以下のようなアプローチが基本となる.

・人が間違えないように訓練する.
・人が間違えにくいシステムにする,人を使わないシステムにする,あるいは間違えてもすぐ発見できるようにするなど,エラープルーフの工夫を取り入れる.
・フェールセーフなどを取り入れてミスの影響が大きくならないようにする.

ただし,"人は誰でも間違える"という観点だけではマイナス指向にしかならないので,むしろ"人だからこそできる"といったプラス面の捉え方も必要であり,単に人による作業を排除するのではなく,むしろ人のもつ長所を活かしつつ間違えやすい短所をどう補完していくかを考えることが大切である.

人間の意識レベルには,無意識・失神(フェーズ0),意識ボケ(フェーズI),正常—リラックス(フェーズII),正常—クリア(フェーズIII),過緊張(フェーズIV)の5段階がある.勤務時間中の大部分は頭脳がリラックスした状態(フェーズII)にあり,頭脳がクリアな状態(フェーズIII)は,1回の継続時間が15〜30分間であり,合計でも2〜3時間しか継続できない.したがって,平常の仕事はフェーズIIでも間違いなくできるよ

うにしておき，重要な仕事はフェーズIIIで実施できるようにしておく．フェーズIVはいわゆるパニック状態であるので，そのときに対策を考えようとしても無理である．想定される非常事態については対策，実施手順を決めておき，チェックリストなどを用いて実施することが必要である．

エラーの分類方法と，各エラーに対する対策の立案方法は様々なものがある．作業におけるエラーに関しては，作業命令を受けて人間が知覚・感覚，識別・判断，決定・行動などの過程を経て作業が行われると捉え，各段階で起こり得るエラーを分類する方法がある．その分類と対策を整理したものを図に示す．これは主に化学プラントでの作業を対象に整理したものであるが，種々の作業に応用することができる．

医療での適用 医療においては，人が実施する作業が非常に多い．また，患者状態に適応しながら作業を実施することが多く，割り込みや変更も頻繁に行われるので，決められた順番で実施できるような組立て作業よりも，ヒューマンエラーが発生しやすい条件下で作業をしなければならない．さらに，エラーを犯した場合に人命にかかわることもあり，その影響は大きい．このような状況下においてこそ，人がエラーを犯しにくいシステムを設計して運用すべきであるが，現段階では有効なシステムは構築されていない．したがって，これまでに述べた人の特性を考慮して，ヒューマンファクター工学を活用した人がエラーを起こしにくいシステムの設計が急務である．

事故が発生した場合には，"人は間違える"という側面を重視して事故分析を行い，それを事故対策につなげることが望ましい．人の間違えの防止に関しては，人間工学，人間信頼性工学の分野で種々の研究がなされているので，そこでの知見を積極的に取り入れるべきである［→信頼性/p.107］．例えば，前述した作業におけるエラーの分類，要因は，インシデント分析の観点として有用であり，対策の立案にも活用できる．また，与薬業務におけるエラーモードとエラー要因，エラープルーフを活用した対策事例が整理された研究も見られる．情報技術も活用して，積極的にエラープルーフの対策を取り入れていくことが必要である．

情報が正しく提供されない．

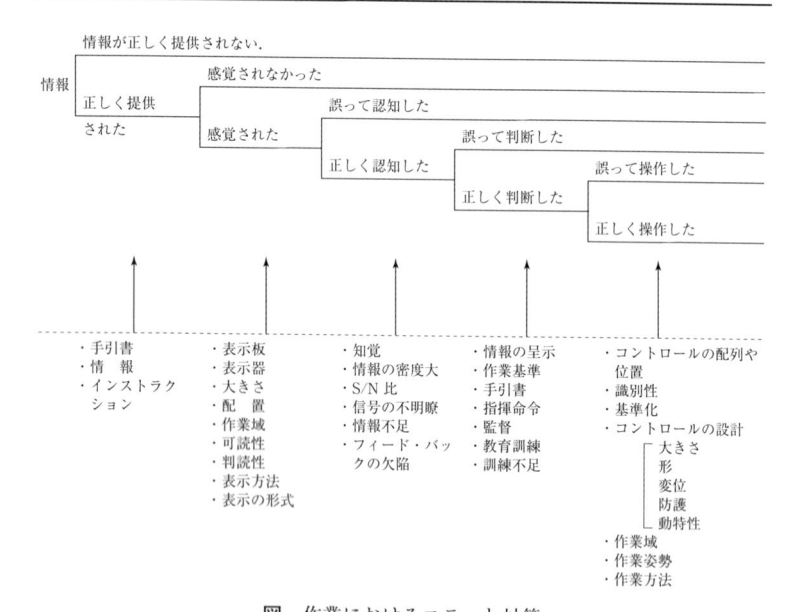

情報 ─┬─ 正しく提供 ─┬─ 感覚されなかった
　　　 された　　　 └─ 感覚された ─┬─ 誤って認知した
　　　　　　　　　　　　　　　　　　 └─ 正しく認知した ─┬─ 誤って判断した
　　　　　　　　　　　　　　　　　　　　　　　　　　　　 └─ 正しく判断した ─┬─ 誤って操作した
　　　　　　　　　　　　　　　　　　　　　　　　　　　　　　　　　　　　　　 └─ 正しく操作した

・手引書	・表示板	・知覚	・情報の呈示	・コントロールの配列や位置
・情報	・表示器	・情報の密度大	・作業基準	・識別性
・インストラクション	・大きさ	・S/N 比	・手引書	・基準化
	・配置	・信号の不明瞭	・指揮命令	・コントロールの設計
	・作業域	・情報不足	・監督	┌ 大きさ
	・可読性	・フィード・バックの欠陥	・教育訓練	│ 形
	・判読性		・訓練不足	│ 変位
	・表示方法			│ 防護
	・表示の形式			└ 動特性
				・作業域
				・作業姿勢
				・作業方法

図　作業におけるエラーと対策

[出典　林喜男 (1984)：人間信頼性工学，海文堂出版]

第4章

運用・推進技術

5S

36, 57

5S, five S's

定義 5Sとは，整理（Seiri），整頓（Seiton），清掃（Seiso），清潔（Seiketsu），しつけ（Shitsuke）を行うことをいう．この活動は，ただ単に職場をきれいにするという表面的な目的で行うのではなく，この活動を通じて標準化，標準の遵守，3現主義（現場・現物・現実），目で見る管理などを教育し，現場での問題発見能力，解決能力を高めることを目的として行われる人材育成プログラムである．

整理 整理とは，必要なものと不要なものを区分し，不要，不急なものを取り除くことである．いるもの，いらないものに分けるためにはその判断基準が必要であり，それが標準である．現場の作業方法では必要と認められていても，その場所にそれだけの量が必要か，改善の余地はないかを検討し，よりよい方法が見つかればそれを新たに標準として定めていく．

整頓 整頓は，必要なものを決められた場所に決められた量だけ，いつでも使える状態に容易に取り出せるようにしておくことである．探す無駄をなくすことが目的である．

清掃 清掃は，隅々まできれいに清掃し，問題点が分かるようにすることである．この目的は，きれいな職場で気持ちよく働けるようにするという環境作りと，隅々まで目を光らせることによって問題点を発見することである．

清潔 清潔は，汚れを取り除いておき，発生した問題がすぐ分かるようにしておくことである．清潔は清掃を行うことで達成されるわけであるが，清掃は隅々まで観察して点検することに力点が置かれており，清潔はその結果としてきれいになっていることを強調している．

しつけ しつけは，決めたことを必ず守るように指導することである．また，問題が問題であると分かり，自主的に解決できるように指導，訓練することである．これには，挨拶，言葉づかい，話し方や服装を整えるなどの人としての礼儀作法とともに，標準作業を守る，モノを決められた位置に置く，機器の取扱いを決められた方法で行うなど仕事の実施方法の教育も含む．

職員にしつこく（Shitsukoku）指導する，習慣（Syukan）付けられるまで指導するまで含めて 6S, 7S という場合もあるが，これらはしつけの一面と見なすのが一般的である．

5S の意味　これらを整理すると，職場での仕事に必要なものだけが置かれているか，必要なものがいつも同じ場所に置かれているか，必要なものがゴミのない状態になっているか，いつ見てもその状態が保たれているか，その状態が保たれるように標準化・手順化されているか，という問いに答えられるようにする活動である．

5S の実施方法　5S の進め方に決められた方法はないが，まず整理，整頓を行い，ある程度のルールを決めた状態で清掃して清潔にし，その状態を保つようにしつけを行うというのが一般的である．当然ながら，この整理からしつけまでのサイクルは繰り返し行われる．

意義　この活動は，先に述べた人材育成の観点での教育ツールとしての意味合いが強いが，混然とした作業環境ではミスが起こりやすくなることは容易に想像できることであり，5S を徹底することは作業ミスの防止にかなりの効果がある．また，5S を通じて設備，器具などをよく見ることになるので，故障の早期発見やメンテナンスの促進にもつながる．

さらに，5S は一人でも実行しない人がいれば整然とした作業環境は実現できないので，全員が取り組まなければならない．したがって，参画意識を高める，全員の協力のもとに目標を実現するといった意識の高揚にも有効である．

実施上の注意　医療においても職場環境を整えることは重要であるので，病院で実施する際に特別考慮しなければならない点はない．ただし，5S の目的は，ただ職場をきれいにするだけではないので，管理者はこの活動を通じて，標準化，点検を行うことによる問題発見，整然とした状態にすることによるミス防止の重要性を，適宜説明することが大切である．

QC サークル

QC circle

58, 59

定義・意義　"QC サークル綱領（現 "QC サークルの基本"）"では，QC サークルは同じ職場内で品質管理活動を自主的に行う小グループのことと定義されている．一般には，自主的な活動であっても，あるいは業務の一環として行う場合でも，小集団で行う改善活動を QC サークル活動と呼ぶことが多い．TQM（総合的質マネジメント）の一環として自己啓発，相互啓発を行い，QC 手法を活用して職場の管理，改善を継続的に全員参加で行うものである．ここでの全員参加は，全員が強制的に参加するということではなく，誰でもが改善に参画し得る場・枠組みを提供しているという意味である．QC サークル活動は，1962 年に現場の人たちが質管理の勉強をする仕組みとして始まり，その後身の周りの業務改善を行うようになった．職場での問題解決に成果を上げるとともに，人々の能力開発・向上，質管理の考え方や手法の普及に貢献してきた．当初は参加者の自主的な活動であり，正規の勤務時間外に主に教育を目的として行われてきた．近年は，その性格が変化してきており，勤務時間内に業務の一環として行われることが多くなってきた．

小集団活動との関係　QC サークル活動は，小集団活動の一形態である．小集団活動とは，少人数の従業員によって小集団を構成し，そのグループ活動を通じて構成員の労働意欲を高めて，組織を活性化することを目的に行われる活動である．プロジェクトチームや QC チームのように，ある課題を解決するために結成されるチームの活動を小集団活動に含める場合もあるが，一般には従業員の自己啓発，基礎教育，モラール向上，活性化を目的として実施される活動を指す．

実施上の注意　QC サークル活動は，TQM の一環として行われるもので，TQM=QC サークル活動ではない．QC サークル活動以外にも，TQM の運営においては日常管理，方針管理を中心としたマネジメントシステムを整え，組織的な改善を進めていくことが重要であり，QC サークル活動だけでは不十分である．QC サークル活動は自主的に行われることが多いが，活発に継続的に行うためには，組織のなかに QC サークル活動推進のための事務局を

設けること，管理者の活動に対する理解，指導，支援が必要である．また，大きな改善効果を期待するよりも，全員参加の風土作り，改善手法や考え方の習得など，職員の意識改革と教育を主眼に置くことが大切である．

実施するうえでの参考情報　(財)日本科学技術連盟(以下，日科技連という)には，この活動の推進のためにQCサークル本部が設置され，各企業のQCサークルを登録する制度を運営している．また，活動成果を発表する場として，社内，社外でQCサークル大会が開催されており，その最も規模の大きいものは全日本選抜QCサークル大会である．日科技連から，『QCサークル』という雑誌が月刊で発行されており，解説記事や事例が掲載されている．また，『QCサークルの基本』，『新版品質管理便覧』には，具体的な推進方法が詳述されている．

医療での適用：運営上の注意　病院においては，同じ病棟内の看護師が数名でサークルチームを作り，身近な改善テーマに取り組む，といった運用が考えられる．必ずしも同じ職場内でチームを作る必要はないが，空いた時間を利用して改善活動に取り組むとすれば，すぐに集まることのできるメンバーで構成するのは，サークル活動を効果的に進める一つのやり方である．先に述べたように，意識改革と教育が主な目的であるから，看護部の場合であれば，看護師長や主任が改善手法や考え方の教育，チームの構成，テーマの決定，改善活動のスケジュールなどについて適切なアドバイスを行い，積極的に関与することが必要である．

医療での適用：テーマ選定での注意　QCサークルで取りあげるテーマは，限定されているわけではない．消毒液の量を減らすといったコスト削減でもよいし，ミスを減らす，接遇方法を改善するといった質の問題でもよい．テーマが画一的に決められているものではないし，用いる手法や成果の発表方法も決められた形式があるわけではない．管理者は，それぞれのテーマに応じて適切な方法を用いることを指導していくべきである．

医療での適用：QCサークル大会　病院内でQCサークル大会を開催することは，種々の点で効果的である．いろいろな改善事例を学ぶことで手法や進め方の教育の機会となる．また，優秀なチームを表彰することで，サークル活動の活性化にもつながる．

人材開発
human resource development

定義 組織が，構成員の職務能力の向上，技能・技術の獲得，人としての成長を目的として行う様々な活動を人材開発という．人材育成も同義語である．教育訓練［→教育訓練/p.266］は人材開発のための主要な活動であるが，それ以外にも様々な手段がある．

人材開発で行われる様々なプログラムは，教育訓練に代表されるように，個人の知識・技能を高めること以外にも，モチベーションを高める，組織の一員としての自覚をもたせる，自己啓発・相互啓発を行う，評価することで認めるとともに将来の目標を与えるなどの目的に対して行われる．

教育訓練とQCサークル 人材開発にあたって最も大切なのは，体系的な教育訓練のシステムをもつことである．QCサークル［→QCサークル/p.262］などの小集団活動も，教育訓練の有効な場を提供する．外部セミナーや学会，講演会への参加など，自主的な能力向上に補助金を出す方法もあり，能力開発制度と呼ばれることもある．

提案制度 提案制度とは，職場での改善すべき問題について，個人やグループで考えた提案を募集し，実施していくものである．提出された提案は，提案検討委員会のような会議体で内容を検討して実施するとともに，発表会や表彰を行うことが多い．職場の問題を解決する効果も大きいが，職場と経営陣とのコミュニケーションをとることも意図している．

人事考課 人事考課［→人事考課/p.273］とは，従業員個々の能力や勤務成績を判定することである．業務遂行状況，勤務状況，能力などが評価の対象となる．その結果は，一般に給与査定や人事決定の判断材料となる．

ジョブローテーション ジョブローテーションとは，種々の部門や職務を経験するために配置転換を行うことで，広い視野と総合的な判断力を養うことを目的としている．いわゆる研修の形で，比較的短期の一定期間，一定の順序でいろいろな職場を経験させる形式とともに，設計業務を3年，製造業務を5年のように，いろいろな実務を経験することもジョブローテーションである．

自主管理・自主検査 自主管理とは,自身の業務を自ら管理することであり,自主検査とは,業務の結果を自らが検査することである.これらの自主的な活動は,"後工程はお客様"という考え方を実践するために,直接的には不具合防止や検査の効率化をねらったものである.一方,これらを進めることで,自己の仕事に責任をもつということが強く意識されるようになるので,モチベーションを高め,自己啓発を促すことにつながっている.

ES調査と定着率 人材開発の仕組みの有効性を評価することも大切である.技能・知識がどれだけ身についたかを様々な角度から評価するとともに,従業員満足度(ES)や従業員定着率を調査することも有用である.人材開発プログラムが優れていれば,自己の成長や達成感が認識され,これらの指標は向上すると考えられる.

実施上の注意 これらの人材開発プログラムを実践するにあたっては,人事制度,教育訓練システムとも調整しながら体系的な人材開発システムを構築し,計画的,継続的に実施していくことが大切である.特に個人ごとの記録を整理し,自身の現在の位置付けが分かるようにすることが重要である.

医療での適用 医療においても,これまで述べた人材開発プログラムは,多くのものが利用可能であり,実際活用している病院も少なくない.医療従事者は専門職種が多いので,前述した活動のうちジョブローテーション,すなわち部門間の異動は難しい.しかし,他の職務も理解することは質保証のために重要であるから,プロジェクト,委員会,体験実習,内部監査といった活動など,他の職務を理解する工夫を取り入れる必要がある.

医療機関においては,これまで人事考課が実施されている場合は少ない.組織経営の質を高めるためには不可欠な要素であり,それぞれの医療機関に適した人事考課制度の導入が必要である.

教育訓練
education and training

定義 広辞苑によれば,教育は教え育てること,人を教えて知能をつけること,訓練は実際にあることを行って習熟させること,一定の目標に到達するための実践的教育活動とされている.質マネジメントの分野では,これらの違いはあまりこだわらずに,組織の人員の能力を高めるために行う活動を教育訓練と総称している.組織の人員は,QMS(質マネジメントシステム)を運用するうえでの最も重要な要素であり,"QCは教育に始まり教育に終わる"という格言が生まれるほど,TQM(総合的質マネジメント)においては特に重視してきた活動である.業務に必要な技能,技術,質マネジメントなどに精通していなくても,組織に入ってからの教育訓練が重要であるという認識のもとに,人を育ててきたのが日本的質マネジメントの大きな特徴である.なお医療においては,訓練という用語はあまり用いられず,教育・研修あるいは実習が一般的である[→医療における教育・研修/p.268].

教育訓練の内容 教育訓練の内容は,大別して二つある.一つは製品やサービスに固有な技術,技能,知識すなわち固有技術に関するものであり,もう一つは質マネジメントの方法,すなわち管理技術に関するものである.医療であれば,前者は診断,治療,看護,検査,手術などの医療技術,疾病や薬剤に関する知識などである.

管理技術教育の内容と形態 管理技術の教育では,職位ごとに内容を変えていく階層別教育が行われる.TQMでの教育内容は,質,管理などの基本的概念,日常管理,方針管理などのコアマネジメントシステム,統計的手法,問題解決法などのTQM手法,推進,組織活性化の考え方や方法などの運用技術を,職位ごとに知っておくべきポイントを絞って研修が行われる.研修は,組織内で行われる場合もあれば,外部教育機関への派遣という形で行われる場合もある.これらは主にOff-JT(Off the Job Training)の形で行われる.Off-JTとは,一定期間研修場所に集めて業務に必要な知識・技術を身につけさせる方法である.固有技術の教育がOff-JTで行われる場合もあり,階層別というよりは必要な技術,技能が業務に関連する人々を集めて実

施することが多い．

OJT　両技術とも，OJT（On the Job Training）によって様々な教育訓練が行われる．OJTとは，仕事の現場で実務に携わりながら業務に必要な知識・技術を習得させる方法である．現場での指導をはじめ，内部監査やマネジメントレビュー等での様々な指摘・助言，QCサークル活動を通じての改善技法の習得などもOJTの一形態である．また，改善事例発表会，パス大会等の発表会，学会等への参加，委員会活動，症例検討会議や事故事例の検討会なども重要な教育訓練の機会である．外部から指導講師を招き，実際の経営課題，組織の問題を指導会という形で実践指導を行う場合もある．

系統的実施の重要性　教育訓練において重要なのは，上記の内容を系統的，計画的に行うことである．業務に必要な固有技術および管理技術には何があり，それらのうち現状で弱いものは何か，それが定期的に明確にされ教育訓練の計画に盛り込まれているか，そして必要な技術や知識がこれらの教育訓練を通じて獲得されているかを評価しているか，などが大切である．

教育訓練の仕組み　ほとんどの企業や組織では，教育訓練の体系的な仕組みをもっている．これには，いつ，誰に，どのような内容を教育すべきかという教育訓練計画，個々の研修のカリキュラムと実施方法，個人の教育履歴を記録する仕組み，教育訓練を促進する表彰制度・事例発表会，教育訓練効果の評価方法などが含まれる．技術，技能の教育訓練では，認定制度を設けて資格を与えることもよく行われる．

教育訓練は，人材育成において重要な役割を果たす活動であるが，実施しなくても日々の活動は進めることができるのでおろそかになる場合がある．経費節減になると，教育訓練に関する費用を減らすこともよく行われる．また，教育訓練がもたらす効果はすぐには表れないことが多いので，継続しないことも多い．このような特性をもっているので，質改善の活動と同様に，トップマネジメントがリーダーシップを発揮し，教育訓練の重要性を説かなければ有効な活動とはならない．教育訓練を実施するには，先に述べた教育訓練の仕組みを構築し，それを継続的に改善していくことが不可欠である．また，既にシステムとして動いている，つまり当然のことのようになっている管理技術は，繰り返し教育していくことが大切である．

医療における教育・研修

60

education and training in health care, education and training in healthcare

意義 医療分野における教育は，国家・公的認定のための卒前教育と，生涯教育を含む卒後教育がある．医師・看護師をはじめとする医療職の質の確保のためには，卒前・卒後・資格取得後の教育が重要である．

各専門職の固有技術の教育と管理技術の教育がある．固有技術に関しては，医療法および各種の身分法で名称独占および業務独占が規定されており，基準に合致した各専門職種ごとの養成校で教育・育成が行われる．薬剤師養成は6年制大学教育への移行が決定した．その他，医療職には栄養士，検査技師，放射線技師，理学療法士，作業療法士，臨床工学技師等のほか，国家認定ではないが，重要な職種として，診療情報管理士，医療事務，MSW（Medical Social Worker）などの教育カリキュラムがある．

医師では2004年度から実施された初期臨床研修必修化のほか，後期臨床研修や認定医・専門医教育のあり方が検討されている [→臨床研修/p.270]．看護師に関しては，"新たな看護のあり方に関する検討会報告書" が厚生労働省から2003年に出されており，看護基礎教育，卒後研修の促進が焦点となっている．看護師間の教育・経験・専門技能の差が問題であり，知識・技能の増大と資質の向上に合わせた看護大学教育の拡充，認定看護師，専門看護師，セーフティマネジャー，治験コーディネーターなどの専門分野に従事する看護師の導入とそれらの業務の病院内での確立が検討課題である．

力量 米国では21世紀医療のコアコンピタンスとして，"患者指向の医療，EBM，質改善活動，情報技術活用，チーム医療" をあげているが，我が国でもこれらを固有技術である医療の専門職の教育プログラムに組み込み，積極的に教育する必要がある．教育方法には講義，視聴覚教育，シミュレーション，ロールプレイ，自己学習，職場教育（OJT, Off-JT）等がある．

課題 医療における教育の課題は，①日進月歩の医療への対応，②職種横断的な業務の連携，③体系的な業務の展開，④医療がサービスの一種であることの理解（顧客の視点の重要性の理解），⑤管理技術の必要性の認識などである．教育には資源，時間が必要で，管理者の支援が重要であり，病院戦

略に合致し，患者の要望に応える能力のある職員の育成・教育が肝要である．

特に，管理技術の教育が課題である．近年，米国にならって，我が国においても，病院関係者を受け入れる MBA コースが増加している．

医療従事者には自己の知識とエビデンスやベストプラクティスに基づいた知識との乖離に気づいていない人が多い．したがって，現状と要求されている能力（到達目標）の差の評価とそれらを体系化した教育が重要である．その際，定期的に実施することと教育体制そのものの検証が重要である．

質保証と教育　固有技術（専門技術）の教育はいうまでもなく重要であるが，両輪をなす質保証などの管理技術（専門技術を活かす方法）の教育を医療機関においてどのように進めるかが重要である．

医療における教育に盛り込むべき要点は，次のとおりである．

① 医療の質はストラクチャー，プロセス，アウトカムの三つの面から理解・測定すること．
② 各種情報交換や判断決定に IT を活用すること．
③ 看護師をはじめ，医療従事者は，患者・家族の要望を把握すること．
④ 必要に迫られた教育では重要な知識・技能の学習や特定部署の抜けが生じやすく，体系的な教育プログラムが必要であり，そのプログラムの評価をすること．
⑤ 医療行為を設計行為としてプロセス図を作成し検討すること．
⑥ 絶えず現状とベストプラクティスとを比較検討し改善を目指すこと．
⑦ 多職種協働実践チームとしてチーム医療を実施し，相互啓発および組織の一体感を追求すること．そのためにも医療がサービスであることを初期研修から教え，多職種や患者と情報を共有して一緒に判断決定できるように教育すること．
⑧ 安全推進のために標準化・単純化・可視化を目指すこと．
⑨ 円滑な組織運営のためにリーダーシップ，コミュニケーション，問題解決能力等が重要であること．

病院だけでなく職員にも，データに基づいて自己評価を行い，自身に求められる能力との差を把握し，自己啓発・自己研鑽することが求められている．

臨床研修
internship

定義 臨床研修とは，医学部卒業後の研修をいい，初期と後期に分かれる．

基本理念 臨床研修の基本理念は，医師としての人格を涵養し，将来の専門性にかかわらず，医学・医療の果たすべき社会的役割を認識しつつ，一般的な診療において頻繁に遭遇する負傷または疾病に適切に対応できるよう，基本的な診療能力（態度，技能，知識）を身につけることである．

(1) 初期臨床研修

意義 初期臨床研修とは，医学部を卒業直後に行われる必修の初期研修をいう．医師としての基本的な知識，手技などはこの期間に習得されるため，特に重要である．インターン制度（卒後1年実地修練の後に医師国家試験を受験）が1968年に廃止されて以来，"卒後2年以上の臨床研修"が努力目標として掲げられ，大学附属病院と厚生労働大臣の指定する臨床研修病院で行われてきた．約90％の卒業生が臨床研修を受け，そのうち80％前後が大学病院で研修を受けていた．2000年に医師法などの改正法が公布され，研修プログラム，研修医の処遇，研修施設の施設基準が36年ぶりに抜本的な改革が行われ，2004年4月より，診療に従事しようとするすべての医師に，臨床研修が必修となった（医師法第16条の2）．

研修プログラム 研修プログラムは，原則2年で，内科（6か月），外科（4か月）および救急部門（麻酔科を含む，2か月）を"基本研修科目"とし，小児科，産婦人科，精神科および地域保健・医療が"必修科目"である．医療人として必要な基本姿勢・態度に関しては①患者—医師関係，②チーム医療，③問題対応能力，④医療安全管理，⑤症例呈示，⑥診療計画，⑦医療の社会性について具体的行動目標を設定する．また，基本的診療能力を身につけるための経験目標として，①経験すべき診察法・検査・手技，②経験すべき症状，病態，疾患，③特定の医療現場での診療，の各々に関して詳細な到達項目を掲げる．具体的目標を定めて必修化したことは，医療の質保証に踏み込んだ画期的なことである．

臨床研修病院の指定基準 臨床研修病院の指定は，単独型，管理型，協力型の区分で行う．"単独型臨床研修病院"は基本的に当該の病院で研修するが，医療機関以外の研修協力施設（保健所，老人保健施設等）での研修も必要に応じて行う．"管理型臨床研修病院"は他の病院と共同して臨床研修を行う．例えば必修科目の精神科が当該病院にない場合，精神科のある"協力型研修病院"と"臨床研修病院群"を形成して研修プログラムを作成する．

臨床研修病院の指定の基準として，①臨床研修の基本理念に則った研修プログラム，②一定数以上の指導医，外来患者数，入院患者数，救急患者数，手術件数，③患者の病歴に関する情報の適切な管理，④研修に必要な施設および設備の整備，⑤医療に関する安全管理のための体制の整備，⑥将来，(財)日本医療機能評価機構による評価などの第三者による評価を受け，その結果を公表することを目指す．

マッチング マッチングとは，受験者が研修を希望する病院と，研修病院が採用したい受験者をコンピュータシステムに登録して，研修プログラムと研修医の希望との最適の組合せを実現する仕組みである．具体的には，まず臨床研修指定病院は，医師臨床研修マッチング協議会のウェブサイトに，病院概要，研修プログラム，処遇，募集人員，試験日時などを掲載する．受験希望者は各自，希望病院に応募，受験する．期日までに，臨床研修指定病院は採用希望順に名簿を登録し，受験者も希望病院の順位を登録する．所定のプログラムに従って，受験者と病院の順位をマッチングさせて，採用が決定する．確定まで，病院，受験者相互の希望順位は知らされない．

(2) 後期臨床研修

意義 後期臨床研修は，2年間の初期臨床研修後，専門的診療能力の育成を目的とする．必修ではなく，各施設が特色のあるプログラムを提供している．内科，外科，あるいは細分化した循環器科，腹部外科等の区分で実施される．

質保証活動とのかかわり それぞれの学会では認定施設，専門医制度を設けている．専門診療を行うのに必要な患者数，指導医，施設・設備の整備などが施設認定の条件となる．専門医は，診療した症例の診療要約，学術活動，専門医試験などで審査され認定される．施設認定，専門医認定は専門診療の

質保証を目的としている．

臨床研修制度は医師としての資質の向上を図ることを目的としており，臨床研修病院としての施設認定は急性期病院としての標準化と質保証である．従来の研修制度との相違は，それぞれの施設の研修管理委員会が，プログラムを作成，管理することである．すなわち，各施設の臨床研修の理念に基づき具体的行動目標，経験目標を設定して，2年間の研修期間終了後，研修管理委員会は研修医を評価し管理者に報告する．管理者は評価に基づき修了証書を発行する．研修修了をもって医籍に登録する．研修施設は毎年厚生労働省に報告し，施設として適切であるか評価される．質保証の観点からいえば，本制度は医療の質の下限を保証する手段であり，医療の質をより高い水準で保証していくためには，後期臨床研修を含め，さらなる質向上に向けた育成プログラムを積極的に取り入れていくことが望ましい．

初期研修の必修化によって，研修プログラムが標準化され，公開されただけでなく，選考の方式と時期が標準化され，医科大学・医学部等の特定機能病院における臨床研修の集中はなくなり，施設基準を満たした，地域の臨床研修病院において研修を受ける割合が多くなった．さらに，マッチング方式の導入によって，研修医による臨床研修病院の比較選択が行われている［→医療における標準化/p.221］．

初期臨床研修ローテーションの例

【1年目：基本研修科目】

1	2	3	4	5	6	7	8	9	10	11	12
内　　　　科						外　　科				救　急	

(ローテーションは順不同)

【2年目：必修科目および選択科目】

13	14	15	16	17	18	19	20	21	22	23	24
小児科			産婦人科		精神科	地域保健医療	選　択　科				

(ローテーションは順不同)

人事考課
personnel performance evaluation

2, 15, 61, 62

定義 人事考課とは,処遇を目的に,職員の態度,能力,成果などを総合的に評価することである.その仕組みを人事考課制度という.

目的 人事考課の目的は,次のとおり直接的目的と間接的目的の二つがある.

直接的目的:被考課者の処遇への反映.①査定,②選別,③育成・教育
間接的目的:①病院の理念や方針の理解の徹底,②管理職育成・教育

関連用語の説明 人事とは,職員の処遇である.職員の処遇とは,給与・賞与,昇級,昇給,昇格,昇任,福利厚生,教育などである.考課とは評価のことである.評価とは,もの(人・モノ・仕組み等)の価値や価格を論じて決めることである.人事労務管理制度は,人事考課,職能資格,賃金(給与体系),採用(昇格・昇進・異動),職能開発・教育研修などの制度群からなる.

意義 価値観の多様化,個の尊重という社会的背景があり,自己選択権・自己決定権が求められている.選択し決定するためには,対象に関する情報が開示あるいは公開され,評価できなければならない.

病院機能評価,ISO 9001,医療の質奨励賞などは組織の評価であり,人事考課は個人の評価である.人事考課制度は,その組織の理念や方針に基づいて,従業員にどのように働いてもらいたいか,またどのような人材を育てたいかという,人事政策上の目標を達成するための一つの手段である.

要件 人事考課の3要件とは,①公正性,②透明性,③納得性である.

評価の視点 評価の視点は,①組織理念の理解度,②理念に沿った業務遂行,③リーダーシップの発揮,④職務遂行能力,⑤職務遂行度,⑥成果,⑦理念の部下への展開,⑧部下指導・教育,である.

組織・管理と人事考課 経営とは,組織運営のことである.C.I. Barnardによれば,組織の構成要素は,①共通の目的,②協働意欲,③コミュニケーションの三つがあげられる.

"組織は人なり"といわれるように,組織経営の根幹は人事労務管理であ

る．経営とは，組織の理念や目的に応じて方針を立て，目標を設定し，経営資源を投入して業務を遂行することである．経営資源とは，人，モノ，金，情報，時間などである．このなかで，最も重要な経営資源は人である．人の使いようが人事労務管理であり，使われようが勤労意欲・勤労態度である．したがって，どのような人事考課制度を導入するかは，その組織の目的や目標によって異なる．

実施上の注意 人事考課を実施する際には，客観的な基準による評価が重要であるが，むしろ主観的評価と客観的評価を比較し，他人の評価を納得できるか否かが重要である．すなわち，自己評価と他者評価との食い違いの有無，その程度と理由を知ることが重要である．そして，食い違いのすりあわせ，すなわち納得と合意形成の仕組みが，今後の進むべき方向を示すうえで重要である．

職員のなかには，組織の求める方向と違っていても，自分では正しいと考えて，一生懸命に努力する場合がある．大きくそれる前に，方向を修正することが必要である．そこに人事考課の意義がある．

質保証活動とのかかわり 組織として良質の医療を提供するためには，組織の構成員である医療従事者個人の質が高くなければならない．したがって，組織だけではなく，個人の質が，時代の要請（顧客要求）に適合しているか否かを，常に評価しなければならない．

サービスは，やり直しがきかないことに特徴がある．患者による評価とともに病院としての評価がなされなければならない．不具合があれば，直ちに改善，是正するためである．

病院は，医師，看護師，薬剤師など，専門職の集団であり，人事考課制度の実施は難しいとされてきた．しかし，医療の環境が厳しい現状では，人が最大の資源である病院にとって，従業員の働く意欲（モチベーション）を向上させ，また人材を育成することが，生き残るための重要な経営課題である．

病院機能評価においても，医師を含めた人事考課制度の実施が，重要な評価項目となっている．したがって，病院における人事考課制度が整備されつつある．

質マネジメント推進団体
promotion bodies for quality management

意味と役割　質マネジメント推進団体とは，地域，国，産業などにおける質マネジメントの理論と実践の普及啓蒙を進めるための団体を指す．我が国においては，戦後，我が国の工業製品が"安かろう悪かろう"と揶揄された時期に，米国から質管理を導入・推進した，(財)日本規格協会（JSA: Japanese Standards Association）と(財)日本科学技術連盟（JUSE: Japanese Union of Scientists and Engineers）がその代表格である．

我が国では，製品品質の確保・向上をその出発点としており，必然的に標準化と質管理の普及啓蒙が急務の課題であったため，単に質マネジメントの理論と実践を行うだけでなく，これを国家的運動として推進するため，両団体は協力して品質月間委員会を設立・運営している．毎年11月を品質強調月間として，質向上への普及啓蒙活動を，2005年現在に至るまで40数年にわたって実施してきている．また，両団体は後述する文部科学省認可の学術団体である(社)日本品質管理学会（JSQC: The Japanese Society for Quality Control）の設立および運営に多大な貢献を果たしている．

これらの団体は，どちらかというと標準化，質管理といった質そのものに焦点を当てた活動を行ってきたのに対して，効率性・生産性に焦点を当てた活動を行ってきた団体として，(社)日本能率協会（JMA: Japan Management Association），(財)社会経済生産性本部（JPC-SED: Japan Productivity Center for Socio-Economic Development）の2団体がある．また，その他にISO 9001に基づくQMS（質マネジメントシステム）審査登録制度に関連して，(財)日本適合性認定協会（JAB: The Japan Accreditation Board for Conformity Assessment）を中心に数多くの関連団体が存在している．

このように推進団体の役割は，国をあげての方向性を示し，個々の企業・組織の努力を正しい方向に誘導し，相互啓発を進める場を与え，関係者が中心となるネットワークを構築し，それを効果的に運営することである．

JSA　JSAは，1945年12月6日に商工大臣の認可を受けて設立され，

"工業標準化および規格統一に関する普及ならびに啓発等を図り,技術の向上,生産の能率化に貢献すること"を目的としている.特に質管理の普及・推進に関しては,1949年に我が国で初めての品質管理講習会を開催したほか,質管理関係のJIS原案の作成・普及などで先駆的役割を果たした.

また,JISマーク表示制度のなかで,質管理の実施を認定条件として定めることによって,質管理の中小企業への普及・定着を図るとともに,工業標準化品質管理推進責任者の設置を義務付け,その認定コースの実施による人材育成も行ってきている.

JSAは,統計的質管理に関する国際規格を審議するISO/TC 69,およびISO 9001等のQMSに関する国際規格を審議するISO/TC 176の国内審議団体でもある.

JUSE JUSEは,1946年5月1日に設立され,組織・機構を整備し1962年4月に科学技術庁所管の認可を受けている.その目的は,科学技術の振興に必要な諸事業を総合的に推進し,もって文化と産業の発展に寄与することである.特に質管理の普及・推進に関する事業としては,教育研修事業のほか,デミング賞委員会,QCサークル本部を組織化し,TQCの普及を行ってきている.

JUSEでは,2004年に診療の質,業務の質等あらゆる質の向上に向け,組織トップを含めた全組織・全職員が一体となって真剣な努力を払い,注目すべき成果をあげている医療機関を表彰し,その活動を社会一般に広く紹介することを目的として,"医療の質奨励賞"を創設した.

JSQC 上記の2団体が中心となり,1970年に,質管理の一層の発展と学理の探求を目指して,JSQCが設立された.JSQCの活動は,質管理の対象が製品・サービスの質から経営・マネジメントの質へと発展するとともに,製造業からサービス業,医療業界へと拡大し,今日に至っている.

最近は,"Q-Japan構想"を提唱し,その喫緊の課題として,"国としての産業競争力の強化・向上","安全・安心を確保する社会技術レベルの向上"および"それらに貢献する自律的人材の育成"をあげている.

このようにJSQCはその活動の範囲を,学術団体の枠を超えて,幅広い分野における質マネジメント活動の推進に焦点を当てた活動を行っている.

なお，医療分野関係においては，"TQM の医療への展開"研究会，"医療経営の総合的質"研究会を設置し，研究と普及活動を行っている．

JMA JMA は，"マネジメントに関する調査および研究，情報の収集および提供，人材の育成および指導等を行うことにより，企業，団体等の経営革新を図り，もって我が国経済の発展，国民生活の向上および国際社会への貢献に寄与すること"を目的として，1942 年に設立された．最近では，(社)日本プラントメンテナンス協会などの，JMA から分離発展してきた 7 企業・団体と JMA グループを構成し，経営革新の推進機関として活動している．

JPC-SED JPC-SED は，1955 年 3 月 1 日に設立された(財)日本生産性本部が，1994 年 3 月 31 日に解散した(社)社会経済国民会議を 1994 年 4 月 1 日に統合して発足した．日本生産性本部は，生産性運動三原則を掲げ，経営者，労働者，学識経験者の三者構成による中立機関としての役割を果たしてきた．一方，社会経済国民会議は，社会政策，経済政策，福祉政策などの幅広い分野で，国民的合意形成のための政策提言等を行うシンクタンクとして活動してきた．

JPC-SED は社会経済国民会議のシンクタンク機能を継承し，産業界を中心とした生産性運動をより社会的視座で捉えた運動展開を目指している．特に，米国の MB 賞（マルコム・ボルドリッジ国家品質賞）の日本版である"日本経営品質賞"を，1995 年に JPC-SED が中心となって創設し現在に至っている．

JAB 世界的なブームとなった ISO 9001 による QMS 審査登録制度は，多くの質マネジメント活動の関係団体を発足させた．そのなかでも中心的な団体は JAB である．JAB は，"国際的に整合した適合性評価制度の実施・普及の中核としての認定の役割を全うし，我が国産業経済の健全な発展に寄与する"ことを目的とし，第三者適合性評価制度全般にかかわる我が国唯一の認定機関としての役割を担うため，1993 年 11 月に設立された．現在，我が国における QMS 審査登録制度，EMS（環境マネジメントシステム）審査登録制度などを運営している．

医療の質関連組織

organizations related to quality of health care, organizations related to quality of healthcare

　医療の質は単一の組織により維持・向上が図られるわけではなく，医療の質に関連する種々の組織があり，それぞれの組織の機能・役割分担が行われている．以下では，主要な組織の主な活動とその特徴を概説する．

(1) 第三者評価機関

　質の評価には，当事者評価（医療提供側と受療側）と第三者評価があり，ともに大きな意義がある．客観的評価として，第三者評価の意義がある．

　医療の第三者評価・認定は，北米，オーストラリアで積極的に実施されていたが，1990年代後半以降，アジア諸国（台湾，韓国，日本など），西欧諸国にも普及した．そのなかでも JCAHO (Joint Commission on Accreditation of Healthcare Organizations: 医療機関評価認証合同委員会) は最大級の組織・権限を有し，第三者評価・認定におけるデファクトスタンダードとなっている．

　① JCAHO：米国のシカゴに本部があり，1950年に設立された．病院に対する第三者審査・認定を行う．認定は，JCAHOと病院との個別の契約に基づくが，病院がメディケアによる給付を受けるためには，州政府，あるいは JCAHO による認定が要件であり，大多数の病院は JCAHO による認定を選択している．また，カリフォルニア州などでは，州による監査を廃し，JCAHO による認定を義務付けており，JCAHO の評価基準が，米国の病院のデファクトスタンダードとなり，HAS (Hospital Accreditation Standard) として公開されている．また，認定病院が重大な医療事故を経験した場合に報告・改善を求め，再発防止策についてはニューズレターによって水平展開を図る sentinel event policy，代表的な疾患についてアウトカム評価を行う ORYX project などを実施している．また，関連組織である Joint Commission International では，外国の病院の審査・認定を行うほか，各国の認定機関が一定レベルに達しているか否かの評価・認定も実施している．

　② ACHS (The Australian Council for Healthcare Standards)：オース

トラリアのシドニーに本部を有し,第三者評価・認定を行うほか,認定病院を対象に臨床指標に基づくデータ提供を受けアウトカム評価を実施している.

③ (財)日本医療機能評価機構：政府,日本医師会,病院団体その他の出資によって1995年に設立され,1997年より病院機能評価事業を開始した.2005年6月までに1663病院が認定を受けている.病院機能評価の受審は任意であるが,①医療法の広告事項として認められ(2000年),②緩和ケアなどで認定病院は診療報酬が加算され,③医療の質に対する社会の関心増大を背景にして,第三者評価・認定についての認識が広まっていること,などによって,受審病院は急速に増加しつつある.

(2) アウトカム評価事業実施団体

アウトカムアプローチでは,一定の臨床指標について,多くの病院がデータを提供することによって,①医療の透明性・説明責任の確保,②参加病院へのインセンティブの付与,③インフォームドコンセントの充実を図ろうとする.病院を対象としたものでは,米国のメリーランド病院協会(Maryland Hospital Association),オーストラリアのACHS(The Australian Council for Healthcare Standards),日本の東京都病院協会などがある.

また,病院の一部機能では,院内感染症を対象にした米国のCDC(Centers for Disease Control and Prevention)のNNIS(National Nosocomial Infections Sureveillance System),オランダのNICE財団のNational Intensive Care Evaluation and Infection Prevalenceなどがある.

(3) 診療情報管理推進団体

適切な診療情報管理は,質の高い医療サービスを提供するために不可欠である.診療情報管理を担当する管理者,コーダーなどの教育・養成を組織的に実施し,コメディカルとしての位置付けを明確にする必要がある.世界的には,米国のAHIMA(American Health Information Management Association)が,診療情報管理者の教育プログラムの認定,卒後教育を担当し,活動内容,組織規模ともに抜きん出ている.日本では,日本診療録管理学会が病院団体との協同のもと,診療情報管理士の養成を行っている.診療情報管理士の重要性が徐々に認識され,また"専任の診療録管理者"の配置を要件として,診療録管理体制加算など診療報酬上でも評価されたことから,診

療情報管理士は急速に増加しつつある．

(4) 医療の安全管理推進団体

米国では過去の医療訴訟の増加を背景にして（medical liability crisis），医療分野におけるリスクマネジャーが職種として確立している．ASHRM（American Society for Healthcare Risk Management）は，医療リスクマネジャーの団体として，教育研修の実施，医療リスクマネジャーの認定を行っている．AHA（American Hospital Association）と密接な関係にある．医療リスクマネジャーの業務範囲も日本と比べて広く，①法的コンプライアンス（遵守）状況の確認，②制度などの情報収集，③職場の巡回によるリスクアセスメント，④患者とのトラブルの早期出動，⑤顧客満足度調査，⑥保険契約の確認，⑦臨床指標を用いたベンチマーキングなどのパフォーマンス評価，⑧ヒヤリハット報告への対応，⑨医療事故対応，⑩各種の安全に関連したルール作りとシミュレーションの実施，⑪JCAHOによる機能評価，州政府の監視などの対応，⑫安全文化の樹立などを担当することが多い．日本では医療リスクマネジャーはまだ職種として誕生したばかりであり，ASHRMと類似の組織は存在しない．

(5) 医師会と病院団体

北米，欧州，オーストラリアなどでは，病院はオープンシステムであり病院に勤務する医師はレジデント，中央部門の放射線診断，治療医，病理，麻酔，ER（救急）などに限られ，その他の診療科の医師は病院外に開業し，自分の患者を病院に入院させる方式をとっている．医師会は，各専門学会から構成される医師の集合体としての性格が強く，診療報酬においても医師技術料（doctor fee）の決定について関与する．

病院は，限られた数の病院所属の医師と，コメディカル，その他の職種からなる．病院外部の医師と病院とは，病院からは当該医師に患者を入院させる権利を認めるか，または，医師からはどの病院と契約するか（複数の病院と契約することも多い）について相互に評価し，一定の緊張関係にある．また病院は，多くの職員と機器を有することから，医師の診療所とはコスト構造が全く異なる．診療報酬についても，病院に関連する部分（hospital fee）については病院団体が代表し，医師技術料とは別個に決められることが多い．

日本では，医師が病院に直接雇用され，診療報酬上も doctor fee と hospital fee の区分がなされていない．

医療の職能団体として，医師会，看護協会，薬剤師会，検査技師会，放射線技師会などが活動している．日本医師会は，都道府県医師会によって構成され，その多くは診療所の開設者が占めている．職能団体である医師会と，組織の団体である病院団体との役割分担は，他国に比較してあいまいである．

病院団体では，全日本病院協会の医療の質向上委員会（DRG・TQM 委員会）や東京都病院協会が，質管理の考え方や手法を導入する活動を展開している．

日本の主要な四つの病院団体が結集して，四病院団体協議会を設立し，病院医療の質向上に関する様々な活動を行っている．2003 年から，質管理関係者の協力のもと，医療安全管理者養成講習を実施している．質管理の考え方と手法を導入し，質向上を図ることによって，安全を確保するためである．この講習会を契機に，医療機関に質管理手法の実務への活用が行われている．

(6) 質保証活動推進団体

質を中心に活動する団体として，(社)日本品質管理学会，日本病院管理学会，医療マネジメント学会，日本クリティカルパス学会，医療の TQM 推進協議会などがある．日本品質管理学会に，TQM の医療への展開研究会，医療経営の総合的質研究会が設置され，研究と講演会，シンポジウムなどの活動が行われている．医療の TQM 推進協議会には約 70 病院が参加し，医療機関への TQM の推進を図り，年 1 回のフォーラムにおいて改善活動事例発表を行っている．また，厚生労働科研費の活動として，約 20 病院への TQM 導入・推進の実証を研究する NDP が実施されている．

(財)日本科学技術連盟の，サービスクォリティ推進協議会医療部門の検討をもとに，2004 年，医療の質奨励賞が設立され，2005 年に第 1 回の審査が行われる予定である．

(財)日本適合性認定協会が認定する ISO 9001 の審査登録機関として，(財)日本規格協会，(財)日本科学技術連盟，(財)日本品質保証機構などが業務を行っている．

第三者評価
third party assessment

定義・意義 組織の活動内容について,供給者・提供者(製品・サービスを提供する側)と購入者・利用者(製品・サービスを受ける側)とは独立した組織外部の評価者によって評価することを第三者評価と呼ぶ.評価対象には様々なものがあるが,質,環境などのマネジメントシステムを評価するものが最も広範に行われている.評価には,評価項目について一定水準に到達しているか否かを重視し到達していることを認定するものと,改善のための体制整備がなされているかを重視するものに大別される.JCQHC[Japan Council for Quality Health Care: (財)日本医療機能評価機構]が行う病院機能評価は前者の,ISO 9001 による審査は後者の代表的なものであったが,最近では両者の境界があいまいなものとなり融合が進んでいる.

国際的動向 第三者評価・認定は,北米,オーストラリアで積極的に実施されてきた.特に米国の JCAHO (Joint Commission on Accreditation of Healthcare Organizations: 医療機能評価認証合同委員会) は,第三者評価・認定機関のなかでも最大級の組織・権限を有し,デファクトスタンダードとなっている.1990 年代後半以降,医療の質への関心の高まりとともに,第三者評価はアジア諸国(台湾,韓国,日本など),西欧諸国でも普及している.特に西欧諸国では,EU 統合によって国境を越えた患者の移動が日常的なものとなり,医療者間でのギルド的な質保証だけでは社会の要請に対応できなくなったことが理由としてあげられる.米国では,JCAHO による医療機能評価を受けている病院だけが公的保険の対象である.日本での医療機能評価の受審は任意であるが,一部の診療報酬の条件になっており,受審組織が大幅に増えている.今後はその評価結果が,患者の医療機関選択の一つの評価基準になると考えられ,その意味で受審が必須となることが予想される.

外部評価のメリット 病院機能評価や ISO 9001 による審査の受審は組織の任意であるが,第三者評価を受けることにはいくつかのメリットがある.例えば,外部の評価を受けられる,すなわち外の目が入ることで自分たちにない視点からシステムを見直す,活動の透明性を確保することが可能となる.

また，第三者評価に合格することが組織共通の目標となり，QMS（質マネジメントシステム）の構築に対する推進力となる．さらに，認定・認証後も定期的な外部評価があるので，継続した活動にすることができる．外部に対して質向上活動を行っていることをアピールすることもできる．

病院機能評価とISOの違い 病院機能評価の評価項目とISO 9001は，いずれも病院のQMSを構築するための基礎とすることができるが，両者には以下の相違点がある．病院機能評価では，病院の評価に特化したものであるから，領域ごとに評価項目が示され，具体的で医療従事者に分かりやすいものとなっている．ただし，評価項目には，PDCAサイクルにおけるCとAの概念が明示されておらず，いろいろな仕組みはできるがそれを継続的に改善する活動にはつながりにくい．一方ISO 9001は，すべての業種，業態，規模に適用することを前提にしているので，要求項目は汎用的，抽象的で，一見理解しがたいことがある．また，ISO 9001の要求事項では，何をすべきかは規定されているが，それをどのように実施するかは組織が決めるのが基本精神である．このことは，組織が何をすべきかが分かりにくいという欠点にもなるが，組織の特性に合ったQMSを定めることができるという大きなメリットでもある．さらに，ISO 9001では，プロセスを定めてそれを監視しPDCAを回すこと，継続的改善を行うことが強調されている．合格後の外部評価は，病院機能評価では5年に1度，ISO 9001では半年～1年に1度の頻度で行われる．すなわち，病院機能評価との最大の違いは，継続的改善に結びつくということである．両者とも目標は医療の質を確保することであるから，どちらを基礎にしてQMSを構築してもよいが，その継続的改善をどのように進めるかを強く意識しておくことが大切である．

課題 第三者評価・認定が普及するとともに，認定・審査の方法，制度に関して，各国における認定機関の質・整合性の確保，合理的な第三者評価・認定手法の開発（評価項目の見直し，アウトカム評価など別の情報を加味した審査の実施等），良質なサーベイヤーの確保，評価情報の一般への公開，医療事故等の不測の事態への対応などが，大きな課題となってきている．また，病院機能評価とISO 9001に違いがあり，両者を受審する病院もあるので，両者を統合した活動を検討する必要がある．

質マネジメントシステム審査登録制度
quality management system registration scheme

2, 5, 63

審査登録の定義　組織のマネジメントシステムが，規定した要求事項に適合しているか否かを第三者機関が評価し，適合している場合に登録証を付与することを審査登録という．第三者が組織の顧客（購入者，消費者，依頼人，エンドユーザー，小売業者および受益者）に代わって，基準（国際規格など）への適合性を客観的かつ公平に評価する．第三者の審査に対して，第一者による評価とは組織自体による評価（自己評価）をいい，一般的には内部監査が該当する．第二者評価とは製品やサービスを購入する者（いわゆる買手）が，供給者の工程やマネジメントシステムを評価することである．

QMS 審査登録制度の目的　国内または国際的な取引における，製品やサービスを供給する組織の評価には問題点があった．評価基準（規格），評価方法（認証制度）および評価者（評価機関）などである．また，第二者評価の場合，効率の悪さに大きな問題もあった．複数の国に製品やサービスを供給する組織は，輸出先ごとの基準認証を受けなければならず，莫大な資源・コストの負担を強いられる．審査登録制度は，国際的に整合化された規格に基づき，客観性のある第三者機関が，国際的に整合化された制度によって，適合性を評価・登録し，安心して取引を可能にすることを目的として制度化されたものである．

QMS 審査登録制度の仕組み　QMS（質マネジメントシステム）審査登録制度の概要を図に示す．認定機関が，ISO 17011（適合性評価—適合性評価機関の認定を行う機関に対する一般要求事項）に基づき，審査登録機関の適切性を評価し"認定"し登録する．また，認定機関は，ISO/IEC Guide 61（認証機関及び審査登録機関の認定審査並びに認定機関に対する一般要求事項）に適合していることが条件となる．現在ほとんどの国では，認定機関はそれぞれ1機関である．日本では，（財）日本適合性認定協会（JAB）が設立されている．

審査登録機関は，組織内の QMS が ISO 9001 の要求事項を満たしているのかを審査し，その結果適合していればその組織は審査登録される．この組

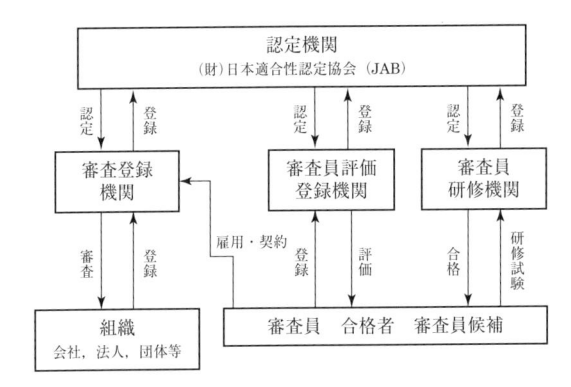

```
                    ┌─────────────────────┐
                    │      認定機関        │
                    │ (財)日本適合性認定協会 (JAB) │
                    └─────────────────────┘
              認定↓↑登録   認定↓↑登録   認定↓↑登録
         ┌────────┐  ┌────────┐  ┌────────┐
         │審査登録 │  │審査員評価│  │審査員  │
         │ 機関   │  │ 登録機関 │  │ 研修機関│
         └────────┘  └────────┘  └────────┘
```

図　QMS 審査登録制度の概要

織の審査登録という仕組みのほかに，審査員の登録に関する仕組みがある．QMS 審査を実施する審査員については，審査員評価登録機関が適格性について評価を行い，認められれば登録される．また，適格性の一つの条件として，審査員は審査員研修機関による審査技術に関する教育・訓練を受けることが必要である．

審査登録機関同様，これらの審査員評価登録機関および審査員研修機関も，認定機関による適切性の評価を受け，認定されなければならない仕組みになっている．

組織，購入者のメリット　ISO 9001 の審査登録を受けている組織は，世界では約 50 万 (2003 年 12 月末現在 ISO 調べ)，日本では約 4.1 万 (2005 年 7 月現在 JAB 調べ) である．JAB が 2003 年 10 月に行ったアンケート結果によると，組織が審査登録に取り組んだ主な目的は次のとおりであった．

・自社の QMS の基盤構築（業務の標準化を含む）ため
・製品またはサービスの質等のパフォーマンス向上のため
・参入条件の確保・拡大のため
・取引先，親会社等から要求されたため

上記のように組織の取組みの目的は，体質改善，質・パフォーマンス向上などと，ビジネスの要件としての登録とに分かれる．一般的には，

・顧客重視の経営が可能になる．

・方針,目標達成の改善が進み,成果が出る.
・全職員が参画し,活性化が図れる.
・予防,是正機能が高度化する.
・基準,手順および仕事が標準化できる.
などの効果が期待できるといわれている.

一方,購入者のメリットでは,信頼性のある質の高い製品・サービス,およびそれを提供する組織の選択の機会が拡大し,購入先選定の際の選考に利用できる.また,第二者評価などの費用・要員の削減が可能となる.苦情の対応においても,要求事項に沿った方法で迅速な処理,再発防止,予防などへの対応が期待できる.

質保証上の意義　"質がよいというのは,顧客の要求を満たすことである"という考え方が広く受け入れられている.つまり,顧客要求事項が質の良否の基準となる.医療においても同様だが,医療における特質に十分な考慮が必要である.つまり顧客(患者の関係者など)の要求事項の認識と,医療機関との共通認識の差があり,医療提供側が患者の要求事項を正しく理解して,これを満足するQMSを構築する努力が重要な課題である.

QMS審査登録制度の基準となるISO 9001には,顧客重視,プロセス指向,プロセスマネジメント,標準化と継続的改善および事実に基づく管理など,質の向上・維持に有効な要求事項が含まれている.また,資格要件を満たした審査員による,客観的な評価が可能となる.QMS規格および審査登録制度の本質の理解と必要な条件や限界を十分理解することによって,医療の質保証への有効な活用が期待できる.

その他のMS審査登録の動向　QMS以外のマネジメントシステムの審査登録として,ISO 14001(環境マネジメントシステム―要求事項及び利用の手引)を基準とする審査登録制度も図同様に運用されている.この規格は,組織自らの環境方針および環境目標を考慮して,自らの活動,製品・サービスが環境に及ぼす影響を管理するためのものである.このほかに,個人情報保護,情報セキュリティ,労働安全衛生などに焦点を当てたマネジメントシステムについても,ISOによる制度とは若干の違いがあるものの,第三者による認定・認証制度が民間主導で運用されている.

品質賞
quality award

定義・意義 品質賞とは，質マネジメントを実践し，優れた業績を上げた組織を表彰する賞の総称である．組織が TQM（総合的質マネジメント）を進めるうえでの，大きな推進力となることが多い．また業界あるいは国家的な質マネジメントの推進にも利用されている．

デミング賞の創設 品質賞のなかで，世界で最初に制定されたのが日本のデミング賞である．1950 年代に来日して日本に対して質マネジメントの指導を行った W.E. Deming の業績と友情を記念し，日本の質マネジメントの発展を図るために制定された賞である．Deming は，来日した際の講義録や著書の印税を寄付し，それを基金としてこの賞が創設された．審査の運営はデミング賞委員会が担当し，事務局は(財)日本科学技術連盟（以下，日科技連という）である．

デミング賞の種類 デミング賞には，本賞，実施賞，事業所表彰，日経品質管理文献賞がある．本賞は，個人が対象となる賞であり，TQM またはそれに利用される統計的手法等の研究，または TQM 等の普及に関し優れた業績のあった者に贈られる．実施賞は，TQM を実施して顕著な業績の向上が認められる企業に対して授与される年度賞である．事業所表彰は，実施賞と同様であるが，ある企業の一事業所で受審する場合が対象となる．日経品質管理文献賞は，日本経済新聞社が TQM またはそれに利用される統計的手法等の研究に関する文献で，質マネジメントの進歩，発展に貢献すると認められる優秀なものを表彰するために創設した賞で，審査をデミング賞委員会が行っている．

デミング賞の評価基準 現在の評価基準は，基本事項，特徴ある活動，首脳部の役割とその発揮の三つから構成される．特徴ある活動は"光りもの"とも呼ばれ，組織の発展の中核となる質活動のなかで特に力を入れ，工夫を行って成果を得ている活動である．

デミング賞の意義 デミング賞実施賞は，日本における質マネジメント推進の大きな力となっており，日本の代表的な企業が受賞することで自社の質

マネジメントのレベルアップを図っており，それが結果として日本の質マネジメントの水準を押し上げている．近年は，アジア諸国を中心に海外の応募も多く，海外諸国の質マネジメントのレベルアップにも貢献している．

日本品質奨励賞 日本品質奨励賞は，デミング賞のレベルには到達していないが，TQM を指向し質の改善が着実に行われている組織を表彰するもので，2000 年に制定された．ISO 9001 からさらにステップアップを図ろうとしている組織が主な対象である．TQM 活動が評価対象の TQM 奨励賞と，新しい管理技術の開発を対象とする品質技術革新賞がある．

医療の質奨励賞 医療の質奨励賞は，日本品質奨励賞の医療版で，医療の質向上に積極的に取り組み，成果をあげている医療機関を表彰するものである．2004 年に制定され，2005 年から本格的に審査が開始される．日本品質奨励賞とともに事務局は日科技連である．

MB 賞 MB 賞（マルコム・ボルドリッジ国家品質賞）は，質マネジメントについて基準に基づき評価し，優れた組織を表彰する制度で，米国で 1987 年に制定された．製造，サービス，中小，教育，医療という五つのカテゴリーがある．マルコム・ボルドリッジとは，この賞の創設に尽力し，事故で不慮の死をとげた商務長官の名である．デミング賞は民間の団体が創設したのに対し，MB 賞は米国の法律で定められている．年度で表彰される組織数が決まっている，すなわち競争があるという点も，デミング賞と大きく異なる．MB 賞は，日本のデミング賞を研究し，それを超えることを目指して作られた．その後，次に述べる日本経営品質賞として逆輸入され，日本の品質賞に多大な影響を与えたとともに，MB 賞を参考にして世界各国に品質賞が波及していった．

日本経営品質賞 日本経営品質賞とは，日本版 MB 賞とも呼ばれ，（財）日本社会生産性本部が 1995 年に制定した賞である．この賞には，大規模部門，中小規模部門と，2003 年度から加わった地方自治体部門の 3 部門があり，最大 8 社までが表彰対象となっている．採点は 1 000 点満点で行われ，経営幹部のリーダーシップ，経営における社会的責任，顧客・市場の理解と対応，戦略の策定と展開，個人と組織の能力向上，価値創造のプロセス，情報マネジメント，活動結果という八つの評価項目がある．

第5章

手法・技法

QC 手法
quality control tools and techniques

定義 QC 手法とは，質マネジメントの分野で開発および発展した QC を実践する際に役立つ手法の集まりのことをいう．それには，問題解決法，統計的方法，QC 七つ道具，新 QC 七つ道具，商品企画七つ道具，戦略立案七つ道具，QFD（品質機能展開），信頼性手法などがある．

問題解決法 問題解決法とは，改善を行う際に用いられる問題解決のための具体的な方法である．代表的なものは，QC ストーリーである．これは，テーマ選定，テーマ選定の理由・目標，現状把握，解析，対策，効果の確認，歯止め，残された課題というステップからなる [→ QC ストーリー/p.294]．

統計的方法と QC 七つ道具 質マネジメントにおいては，事実に基づく管理を実践するために統計的方法が多用される [→ SQC/p.93, 統計的方法/p.296]．統計的方法のなかで，簡便で頻繁に用いられる手法を集めたのが QC 七つ道具である．特性要因図，パレート図，グラフ／管理図，チェックシート，ヒストグラム，散布図，層別の七つである．層別を外しグラフ，管理図を分けて七つとすることもある．いずれの手法も何らかの形でデータを図示するものであり，視覚化によってデータからの情報の抽出が容易になる [→ QC 七つ道具/p.299]．

その他の統計的方法 QC 七つ道具以外の統計的方法には，検定・推定，実験計画法，回帰分析，多変量解析などがある．多変量解析には，主成分分析，クラスター分析，判別分析，数量化，多次元尺度構成法などが含まれる．各手法は，分析の目的，データの種類に応じて使い分けられる [→統計的方法/p.296]．

新 QC 七つ道具 新 QC 七つ道具とは，親和図法，連関図法，系統図法，マトリックス図法，アローダイアグラム法，PDPC 法，マトリックス・データ解析法の七つの手法の総称である．QC 七つ道具が主に数値データの解析に用いられる基本手法であるのに対し，新 QC 七つ道具は主に言語データを図に整理する方法である．ただし，マトリックス・データ解析法だけは数値データを解析する手法で，多変量解析法の主成分分析と同一である [→新

QC 七つ道具/p.302].

商品企画七つ道具 商品企画七つ道具とは，魅力的な新商品を企画する際に有効となる手法の一群である．インタビュー調査，アンケート調査，ポジショニング分析，アイデア発想法，アイデア選択法，コンジョイント分析，品質表の七つから構成される．

インタビュー調査，アンケート調査は通常のインタビュー，アンケートによる調査と同じで，顧客のニーズを把握するために実施される．ポジショニング分析とは，アンケート分析などで把握した商品の評価結果に基づき，ユーザーにどのように認知されているかの位置関係が分かるように，二次元のマップ上に商品をプロットする方法である．

アイデア発想法は，商品の企画案を考えるために系統的にアイデアを思いつくことを支援するための一連の手法で，アナロジー発想法，焦点法などがある．アイデア選択法は，列挙されたアイデアのうちよいものを選択するための手法で，重み付け評価法や AHP (Analytic Hierarchy Process) などがある．

コンジョイント分析は，商品コンセプトに関する大きさ，色，形，価格等の種々の属性を組み合わせて仮想商品を図などで示し，どの属性が消費者の選好にどう影響するかを分析する手法で，最適なコンセプトを決めるために用いる．品質表は，QFD のなかの一手法であり，顧客要求とそれを具現化するための商品の質特性値との関係を，二元表の形でまとめたものである．

戦略立案七つ道具 戦略立案七つ道具とは，中長期的観点に立った組織戦略や方針を立案する際に有効となる手法の一群である．環境分析，製品分析，市場分析，製品・市場分析，プロダクトポートフォリオ分析，戦略要因分析，資源配分分析の七つで構成される．

環境分析は，事業を取り巻く外部環境の動向と業界の構造・特性，魅力度を把握するために行う分析で，マクロ分析と業界構造分析がある．マクロ分析とは，一般的な景気指標やマクロ情報を使って産業全体を取り巻く環境を分析することである．業界構造分析とは，M.E. Porter が提唱する方法で，業界の魅力度を競合関係，買い手の交渉力等の 5 要因によって測定し，将来の予測を行うものである．

製品分析は，製品の質，価格などを競合品と比較し，自社品との違い，他社製品の戦略などを分析することである．市場分析は，品質表を用いて顧客のニーズと購買決定要因を把握するもので，市場セグメントにおいて自社の優位性が何であるかを見いだすために行う．製品・市場分析では，製品分析と市場分析の結果を組み合わせて製品と市場セグメントを二元表の形で表し，顧客の要求に対する製品の対応状況を把握する．

プロダクトポートフォリオ分析は，横軸に自社の競争優位性，縦軸に市場の魅力度をとり，自社および他社の製品をプロットして製品に対する取組みの優先順位を決めるために行う．戦略要因分析は，事業に影響する重要な要因を，研究，開発，生産などの事業を構成する要素と，質，原価，量・納期などの経営要素に二元分類し，事業戦略上の決め手となる要因を抽出するものである．資源配分分析は，戦略目標達成のために経営資源を適正に配分するために行うもので，時間軸入りのプロダクトポートフォリオ分析を行って製品に対する投資優先度をつけ，さらに製品と事業構成要素のマトリックスから強化すべき機能を明確にするものである．

QFD QFDとは，主に新製品の企画，設計のために用いられる一連の手法で，品質展開と業務機能展開からなる．品質展開では，顧客の要求を収集して整理し，要求品質展開表を作成する．また，要求項目ごとの質特性を列挙して質特性展開表を作成する．これらを二元表に組み合わせて，顧客要求と質特性の関係を表したのが品質表である．

業務機能展開は，質を形成する職能または業務を目的・手段の系列で，ステップ別に展開することである．これは，品質展開で明確にした質特性をどのようにして作り込むかを明確にするために行う [→品質機能展開/p.306]．

信頼性手法 信頼性とは，製品の長持ちの程度を表す耐久性，修理・修復のしやすさを表す保全性，使用者の使いやすさ，安全性を表す人間信頼性（設計信頼性）からなる [→信頼性/p.107]．信頼性は質を構成する一要素であるが，特に重要な要素であり，また寿命データは通常の質特性値と異なる確率分布に従うことなどから，信頼性工学という専門分野が確立され種々の手法が開発されてきた．代表的な手法としては，寿命などの信頼性データを分析するためのワイブル解析，製品の故障予測，故障解析などに用いる

FMEA, FTA などがある [→ FMEA・FTA/p.309].

医療での適用　これらの QC 手法は,"モノ作り"を主体とした製造業の分野において開発・発展してきたものであるが,医療分野においても適用できる場面は多い.

数値データが得られた場合には,統計的方法が活用できる.数値データに限らず,事実の分析における統計的ものの見方の活用が大切である.例えば観察するというのは,統計的ものの見方を活用した有用な分析手段である.また,事実を見て分類する,層別して違いを見つけるのは,有益な情報を抽出するために重要な方法である.X 線画像をパターン分けする,転倒・転落の状況を分類する,バリアンスを種々の要因で層別するといった分析は,数値データを処理するものではないが,多くの情報が得られる.

インシデントレポートの分析やアンケート調査による顧客の声の分析では言語データを扱うことになるので,新 QC 七つ道具が有用である.商品企画七つ道具で扱うような新商品の開発は行われないが,アイデアを創出する,顧客の声を分析する際には,商品企画七つ道具にある手法が利用可能である.QFD は,業務展開を行って分掌業務を明確にする目的で用いるのが有用である.

病院においても組織的な戦略が必要であり,分析の視点は工夫する必要があるが,戦略立案七つ道具は直接利用可能である.信頼性手法は,安全や人間のミスを対象とするものが多いので,医療安全に対しては直接役に立つ手法が多く含まれている.特に人間信頼性工学は,ミスの防止に関する様々な研究が行われている.

このように医療分野でも多くの QC 手法が利用可能であるが,概念や用語は読替えが必要な場合が少なくない.医療での有用な手法を整理して医療版 QC 手法としてまとめていくことは,今後の課題である.

QCストーリー
QC story

定義 QCストーリーとは，質マネジメントで用いられる問題解決の一般的な手順の一つである．これは，小集団活動の発表会等で，過去行われた問題解決活動を第三者に説明する際，ステップを追って順に報告したほうが聞き手にとって分かりやすいということから，試行錯誤的に生まれた一つの報告様式で，その形があたかも一連の物語のように見えるため，QCストーリーと呼ばれるようになった．

QCストーリーは，①テーマの選定，②現状把握，③解析，④対策の立案と実施，⑤効果の確認，⑥歯止めと標準化，⑦まとめと今後の課題の7ステップからなる．

テーマ選定 テーマ選定のステップでは，これから解決しようとする問題を決める．可能であれば，目標値，問題解決終了の条件，予算，スケジュールなどを決める．また，なぜその問題を選定したかの理由を示すことが大切である．重点指向によって，最も重要な問題を選定するのが原則であり，なぜ重要であるかの説明が必要である．また，重要性を示せなければ，問題解決を担当する者の意欲をそぐことになる．目標値は，次の現状把握の段階で決めることもある．

現状把握 現状把握の段階では，幅広い異なった視点から問題の特徴を調べる．例えば，製造工程で不良品が出ているときに，毎日安定して出ている場合と1週間のうち1日だけ出る場合とでは，考えられる原因は異なる．このような問題の特徴が分かれば，可能性のある原因を絞り込むことができるので，効率的に問題解決を進めることができる．問題の特徴を調べる観点には，時間，場所，種類，徴候（現象の特徴）などがある．データ分析によって特徴を調べるとともに，対象の物や場所を観察することも大切である．

解析 解析の段階では，何が原因であるかを見いだす．そのためには，現状把握で分かった特徴から考えられる要因をあげ，特性要因図などで整理する．そのなかから，原因と発生メカニズムに関する仮説を立て，その仮説を検証する計画を立てる．検証は，実験や調査を行うのが一般的であるが，そ

れが難しい場合には,日常業務のなかで必要なデータをとる方法もあり得る.

対策の立案と実施　解析結果に基づき,対策を立案し実施する.その際,ここでの対策は応急処置ではなく,再発防止処置になっていることが重要である.また,対策を実施した際の副作用,すなわち別の問題を引き起こす可能性がないか,チェックする必要がある.

効果の確認　効果の確認では,問題が再び起こらないことを確かめる.効果の確認をすべき期間は元の問題の発生頻度によって異なる.打った対策がどの程度の効果があるのか,定量的に把握できるとよい.また,効果を対策前後で比較するには,テーマ選定や現状把握の際に問題を把握したときに用いた同じ図,例えばパレート図で問題を把握したならば同じパレート図で比較してみると分かりやすい.

歯止めと標準化　このステップは,問題の再発防止に非常に重要である.とられた対策が有効であっても,それが維持・継続されないと意味がないので,新しい方法を標準化し,教育訓練を行って周知徹底することが必要である.

まとめと今後の課題　ここでは,次の改善に結びつくように残された課題を整理する.取りあげた問題に対する今後の課題とともに,問題解決の進め方として問題はなかったか否かについて反省すると,問題解決力の向上につながる.

課題達成型 QC ストーリー　これまで述べた QC ストーリーは,不良品が出た,クレームがあった,のような既に起きてしまった問題に対して有効で,問題解決型 QC ストーリーと呼ばれることがある.これに対し,新商品開発のような新しいものを作り出す課題に対しては,課題達成型 QC ストーリーが提案されている.この手順では,現状把握の代わりに課題達成のための方策をあげ,その評価とトラブルを予測することがポイントとなる.

しかし,基本的な問題解決の進め方には両者に本質的な差はない.いずれの場合も,事実を綿密に調べ,経験で得た知識から論理的思考によって解を導くことが大切である.すなわち,両者とも一般的な科学的分析法といわれるものを分かりやすく手順化したものである.

統計的方法
statistical method

定義 統計的方法とは，ある目的のためにデータを集める方法，およびそのデータの解析を通じ目的にとって有用な情報を引き出すために用いられる数学的手法の総称である．統計的方法は，事実に基づく管理を実践するうえで客観性を確保するための道具の一つである．一般には数値データを処理する手法を指すことが多いが，言語データや観察結果を解析する場合にも統計的方法が用いられる．質マネジメントにおいて，科学的分析のために統計的方法を用いることを強調して，SQC（Statistical Quality Control: 統計的質管理）という用語を用いることがある [→ SQC/p.93]．

科学的方法の一つ マネジメントにおける科学的管理のためには，統計的なものの見方・考え方が重要である．科学的方法では，観察，仮説，検証，一般化という手順を踏む．その際には種々の手法が用いられるが，観察結果や検証データにばらつきがともなう場合に用いられるのが統計的方法であり，科学的方法の一手法である．統計的方法は，ある事実が統計的な法則のもとで発生したものとして理解しようとするものであり，①事実を表現するのに具体的な観測手続きと結びついた数字を用いる，②観測結果は誤差，変動をともなっていると考える，③多くの観測結果に一定の傾向が見られるとき，それは一応信頼できる知識として取り入れる，という考え方が根底にある．

人間の主観がともなうような質的な特性でも，多くの場合数値化が可能で，統計的分析の対象となる．例えば，顧客満足度を7段階の評点で評価したり，モノのグレードを1級，2級，3級のように分類することがある．該当する，しないを回答するアンケート調査データも，後述する数量化理論を用いれば，数量的な解析が可能となる．すべてが数量化できる，あるいは数値化すれば正確な測定をしている，という誤解をすべきではないが，数量化することで適用できる分析手法が広がり，情報も引き出しやすくなる．

母集団，記述統計，推測統計 個々の事実の集まりの背景にあるものを母集団といい，統計的方法を適用して得られる情報は母集団に関する情報である．統計的方法には記述統計と推測統計があり，記述統計は大量のデータを

通して母集団の状態を表現するものである．QC 七つ道具は，一般的にこの記述統計に属するものと考えてよい．一方，推測統計は比較的少ないデータから，母集団に対する統計的仮説を検証しようとするものであり，推定・検定，実験計画法などの手法がこれにあたる．

主な統計的方法 統計的方法には様々なものがあり，特定の場面でどの手法を適用すべきかを一般的なマニュアルとして示すことは困難である．質マネジメントにおいてよく用いられる手法としては，以下のものがある．

QC 七つ道具 統計的方法のなかで，簡便で頻繁に用いられる手法を集めたのが QC 七つ道具である．いずれの手法も何らかの形でデータを図示するもので，視覚化で情報の抽出が容易になる [→ QC 七つ道具/p.299]．

検定・推定 検定とは，データの背後にある母集団を規定するパラメータである母数に関して仮説を立て，サンプルから求まる統計量の値からその仮説が成り立つかどうかを判断する方法である．平均値やばらつきがある値に等しいか，二つの集団で異なるかなどを判断するために用いられる．また，推定とは，サンプルの値から求まる統計量の値から母数の値を推測する方法である．検定・推定は，多くの統計的方法の基本となる手法である．

実験計画法 実験計画法は，取りあげる対象の結果とそれに影響を与えると考える要因との因果関係を調べるために，効率的に情報を得るための実験の計画の仕方と，実験で得たデータ解析の方法である．実験計画にあたっては，特性値を選び，どんな因子を取りあげて水準をどのようにするか決めたうえで，どのように実験するか，さらには得られたデータをどのように解析し，どのように技術的解釈をするのかをよく検討しなければならない．実験計画法は，そのための一連の手法と考え方を提示するものである．実験計画法では，誤差を最小化するのではなく，ばらつきの存在を最初から認め，そのなかで種々の情報を取り出すことを目的にしている．

回帰分析 回帰分析とは，目的となる変数 y の変動を $y=\beta_0+\beta_1 x$ あるいは $y=\beta_0+\beta_1 x_1+\beta_2 x_2+\cdots+\beta_p x_p$ などの式で変数 x との関係を求める分析方法である．前者の x が一つの場合を単回帰分析，後者の x が 2 個以上ある場合を重回帰分析と呼ぶ．質特性値 y のばらつきの原因となっている x が何かを見いだす，y をある値に制御するために x をいくつにすればよいか決め

る，ある x のときに y の値を予測するなどの目的で用いられる．大量データを分析するための手法として，質マネジメントにおいて頻繁に用いられる．

多変量解析法 多変量解析法とは，変数 x や y が多数あるときに用いられる手法で，先の重回帰分析はその仲間である．その他に主成分分析，判別分析，クラスター分析，数量化，多次元尺度構成法などがある．主成分分析は，多くの量的変数がある場合にそれらの間の相関構造を考慮して，低い次元の合成変数（主成分）に変換し，データがもつ情報をより解釈しやすくするための方法で，サンプルの特徴付けや分類のために用いる．判別分析は，複数の母集団を設定して，あるサンプルがどちらの母集団に属するのかを推測するための方法である．クラスター（集落）分析は，対象間の距離を定義して，距離の近さによって対象を分類する方法の総称で，サンプルや変数を分類するために用いる．数量化は，アンケートの回答や層別因子の水準のように，事前に数量化されていない対象に数値を与え，分析するための手法であり，I 類から IV 類まである．I 類は重回帰分析，II 類は判別分析，III 類は主成分分析とほぼ同様の目的で用いられる．IV 類は，多次元尺度構成法と同様の目的で用いられる．多次元尺度構成法とは，対象間の類似性のデータが得られたときに，類似性を距離とみなして空間上に対象を配置する手法である．類似性のデータから，サンプルの特徴付けや分類を行うために用いる．

活用上の注意 これらの統計的方法を活用する際に最も大切なのは，データの種類と解析目的に応じて適切な手法を活用することである．数学的に高度な手法を用いればよい結果が得られる，というものではない．QC 七つ道具のような簡便な手法であっても，目的に合っていれば多くの有用な情報が得られる．また，手法を適用する前に，解析対象データの素性をよく確認することも大切である．信頼性のないデータからは有効な結果が得られないだけでなく，誤った結論を出すこともある．さらに，統計解析の結果だけから結論を出してはならない．データ解析の結果に技術的，経験的考察を加え，総合的な判断から結論を出すことを心がけなければならない．

また，医療分野において，統計的方法の活用で特別に注意する点はない．適宜，適切な手法を用いることと，数値データだけでなく統計的ものの見方で事実を分析することが大切である ［→ SQC/p.93］．

QC七つ道具
QC seven tools

定義 QC七つ道具とは,質マネジメントで用いられる基礎的な手法のことで,チェックシート,パレート図,ヒストグラム,管理図／グラフ,特性要因図,散布図,層別の七つである."七つ"とは,役に立つものをまとめた"一群"という意味であり,正確に七つかどうかにこだわる必要はない.事実に基づく管理を実践するために,組織における問題解決の場で頻繁に用いられる手法である.

チェックシート チェックシートとは,データが簡単にとれ,そのデータが整理しやすい形で集められるように,あらかじめデータを記入する枠や項目名を書き込んだ用紙である.分布の状態や,欠点・不良項目がどこにどのくらい発生しているかを調査するために用いたり,点検すべき項目をあらかじめ決めておいて点検作業を容易に確実に行うために用いる.調査対象の現物に近い図を入れておき,そこに直接記入するようにしておけば,場所や形状の情報が正確に集めやすくなる.

チェックシートと似たものにチェックリストがあるが,用途は全く異なる.チェックリストとは,点検,評価を目的として,点検,評価すべき項目を並べた表で,点検,評価の漏れをなくすのに有用である.これに対し,チェックシートはデータの取得を容易にし,同時にデータの整理に有用である.

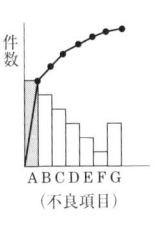

パレート図 パレート図とは,データをある項目で分類し,それを大きさの順に並べた棒グラフと累積和の折れ線グラフとで構成されたもので,横軸が分類項目,縦軸が項目別の数量となる.この図を描くことによって,改善すべき vital few(数は少ないが影響の大きい項目)が明確になるので,問題解決の初期において重点指向すべき改善テーマを決めるために用いる.パレート図を用いた分析をパレート分析と呼ぶ.パレート分析は,ABC分析ということもある.パレート図を書いて vital few が明確にならない場合には，分類項目の層別方法を変えてみるとよい．

ヒストグラム ヒストグラムとは，測定値の存在する範囲をいくつかの区間に分け，各区間を底辺とし，その区間に属する測定値の出現度数に比例する面積をもつ柱（長方形）を並べた図である．区間の幅は通常一定なので，高さが度数に対応する．データの分布状況（分布の形，中心の位置，ばらつき）や不良品の発生状況を把握するために用いられる．

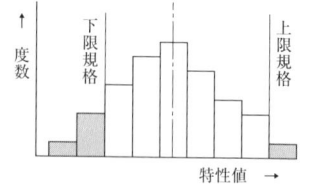

管理図／グラフ 管理図とは，工程が安定な状態にあるかどうかを調べるため，または工程を安定な状態に保持するために用いる図である．前者を工程解析用管理図，後者を工程管理用管理図と呼ぶ．工程が安定な状態であるというのは，時系列的に質特性値の統計的分布が同一のままで推移することをいう．管理限界を示す一対の線（管理限界線）を引いておき，これに質または工程の条件などを表すデータを打点する．点が管理限界線のなかにあり，点の並び方に特徴がなければ工程は安定な状態にあると判断する．また，管理限界線の外に出たり，点の並び方に特徴が表れれば見逃せない原因があったことを示す．管理限界線は，通常分布の 3σ（標準偏差）の位置に引く．

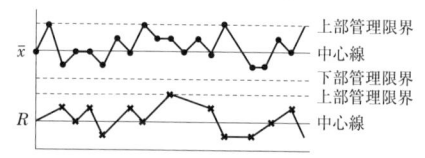

グラフとは，データ全体の傾向を把握したり，変化の状態を明確にするために用いる図的方法である．大きさを比較する棒グラフ，比率を比較する円グラフや帯グラフ，推移を見る折れ線グラフ，パターンを認識するレーダーチャートなど，目的に応じて様々な種類がある．

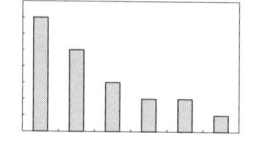

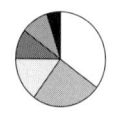

特性要因図 特性要因図とは，右端に特性（結果），それと関係する要因群を魚の骨のように大骨から小骨へと順次系統的に矢印でつなげて整理した図である．現状把握や解析がある程度進んだ段階で，質特性と要因の関係を整理するために用いる．Ishikawa Diagram，魚の骨(fish bone)，魚骨図，

原因結果図などの呼び方がある．特性要因図は要因と特性の関係を整理することが目的であり，これを書けば問題が解決するわけではない．特性要因図にあげた要因は仮説であるので，データ分析などによる検証が必要である．

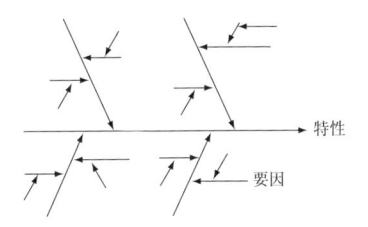

散布図 散布図とは，2変数を横軸と縦軸にとり，測定値を打点して作る図である．対応した二つの変量の関係を調べるために描く．2変量間の相関関係や直線関係の有無を調べるのに有用である．横軸に要因系の変数をとり，縦軸に結果系の質特性値をとった場合に相関関係が認められれば，要因系の変数が質特性値のばらつきの原因となっていることが分かる．また，要因系の変数を制御することで，質特性値のばらつきをどの程度に抑えられるかを知ることができる．

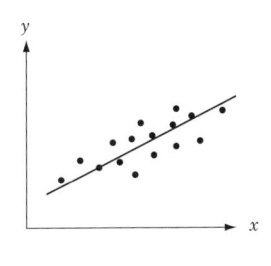

層別 層別とは，機械別，原材料別，作業者別などのようにデータの共通点や特徴に着目して同じ共通点や特徴をもついくつかのグループ（層）に分けることをいう．例えば，ヒストグラムを機械別に書く，散布図の打点を原材料別に記号を変えるといった使い方をする．層別の目的は，層による何らかの違いを見つけることである．例えば，製造工程において不良品だけが生産されることはまれで，通常は不良品と良品が混在している．混在するのは，良品を製造したときと不良品を製造したときの条件が違うからであり，その条件の違いを見つけることが不良品の出る原因を突き止めることになる．すなわち，違いを見つけることが問題解決の第一歩であり，層別は統計的見方の本質ともいえる分析の方法である．

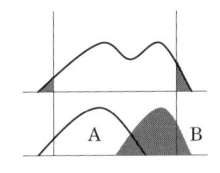

統計解析の基本 QC七つ道具は，高度な統計的理論を用いていないが，質マネジメントにおける多くの問題はこれを活用することで解決の糸口を見つけることができる．質マネジメントを実践するには，これらの手法をまず活用することを勧める．

新 QC 七つ道具
new QC seven tools

定義 新 QC 七つ道具とは，QC 七つ道具では分析できないデータ（主として言語データ）を扱うツールとして集められた，以下に示す七つの手法の総称である．1970 年代後半に，OR, VE などの各種管理技法から，TQM（総合的質マネジメント）の推進にとって有効と評価された七つのツールを抽出し，新 QC 七つ道具と命名された．

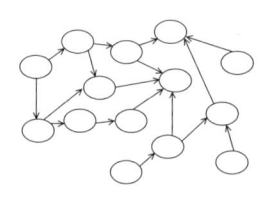

連関図法 連関図法とは，目的とする分析対象の構造を，質的関係性によって整理・解明していくための図的方法である．例えば，"なぜ事故が起こるのか"を分析するためにその原因となる要因をあげていき，原因と結果の関係の矢印で結ぶ，"売上げを伸ばす"という目標を達成するためには何をすればよいかをあげ，目的と手段の関係の矢印で結ぶ，などの形で用いる．あるいは，分析対象に関連する事項をカードなどに書き出し，各カードを原因と結果，または目的と手段の関係にあるものを矢印で結ぶ方法もある．複雑な要因の絡み合う問題の構造を理解する，根本的な原因を見いだす，課題達成の重要な手段・施策を見いだすなどのために用いる．作成に参加するメンバーの発想や連想を引き出すことが強く求められ，最終的に完成する連関図と同時に，その作成過程でいろいろ検討を重ねていくプロセスが重視される．

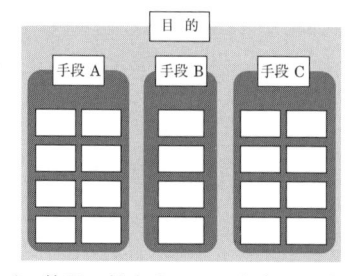

親和図法 親和図法とは，言語データをカードに記入し，類似したものを順次グルーピングしていき整理する手法で，似たもの同士を寄せ集めることによって問題の構造を理解するために用いる．川喜田二郎が考案した KJ 法を起源としている．具体的には，事象や事柄をカード化し，似ているものをいくつかのグループへ整理・統合する．できあがったグループに新たな名称（ラベル）を付けて各グループ間の関係性を考え，全

体の質的構造を整理・解明していく．親和図法も連関図法同様，その作成プロセスが重視される．ブレーンストーミングによって出されたアイデア，意見などを整理する際によく用いられる．

系統図法 系統図法とは，目的とする対象をある一定の基準に基づいてツリー構造的に展開・整理する図的方法であり，対象を系統的に展開するために用いる．展開は，目的—手段，原因—結果の関係によって行う場合や，構成要素を分解する場合などがある．品質展開や特性要因図なども，同種の手法と見ることができる．同種の目的には連関図法も使えるが，系統図ではツリー構造で展開する，つまり上位から系統的に分解していき，漏れをなくすことが本質的である．

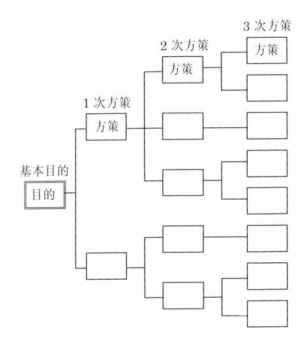

マトリックス図法 マトリックス図法とは，目的とする対象をいくつかの分類基準の二元的組合せで分類・整理・発想する図的方法である．二元的配置の中から問題の所在や形態を模索する，問題解決への着想を探るために用いる．分類基準の数やその組合せ方によってL型，Y型，T型，十字型などの形式がある．組み合わせる分類基準も，要因と結果，目的と手段あるいは関係性が特定できないものなど，種々のものがある．また，両分類基準で作る各セルの対応関係の表し方も，言語データ，○×△などの分類記号，頻度などの計数値，測定データとしての計量値などがあり得る．一つの方向から見ていたのでは気づかないことも，二元的に組み合わせて見ることで思わぬ発見や着想が生まれることが多く，マトリックス図法は，この二元的思考を強調する手法として利用価値が高い．

PDPC法 PDPC法とは，時間的経過をもつ一連の事象について，そのスタートからエンドに至るすべての過程を図示する計画手法として有用性の高いツールで，Process Decision Program Chart（過程決定計画図）の頭文字を取ったものである．

事態が流動的であったり，予測困難という不確実な状況において，①目標達成や②致命的事態の回避に向かって，不測の事態を含めた考え得る限りの事態とそれへの対策や回避策などを次々に連関図のように図示し，それらの妥当性を検討することによって，最終的には計画者の希望が満たされるように計画する方法である．望ましい結果に至るプロセスを定める，問題の所在を確認する，問題に事前に手を打つなどに活用できる．

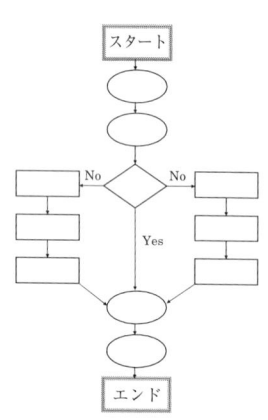

①としては，まず現在の状態と目標とする状態とを明確にして，事態の進展過程で発生する状況を予測して，その時点での当面の方策を逐次的に計画し，判断しながら目標を達成することになる．②では，最低限避けなければならない致命的な事態とそれを招く契機になる初期の状態とを明確にし，初期状態から望ましい方向ではなく致命的な事態へ向かう過程で想定される事態をすべて図に書き入れ，それらすべての実施可能な対策を考えるという利用方法である．例えば"手術が失敗に終わる"というエンド（致命的な事態）に関して，術中に患者の状態が急変する，停電が発生するなどの不測の事態すべてを予測し，それらへの回避策と妥当性を事前に検討することが②にあたる．いずれも予測に漏れがないようにすることが重要である．

アローダイアグラム法　アローダイアグラム法とは，時間的経過をもつ一連の作業，業務について，そのスタートからゴールに至るすべてのプロセスを点（時点）と矢線（作業）で表示することによって，精度の高い計画を策定し，日程管理していくための図的方法であ

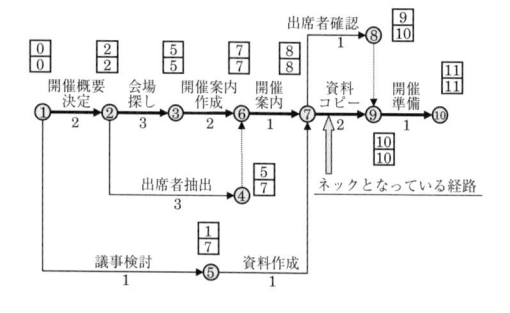

る.最適な日程計画を立て,効率よく管理するために用いられる.原型は,米国海軍によって開発されたPERT (Program Evaluation and Review Technique) という計画手法である.日程短縮するには,ネックとなっている経路 (Critical Path) を見つけ,その経路に含まれる作業を短縮していく必要があり,そのためにCPM (Critical Path Method) がよく用いられる.医療分野のクリティカルパスも,このアローダイアグラム (PERT) から派生した方法論の一つである.

アローダイアグラムでは,PDPCと異なり不測の事態はあまり考慮しない.必要なアクションアイテムを列挙し,納期遅れとならないように最適な日程計画を立てて効率よく進捗を管理することを主目的としている.

マトリックス・データ解析法 マトリックス・データ解析法とは,ある対象について複数の分類基準による計量データが対応のとれた形で得られている場合,それらのデータが保有する情報を,統計的方法を用いて要約することによって有用な情報を引き出すためのデータ解析法である.多変量解析の代表的手法である主成分分析のことを指し,新QC七つ道具のなかで,唯一計量データを処理するための手法であり,他の六つの手法とは異質である.数ある多変量解析のなかでも適用場面が幅広く,かつ解析結果が図的に表現されるという特徴から新QC七つ道具に加えられた.多次元のデータから少ない次元の特徴にまとめる,変数やサンプルを分類するなどの目的で用いる.

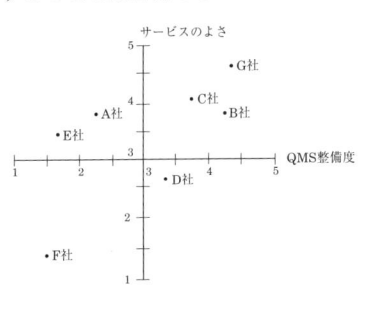

医療での適用 新QC七つ道具は,主に言語データを扱う手法の集まりであり,インシデントレポート,患者や職員の意見の分析など,医療分野でも適用できる場合が多い.医療分野ではQC七つ道具で扱うようなデータよりも,言語データが得られる機会が多いので特に有用と考えられる.

品質機能展開
QFD, quality function deployment

品質展開 品質展開とは，製品・サービスに対する顧客要求を設計者の表現する質特性に変換する展開をいう（図1）．品質展開は，①顧客要求（目的）の構造を理解する，②製品・サービスの質特性（手段）の構造を理解する，③①と②との関係を分析することによって顧客要求を達成するような質特性を定める，という構造を基本としている．

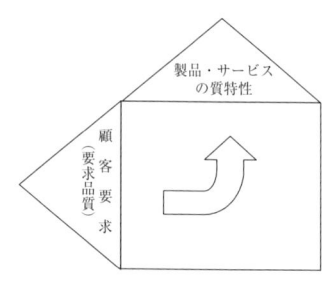

図1 品質展開の考え方

具体的には，上記①で顧客要求を分類・整理した要求品質展開表を，上記②で質特性を分類・整理した質特性展開表を作成する．③でこれらの表に記される要素をマトリックス（二元表）に組み合わせ，相互の関係を表す狭義の品質表と呼ばれる表を作成する．これは顧客要求を質特性に変換する働きをもつため，製品企画や設計の質への反映に利用していくことになる．品質展開に基づき工程展開も同様に進められるわけだが，その実体は品質展開のそれと変わりない．すなわち品質展開は，目的の構造を展開→手段の構造を展開→それらの関係を分析→目的を達成するための手段の仕様を定めるという，目的からの展開を行って目的達成を実現するための方法といえる．

定義 このように顧客要求からの展開を製品・サービスの質特性（質の展開）だけにとどまらず，技術展開，コスト展開，信頼性展開および業務機能展開へも変換を展開することを，品質機能展開という．品質機能展開は，顧客の要求に適合する質を実現する方法の一つであり，設計的な方法であるとともに展開の仕方や進め方の手順がある程度体系的に設定されているため，欧米諸国の人々にも理解されやすく，QFD（Quality Function Deployment）の名称で世界各国に広く普及している．

具体的には，顧客が要求・要望する質を組織内の質目標に順次展開・変換して顧客要求の具現化を保証する質の展開と，質を保証するために必要とな

る業務機能の全体を細部に展開し，それを組織機能と対応付けることによって組織的に落ち・漏れのない質保証機能の網を整備する質機能の展開とで構成され，いずれもシステム的アプローチを前提としている．

品質機能の展開によって質保証体制の組織的基盤を整備し，ついで，個々の新製品・新サービスの提供を品質展開によって保証する進め方が望まれる．

特徴 品質機能展開は，顧客の要求から始めることに大きな特徴があり，マーケットインの思想を具現化する代表的手法である．その基本思想は，顧客が要求した質と企業が提供した質との合致性保証にあり，合致性を最初から最後まで確保し続けるための一連の情報変換プロセスといってもよい．

実施手順 品質機能展開の実施手順（情報変換のプロセス）は次のとおりである．

① 要求品質展開表（顧客の言葉）：クレーム，コンプレインなどの顧客の声を原始情報として顧客が要求すると思われる質を顧客側の機能的な言葉（働き：〜を〜する）に変換し，それを親和図的・系統図的に整理する（これを要求品質展開表という）．

② 質特性展開表／代用特性展開表（技術の言葉）：対象とする商品・サービスの質を構成する要素（質要素）を系統的に整理したものを質特性展開表といい，それらを測定可能な特性として表現できる場合は代用特性展開表として整理する．

③ 狭義の品質表（顧客の言葉を技術の言葉へ変換）：要求品質展開表と質特性（または代用特性）展開表とをマトリックスで表し，その対応関係を表示したもので，これによって顧客の言葉が組織内で用いられる固有技術の言葉に変換される．なお，狭義の品質表に，企画の質設定表，設計の質設定表および質特性関連表を加えて構成されたものを，広義の品質表という．

④ これ以降の展開（質の具現化に向けた情報変換プロセス）：対象とする商品が機械的か化学的か，またはサービスのような無形財かによって，これ以降の展開法は変わるが，いずれの場合も，最終商品・サービスの質をいかに顧客の要求品質に合致させるかという観点から質の作り込み

のプロセスを整備していく形をとる．

医療での適用　医療においては，主として医療業務や診療プロセスなどの機能展開へ順次変換することによって，顧客要求の具現化とその合致性保証を進める．同様に **QFD** を用いることで，質保証に役立てることができる．

一例として，顧客要求を業務に落とし込む **QFD** のマトリックスを図2に示す．

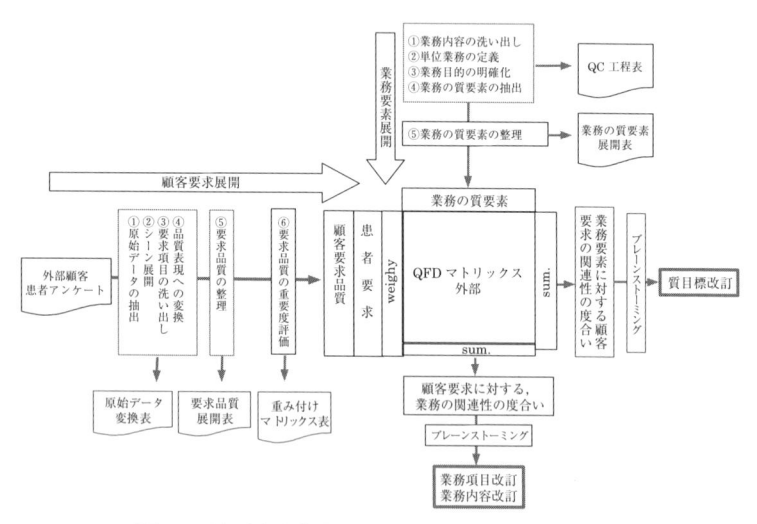

図2　顧客要求を業務に落とし込む **QFD** マトリックス

"患者要求"は，①アンケート調査，投書，苦情，要望，質問などを原始データとして収集し，②これをシーン展開し，③要求項目を洗い出し，④質表現に変換し，⑤要求品質の重要度を評価する．"業務の質"は，①業務の洗い出し，②単位業務の定義，③業務目的の明確化，④業務の質要素の抽出の手順で抽出する．この際，業務フロー，QC工程表を作成することが重要である．"患者要求"品質と"業務の質"の対応，すなわち，変換が極めて重要である．これらの作業を網羅的かつ妥当に行うためには，その業務を熟知した関係部署の職員が参加し，自由闊達に意見を出すことが必要である．

FMEA・FTA

FMEA/FTA, failure mode and effects analysis, fault tree analysis

定義：FMEA FMEAとは，Failure Mode and Effects Analysisの略で，日本語では一般的に"故障モード影響解析"と訳す．設計の不完全な点や潜在的な欠点を見いだすために，部品などの構成要素の故障モードとその上位アイテム（製品，システム）への影響を解析する技法である．

故障モードとは，故障状態の形式による分類である．例えば，断線，短絡，折損，摩耗，特性の劣化などである．故障メカニズムが故障に至る物理的・化学的過程を意味するのに対して，故障モードは故障の形態を示している．故障メカニズムが不明の場合でも，故障モードは観測可能である．いい換えれば，観測可能な故障の状態が故障モードである．

FMEAでの解析方法 FMEAでは，システムや製品のサブシステム・部品に発生すると考えられる故障モードを列挙し，その故障が起こった場合に，システムや製品にどのような影響を及ぼすかを解析する．さらに，故障の発生する原因，故障検知法などを検討し，その結果，信頼性を損なう可能性の大きい故障モードを設計段階で除去する．

ある故障モードが重要な影響を及ぼすかどうかは，通常，影響の重大性，発生頻度，検知の容易さの三つの観点から評価する．ある故障モードが起きたときに，それによってシステムが停止してしまうような場合は影響が大きく，多少の機能低下でとどまれば影響は小さい．これが影響の重大性である．たとえ影響が大きくても，起こる可能性が限りなく低ければ，それほど重視する必要はないので発生頻度も評価する．また，たとえ故障が起きても，故障が起きたということが容易に分かり，すぐに修理や交換ができるならばシステムへの影響は小さくなる．したがって，故障検知の容易さも考慮する．一般には，これら三つの尺度の評点をつけ，積をとって値が大きいものを重要な故障モードとして未然防止のための対策を打つ．

工程FMEA，作業FMEA これまで述べたFMEAは，製品設計を対象にしたものである．製品を作る工程を対象として行う同様の解析を工程FMEAと呼ぶ．これは工程ごとに考えられる不具合（設備が故障する，部

品がつまるなど）をあげて，それが起きた場合に，製品や工程にどのような影響が出るかを分析するものである．同様に，人間の一連の作業に対する分析は，作業 FMEA と呼ばれる．この場合，故障モードに対応するのは，人間が犯すエラーであるので，エラーの一般的形態であるエラーモードを列挙してその影響を解析する．エラーモードの例は，抜け，忘れ，認識間違いなどである．

医療での FMEA の活用 医療分野においては，作業 FMEA の活用が有効である．検査や与薬の手順について，起こり得るエラーを予測して未然防止の対策を打つとよい．

FMEA を活用する際に困難な点は，故障モード，エラーモードを漏れなくあげる，影響度を正しく評価することである．作業 FMEA を実施する際には，その業務をよく知っている人が集まり，起こりうるエラーの仮説を立て，それが起きないようにするためにどのように作業方法を変えていくかを議論する．ここでエラーモードを漏れなくあげることが難しいことであり，なるべく漏れなくあげるには，その作業を実際に行う人など作業にかかわる数名で議論することや，過去に起きたエラーを整理しておき共通知識として整理しておくことが有用である．特に，議論に参加する人のなかには，直接作業にかかわる人だけでなく，現場の作業をよく知り，知識の体系化に長け，FMEA に精通した人を加えると効果的である．

影響度のうち発生頻度は不明なことが多いが，その場合でも影響の重大性，検知の容易さを検討すればエラーの未然防止は可能である．図1にFMEA活用の事例を示す．

定義：FTA FTA とは，Fault Tree Analysis の略で，日本語では"故障の木解析"と訳す．システムや製品に起きてほしくない事象，例えば自動車ではエンジンがかからない，パソコンでは電源が入らない，といった事象をトップ（頂上）事象と呼ぶ．FTA では，そのトップ事象が生じるためには何が起こらなければならないかを考え，その事象の原因となる事象をすべてあげ，望ましくない事象とそれらの事象との間の因果関係を論理記号で結ぶ．次にそれらの一つひとつの事象についてその事象を起こす原因は何か，さらにそのまた原因となる事象は何かというように展開していき，すべての

輸血業務FMEAワークシート（実施部分一部抜粋）

工程番号	担当	大分類	小分類	単位業務	業務の目的・機能	シーン	不具合モード（どこが違うエラー）	エラーによる原因（どの記述か）	エラーによる影響（最終的に与える影響）	影響度	発生頻度	発見の難易度	危険度
69	看護師	輸血の実施準備	輸血実施の準備	専用輸血セットを搬入資材から出す	自由打球出し輸血するため		セットを出さない	違うセットを搬出してしまう	輸血実施の遅れ	4	2	1	8
70	看護師			輸血を担当看護師以外の看護師が輸血を準備する	血液製剤の確実な管理		担当した看護師以外の看護師が準備する	誤薬の放置	薬剤の要請	3	3	1	9
71	看護師			輸血することを伝え核査生を減少する説明	輸血実施中の安全の確保		患者に伝えない	輸血搬出	輸血中の安静が保てない	1	2	1	2
72	看護師			バイタルチェック	輸血直前の患者の状態を確認する、輸血前後のバイタルを比較するため		患者が行かない	輸血前後のバイタルの比較が難しい	輸血前後の患者の状態が把握できず	4	1	1	4
73	看護師			適切な輸血セットをつける	各血液製剤を安全に投与に注入するため		状態を確認しない	輸血成分の損傷	輸血成分の効果が得られない	4	1	1	4
74	看護師			輸血前後に流す生食を用意する	血管確保の確認とパイプの被覆用			生食の準備しない	血管確保の確認ができない	輸血試験の遅れ	1	3	4	12
75	看護師			18Gより太い針を用意する	溶血の防止		18Gより細い針を準備する	溶血をおこす可能性がある	輸血試験の遅れ、副作用を起こす可能性がある	4	1	1	4
76	看護師			針目開放時の指示を医局にエスカー計を準備、薬剤師会受理線	輸血ラインの確保		留置針以外の針を準備する	何度も差替えしてしまう	患者に苦痛を与える	2	1	1	2
77	看護師			迅速に輸血を実施	迅速に輸血を実施するため		準備しない	準備に手間取る	輸血試験の遅れ	1	1	1	1
78	看護師			血液製剤の血液を準備する	患者血液型の確認、異型輸血の防止			準備に手間取る	輸血試験の遅れ	1	3	1	3
79	看護師	患者の確認	輸血の開始	患者本人であることを確認する、を確認チェックシートで本人であることを確認	患者誤認の防止	適合患者を取り違え患者を思い込んでいしている場合	違う患者に輸血の準備をしてしまう	違う患者に輸血してしまう、異型輸血をしてしまう	5	2	4	40
80	看護師			血液製剤に実施することを説明する	患者に対する説明の確認		説明しない	患者の不安になる	輸血の遅れ	1	2	2	4
81	看護師			血液製剤冷凍剤を取り付ける	異型輸血の防止		つけない	血液型の確認が行えない	輸血の遅れ、業務の重荷	3	3	1	9

図1 FMEA活用事例（事例提供：練馬総合病院）

事象がもうこれ以上展開できないところ（これを基本事象という）まで続けていき，論理記号で結んだ樹形図を作成する．基本事象の発生確率が分かっていれば，トップ事象の発生確率を計算することもできる．

FTAの特徴　FTAはFMEAと逆向きの解析であるという捉え方をすることもあるが，それよりも因果関係を図的に表現しているものであり，因果構造を深く考察するというところに本質がある．FMEAは原因を追究することよりも何に手を打つかに主眼があり，FTAは原因の解明に主眼がある．

医療でのFTAの活用　医療分野でFTAを活用する際に，特別に考慮する点はない．起きてほしくない事象，例えば与薬事故，患者間違いなどをトップ事象としてあげ，その原因となる事象を展開していけばよい．

FTAは，予測によって未然防止のために活用することも可能であるが，まずは起きてしまった重大不具合について展開して，どのような対策を打つべきかを検討する際に用いてみるとよい．解析の際には，FMEAと同様にFTAの図（FT図）を書いて，数名の関係者で議論しながら進めることが大切である．

図2に，実際に作成したFT図の一部を示す．患者を誤認するというトップ事象を発生させる要因を整理したものである．FT図によってそれぞれの事象の発生要因を基本事象まで掘り下げたところ，ヒューマンエラーには"思い込み"，"見間違い"などの共通要因が多く見られた．対策は，個々の事象に対応することではなく，共通要因に対して実施している．

このように実際に起こってはいなくても，起こり得る"患者誤認"という事象を，FT図を活用することによって発生要因との関係を視覚的に確認することができ，医療分野でも有用な手法である．

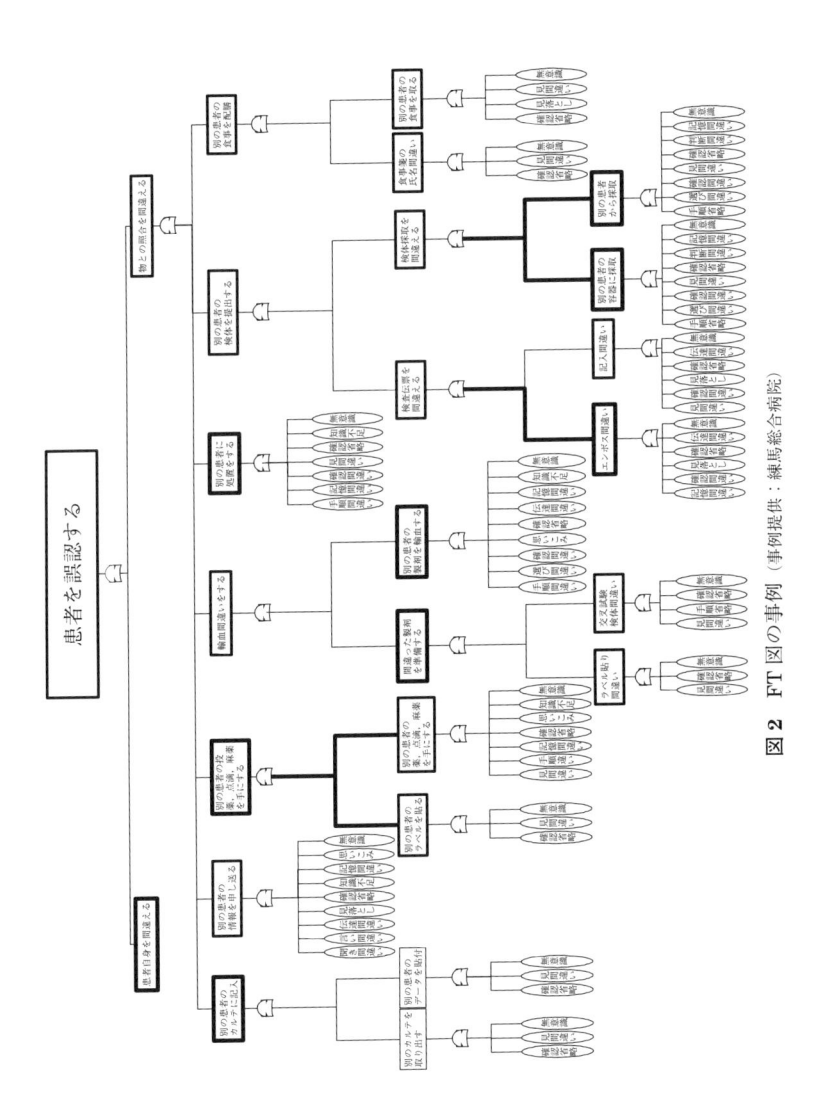

図 2 FT図の事例（事例提供：練馬総合病院）

IE手法

IE tools and techniques, industrial engineering tools and techniques

定義　IE手法とは，IE（Industrial Engineering）の分野で開発ないし発展したIEを実践するための手法の集まりをいう．IEについては，JIS Z 8141において，"経営目的を定め，それを実現するために，環境（社会環境及び自然環境）との調和を図りながら，人，物（機械・設備，原材料，補助材料及びエネルギー），金及び情報を最適に設計し，運用し，統制する工学的な技術・技法の体系"と定義されている．IEの定義はこれ以外にも種々あり，専門分野や文脈によって異なる意味をもつことがあるので注意が必要である．

特に適用範囲については，経営・管理全般とする場合，生産管理全般とする場合，作業研究を主体とした分析手法と狭義の工程管理とする場合に分けられる．経営・管理全般の場合は，訳語として経営工学が用いられる．日本では，三つ目の最も狭義の場合を指すことが多い．

IEの目的　基本的なIEの対象は主として生産システムであり，活動の目的はその効率化にある．歴史的にいえば，20世紀の初め，大量生産における科学的管理の方法として米国で誕生し，F.W. TaylorやF.B. Gilbrethなどによって体系化された．自動車のフォードで進められたテーラーシステムなどはその代表例である．以後様々な発展を遂げ，現在に至っている．日本にもQC同様，IEが導入され，戦後，日本の製造業の生産性向上に多大な貢献を果たした．

狭義のIE手法　狭義のIEで用いられる手法には次のものがある．作業研究とは，"作業を分析して最も適切な作業方法である標準作業の決定と，標準作業を行うときの所要時間から標準時間を求めるための一連の手法体系"である（JIS Z 8141）．

作業研究は，方法研究と作業測定からなる．方法研究は，生産の流れを調査分析して不必要な工程を廃止するなど生産工程を改善するとともに，そこで行われる作業方法を改善する研究のことであり，その結果を標準化して標準作業とする．方法研究は，一般に工程分析，作業分析，動作分析の順で行

われる.

作業測定とは,平均的な熟練度の作業者が標準作業を標準速度で行ったときの所要時間から,適正な標準時間を求めるための手法である.測定方法には,作業の時間的経過を直接観察することによって標準時間を決める直接測定法と,これまでの測定値や経験的数値から要素作業別基礎時間を整理し,それから標準時間を求める間接測定法がある.前者には,ストップウォッチ法,VTR 法,ワークサンプリングなどが,後者には PTS (Predetermined Time Standard System) 法,標準資料法などがある.

その他の IE 手法 生産管理関係の IE 手法には,生産計画,在庫管理,物流・レイアウトを取り扱うものがある.生産計画は,生産量と生産時期に関する計画で,生産量を計画するための手法,設備や作業者に対する負荷量を平準化,調整するための手法,作業の実行計画を決めるためのスケジューリング手法などがある.また,これらを統制するための代表的なシステムは MRP (Material Requirements Planning) と呼ばれる.

在庫管理は,必要な資材,製品等の在庫を好ましい水準に維持するための活動で,発注の時期,適正在庫量を決める手法などがある.

物流・レイアウトは,モノの流れや保管の問題を扱うもので,職場や工場の配置を決めるレイアウト技法,運搬・取扱いに関する管理のためのマテリアルハンドリング技法などが含まれる.

医療での適用 医療分野でも効率の追求は重要なテーマであり,IE 手法を活用できる場面は多い.例えば,院内業務の方法研究,作業測定による 3 ム(ムダ,ムリ,ムラ)の排除,物流・人流分析によるレイアウト改善や備品・在庫の整理を行うことは,安全確保,効率向上に有用である.特に,実際の作業を観察することは,無理なく遵守できる標準作業を決めるために重要である.このような作業効率改善のための IE 手法と 5S [→ 5S/p.260] を組み合わせて実行すれば,作業環境の改善効果は一層大きなものとなる.

医薬品やその他の物品の在庫管理,輸配送は,医療の質の確保において重要性を増してきており,IE 手法を活用したシステムの整備が必要である.その他の例では,看護師の勤務スケジュールを決めるためにスケジューリング手法を用いることなどがある.

参考文献

1) 飯田修平 (2003)：医療における総合的質経営―練馬総合病院　組織変革への挑戦，日科技連出版社
2) 飯田修平 (2003)：病院早分かり読本［第2版増補版］，医学書院
3) W.A. Shewhart (1931)：Economic Control of Quality of a Manufactured Product, D.Van Nostrand Co.
4) 飯塚悦功・棟近雅彦・住本守・加藤重信 (2002)：ISO9000 要求事項及び用語の解説［2000 年版］，日本規格協会
5) 上原鳴夫・黒田幸清・飯塚悦功・棟近雅彦・小柳津正彦 (2003)：医療の質マネジメントシステム―医療機関における ISO9001 の活用，日本規格協会
6) 吉澤正ほか編 (2004)：クォリティマネジメント用語辞典，日本規格協会
7) 日本規格協会編 (2001)：対訳 ISO9001 品質マネジメントの国際規格［ポケット版］，日本規格協会
8) 日本看護協会編 (2004)：日本看護協会看護業務基準集［2004 年］，日本看護協会出版会
9) 医療情報システム開発センターのウェブサイト，電子カルテのための看護用語マスター，http://www.medis.or.jp/
10) D.W. Bates ほか (1995)：Incidence of adverse drug events and potential adverse drug events. Implications for prevention, JAMA, 274:29-34
11) 日本病院管理学会情報・用語委員会 (2003)：医療・病院管理用語事典［改訂版］，エルゼビア・ジャパン
12) エリオット・フリードソン著，進藤雄三・宝月誠訳 (1992)：医療と専門家支配，恒星社厚生閣
13) 古山富也 (2000)：ISO9000s 2000 年改定への対応，日本規格協会審査登録事業部
14) 新村出編 (1998)：広辞苑［第5版］，岩波書店
15) 飯田修平 (2001)：病院における人事考課制度　理論と実践［第2版］，医療文化社
16) Peter Mears (2000)：Health Care Teams-Building Cotinuous Quality Improvement, St.Lucie Press
17) 圓川隆夫 (1988)：多変量のデータ解析，朝倉書店

18) A.L. コクラン著, 森亨訳 (1999): 効果と効率—保健と医療の疫学, サイエンティスト社
19) 真壁肇編 (1996): [改訂版] 信頼性工学入門, 日本規格協会
20) 塩見弘 (1996): 人間信頼性工学入門, 日科技連出版社
21) 三浦新ほか編 (1985): TQC用語辞典, 日本規格協会
22) 細谷克也 (1984): QC的ものの見方・考え方, 日科技連出版社
23) TQM委員会編著 (1998): TQM21世紀の総合「質」経営, 日科技連出版社
24) 四病院団体協議会医療安全管理者養成委員会編 (2005): 医療安全管理者必携 医療安全管理テキスト, 日本規格協会
25) 久米均 (1993): 品質管理セミナーベーシックコーステキスト序論, 日本科学技術連盟
26) カレル・ヴァン ウォルフレン著, 篠原勝訳 (1990): 日本 権力構造の謎 (上・下), 早川書房
27) 池上直己・J.C. キャンベル (1996): 日本の医療—統制とバランス感覚, 中央公論社
28) P.F. ドラッカー著, 上田惇生訳 (1996): 新訳 現代の経営 (上・下), ダイヤモンド社
29) 青木保彦・三田昌弘・安藤紫 (1998): シックスシグマ導入戦略—日本企業に突きつけられた挑戦課題, ダイヤモンド社
30) 日本プラントメンテナンス協会編 (1882): 生産革新のための新TPM展開プログラム—加工組立編, 日本プラントメンテナンス協会
31) 日本規格協会編 (2003): TR Q 0005/0006:2003 クォリティマネジメントシステム—持続可能な成長の指針／自己評価の指針, 日本規格協会
32) 大野耐一 (1978): トヨタ生産方式—脱規模の経営をめざして, ダイヤモンド社
33) 伊藤嘉博・小林啓孝 (2001): ネオ・バランスト・スコアカード経営, 中央経済社
34) 高梨智弘 (1994): 経営改善の新手法 ベンチマーキングとは何か—ベスト・プラクティスを求めて, 生産性出版
35) マイケル・ハマーほか著, 野中郁次郎訳 (2002): リエンジニアリング革命—企業を根本から変える業務革新, 日本経済新聞社
36) 日本経営工学会編 (2002): 生産管理用語辞典, 日本規格協会
37) 国狭武己 (1994): 資材・購買管理—生産管理 理論と実践, 日刊工業新聞社

38) 手島直明 (1993)：実践価値工学―顧客満足度を高める技術，日科技連出版社
39) 柳沢滋 (1985)：PERT のはなし―効率よい日程の計画と管理，日科技連出版社
40) 能澤徹 (1999)：図解　国際標準プロジェクトマネジメント― PMBOK と EVMS，日科技連出版社
41) 中條武志・棟近雅彦 (2000)：品質管理ベーシックコーステキスト，第 20 章プロセスの設計と管理，日本科学技術連盟
42) 日本看護協会編 (2004)：看護職者の労働安全衛生―もうひとつのリスクマネジメント，日本看護協会出版会
43) 平林良人 (2004)：労働安全衛生（OHSAS）入門，日本規格協会
44) M.E. ポーター著，土岐坤訳 (1985)：競争優位の戦略―いかに高業績を持続させるか，ダイヤモンド社
45) 日本規格協会編 (2003)：対訳 ISO 19011 品質及び／又は環境マネジメントシステム監査のための指針［ポケット版］，日本規格協会
46) 社内標準化便覧編集委員会編 (1995)：社内標準化便覧［改訂 3 版］，日本規格協会
47) 中條武志・棟近雅彦 (1999)：品質管理ベーシックコーステキスト プロセスの設計と管理，日本科学技術連盟
48) 飯塚悦功・棟近雅彦・水流聡子監修 (2005)：医療の質安全保証を実現する患者状態適応型パス［事例集 2005 年版］，日本規格協会
49) 日本規格協会編 (2000)：ISO 規格の基礎知識［改訂 2 版］，日本規格協会
50) 三菱総合研究所政策工学研究部編 (2000)：リスクマネジメントガイド，日本規格協会
51) 河野龍太郎 (2004)：医療におけるヒューマンエラー―なぜ間違える　どう防ぐ，医学書院
52) 棟近雅彦 (2003)：インシデントレポートの分析，薬事，Vol.45, No.2, pp.293-299，じほう
53) 柳川達生 (2002)：事故分析改善システムと RCA (Root Cause Analysis) 手法，保健医療科学，Vol.51, No.3, p.142, p.149，国立保健医療科学院
54) 日本看護協会編 (2000)：組織でとりくむ医療事故防止，日本看護協会出版会
55) 三宅祥三ほか (2005)：医療安全への終わりなき挑戦―武蔵野赤十字病院の取り組み，エルゼビア・ジャパン
56) 林喜男 (1984)：人間信頼性工学―人間エラーの防止技術，海文堂出版

57) 日本経営工学会編 (1994)：経営工学ハンドブック，丸善
58) QC サークル本部編 (1996)：QC サークルの基本― QC サークル綱領，日科技連出版社
59) 新香鐵一ほか監修 (1988)：新版品質管理便覧［第 2 版］，日本規格協会
60) Institute of Medicine · Board on Health Care Services (2003)：Health Professions Education: A Bridge to Quality, National Academies Press
61) 飯田修平 (1999)：病院における職能資格制度，理論と実践，医療文化社
62) 飯田修平 (2000)：病院における退職金制度，理論と実践，医療文化社
63) 日本適合性認定協会編 (2002)：適合性評価ハンドブック― ISO を正しく理解するために，日科技連出版社
64) 長田洋編著，長島牧人著 (1996)：TQM 時代の戦略的方針管理，日科技連出版社
65) 神田範明 (2000)：ヒットを生む商品企画七つ道具　はやわかり編，日科技連出版社
66) 小野道照・大藤正 (1994)：品質機能展開活用マニュアル第 3 巻　品質展開法 (2)，日科技連出版社
67) 棟近雅彦・広瀬啓雄・奥原正夫・日本科学技術研修所数理部 (1999)：SQC 入門― QC 七つ道具，検定・推定編，日科技連出版社
68) 久米均・飯塚悦功 (1987)：回帰分析＜統計的方法 2 ＞，岩波書店
69) 鷲尾泰俊 (1988)：実験の計画と解析＜統計的方法 4 ＞，岩波書店
70) 永田靖・棟近雅彦 (2001)：多変量解析法入門，サイエンス社
71) 久米均 (1989)：統計解析への出発＜統計的方法 1 ＞，岩波書店
72) 牧野鉄治・鈴木順二郎 (1982)：FMEA・FTA 実施法，日科技連出版社

…

引用・参考規格

(2005 年 8 月現在)

● **ISO** [ ]内は完全一致の翻訳規格(JIS)を示す.

ISO/IEC Guide 2:2004	Standardization and related activities — General vocabulary(標準化及び関連活動——般用語)
ISO/IEC Guide 62:1996 [JIS Z 9362:1996]	General requirements for bodies operating assessment and certification/registration of quality systems(品質システム審査登録機関に対する一般要求事項)
ISO 7001:1990 [JIS T 1006:1992]	Public information symbols(一般案内用図記号)
ISO 9000:2000 [JIS Q 9000:2000]	Quality management systems — Fundamentals and vocabulary(品質マネジメントシステム—基本及び用語)
ISO 9001:2000 [JIS Q 9001:2000]	Quality management systems — Requirements(品質マネジメントシステム—要求事項)
ISO 9004:2000 [JIS Q 9004:2000]	Quality management systems — Guidelines for performance improvements(品質マネジメントシステム—パフォーマンス改善の指針)
ISO 10006:2003 [JIS Q 10006:2004]	Quality management systems — Guidelines for quality management in projects(品質マネジメントシステム—プロジェクトにおける品質マネジメントの指針)
ISO 13485:2003 [JIS Q 13485:2005]	Medical devices — Quality management systems — Requirements for regulatory purposes(医療用具—品質マネジメントシステム—規制目的のための要求事項)
ISO 14001:2004 [JIS Q 14001:2004]	Environmental management systems — Requirements with guidance for use(環境マ

	ネジメントシステム―要求事項及び利用の手引)
ISO/TR 14061:1998	Information to assist forestry organizations in the use of Environmental Management System standards ISO 14001 and ISO 14004（森林経営組織がISO 14001及びISO 14004環境マネジメントシステム規格を使用する際の情報）
ISO 17011:2004 [JIS Q 17011:2005]	Conformity assessment ― General requirements for accreditation bodies accrediting conformity assessment bodies（適合性評価―適合性評価機関の認定を行う機関に対する一般要求事項）
ISO 19011:2002 [JIS Q 19011:2003]	Guidelines for quality and/or environmental management systems auditing（品質及び／又は環境マネジメントシステム監査のための指針）
ISO/FDIS 22000:2005*	Food safety management systems―Requirements for any organization in the food chain（食品安全マネジメントシステム―フードチェーン全体における組織に対する要求事項）

● JIS・TR

JIS Q 2001:2001	リスクマネジメントシステム構築のための指針
JIS Q 9000:2000	品質マネジメントシステム―基本及び用語
JIS Q 9001:2000	品質マネジメントシステム―要求事項
JIS Q 9004:2000	品質マネジメントシステム―パフォーマンス改善の指針
JIS Q 9023:2003	マネジメントシステムのパフォーマンス改善―方針によるマネジメントの指針
JIS Q 9025:2003	マネジメントシステムのパフォーマンス改善―品質機能展開の指針
JIS Q 9100:2004	品質マネジメントシステム―航空宇宙―要求事

	項
JIS Z 8101-2:1999	統計—用語と記号—第 2 部：統計的品質管理用語
JIS Z 8115:2000	ディペンダビリティ（信頼性）用語
JIS Z 8141:2001	生産管理用語
JIS Z 8301:2005	規格票の様式及び作成方式
JIS Z 9900:1994	品質管理及び品質保証の規格—選択及び使用の指針
TR Q 0005:2003**	クォリティマネジメントシステム—持続可能な成長の指針
TR Q 0006:2003**	クォリティマネジメントシステム—自己評価の指針

●その他

JEAG 4101:2000	原子力発電所の品質保証指針
BS 5750（廃止）	Part 1: Quality systems — Specification for design, manufacture and installation
BS 7799-2:2002	Information security management — Specification with guidance for use
OHSAS 18001:1999	Occupational health and safety management systems — Specification
OHSAS 18002:2000	Occupational health and safety management systems — Guidelines for the implementation of OHSAS 18001
QS-9000:1998	Quality System Requirements (3rd Edition)
TS 16949:2000	Quality Management systems — Particular requirements for the application of ISO 9001: 2000 for automotive production and relevant service part organizations

* 現在は，ISO ではなく最終国際規格原案であるが，2005 年内には ISO 22000 として発行予定である．
** 2005 年内には，JIS Q 9005，JIS Q 9006 としてそれぞれ制定予定である（それにともない，両 TR は廃止予定）．

関連組織のウェブサイト

●国　内 (50音順)

医師臨床研修マッチング協議会	http://www.jrmp.jp/
国立がんセンター (NCC)	http://www.ncc.go.jp/
国立循環器病センター (NCVC)	http://www.ncvc.go.jp/
(財)社会経済生産性本部 (JPC-SED)	http://www.jpc-sed.or.jp/
(社)全日本病院協会 (AJHA)	http://www.ajha.or.jp/
東京都病院協会 (TMHA)	http://www.tmha.net/
(財)日本医療機能評価機構 (JCQHC)	http://jcqhc.or.jp/
(財)日本科学技術連盟 (JUSE)	http://www.juse.or.jp/
(財)日本規格協会 (JSA)	http://www.jsa.or.jp/
日本工業標準調査会 (JISC)	http://www.jisc.go.jp/
日本診療録管理学会 (JSMRA)	http://www.hospital.or.jp/jmr.html
(財)日本適合性認定協会 (JAB)	http://www.jab.or.jp/
(社)日本能率協会 (JMA)	http://www.jma.or.jp/
(社)日本品質管理学会 (JSQC)	http://www.jsqc.org/
(財)日本品質保証機構 (JQA)	http://www.jqa.jp/
プロジェクトマネジメント学会 (SPM)	http://www.spm-japan.jp/index-j.html

●海　外 (アルファベット順)

American Health Information Management Association (AHIMA)
　　http://www.ahima.org/
American Hospital Association (AHA)
　　http://www.aha.org/
American Society for Healthcare Risk Management (ASHRM)
　　http://www.ashrm.org/
American Society of Mechanical Engineers (ASME)
　　http://www.asme.org/
ASTM International (ASTM)
　　http://www.astm.org/
British Standards Institution (BSI)

http://www.bsi-global.com/
International Electrotechnical Commission (IEC)
http://www.iec.ch/
International Labour Organization (ILO)
http://www.ilo.org/
International Organization for Standardization (ISO)
http://www.iso.ch/
Joint Commission on Accreditation of Healthcare Organizations (JCAHO)
http://www.jcaho.org/
Maryland Hospital Association (MHA)
http://www.mdhospitals.org/
Raad voor Accreditatie (RvA)
http://www.rva.nl/
The Australian Council on Healthcare Standards (ACHS)
http://www.achs.org.au/
World Health Organization (WHO)
http://www.who.int/

索　引

- 見出し項目と解説中のキーワードを索引対象としている．
- 索引のうち，見出し項目についてはそのページとともに太字で示す．
- 略語・英文・和文の三つの索引で構成する．
- 略語と英文の索引は，ともにアルファベット（ABC）順で配列する．
- 和文索引については，現代仮名遣いによる五十音順配列とする．
- 濁音と半濁音は母音（質マネジメント→しつマネシメント），促音と拗音は直音（医療＝いりよう），長音は直前文字の母音（チーム医療→チイムいりよう）として配列した．

略語索引

A

ACHS 278, 279
AHA 280
AHCPR 80
AHIMA 279
AHP 291
ANSI 234
AQAPs 126
ASHRM 280
ASME 219
ASTM 219

B

BPR 147
BS 219, 234
BSC 146
BSI 179

C

CDC 279
CPC 202
CPM 171, 305
CQI 41
CRC 207
CS 99
CSR **127**
CWQM 142

D

D-MAIC 121
DPC 100, 136, 170, 221, 230, 231
DRG 221, 226, 230, 231
DRG/PPS 100, 221, 226, 231

E

EBM 71, **80**, 94, 102, 151, 216, 223, 242
EBN 79
EDI 136
EMS 139
EN 219
EQ-5D 32
ES 99, 265

F

FMEA 89, 108, 143, 246, 250, 293, **309**
FMS 168
FTA 108, 143, 246, 250, 293, **309**

G

GCP 207

H

H-SAFER 250
HAS 278

I

ICD 221, 229
ICQ 123
IE 314
IEC 219
ILO 178
ISO 219, 232

J

JAB 126, 284
JCAHO 244, 250, 278, 282
JCQHC 282
JIS 123, 219, 223, 232, 276
JISC 232
JIT 147
JOQI 125

M

- MBO ... 145
- MOS ... 32
- MQI ... 21
- MRP ... 315
- MTBF ... 108
- MTTF ... 108
- MTTR ... 108

N

- NBM ... 79
- NNIS ... 279
- NQAS ... 235

O

- OHSAS ... 179
- OHSMS ... 179
- OJT ... 267
- ORYX ... 278

P

- P-mSHEL ... 249
- PDCA ... 105, 117, 120, 157, 187, 205, 215, 237
- PERT ... 171, 305
- PERT/CPM ... 171
- **PL** ... **180**
- PLP ... 180
- PMBOK ... 173
- POAM ... 251
- POMR ... 217
- POS ... 217, 223
- PS ... 99, 180

Q

- **QFD** ... 27, 47, 291, 292, **306**
- **QMS** ... 63, **140**, 149, 266, 283
- **QOL** ... **31**

R

- RCA ... 244, 250
- RCT ... 80, 111
- RvA ... 179

S

- SCM ... 166
- SMO ... 168
- SOAP ... 217
- **SQC** ... 78, **93**, 296
- SRI ... 128

T

- TC ... 233
- TPM ... 121, 147
- TPS ... 147
- TQC ... 35, 124, 142
- **TQM** ... 25, 35, 36, 65, 103, 124, **142**, 235, 262, 266, 287

V

- VA/VE ... 169

W

- WHO ... 178

英文索引

A

ABC 分析 89, 299
accountability **129**
adverse events in health care **244**
adverse events in healthcare **244**
allied quality assurance publications
.... 126
American health information management association 279
American hospital association 280
American society for healthcare risk management 280
analyse 121
analysis of adverse events in health care **249**
analysis of adverse events in healthcare **249**
analytic hierarchy process 291
appraisal cost 113
attractive quality **29**
audit programme **197**
authority **68**
availability 107
A コスト 113

B

B_{10} ライフ 108
balanced scorecard 146
Barnard, C.I. 273
Bell 研究所 122
BS 7799-2 139

C

case conference **202**
case-mix **231**
casemix **231**
centers for disease control and prevention 279
clinical indicator **105**
clinical pathway **226**
clinical practice **206**
clinico-pathological conference 202
Cochrane, A. 111
Cochrane library 81
coding **229**
Codman 102
combination 241
committee management **72**
company-wide quality management · 142
conformity **33**
continuous quality improvement 41
control 121
cook book medicine 223
corporate social responsibility ... **127**
cost management **169**
critical path 305
critical path method 171, 305
cross-functional management **160**
customer **42**
customer delight 41
customer focused approach **44**
customer oriented approach **44**
customer satisfaction 41, 99

D

daily management **156**
day-to-day management **156**
define-measure 121
degree of satisfaction **99**
Deming, W.E. 123, 287
dependability 107
design and development **184**
diagnosis and treatment **55**

diagnosis procedure combination ···· 100, 136, 221
diagnosis related groups ··· 100, 226, 231
disease management ················· **204**
disease related groups ····················· 221
dispersion ································ **114**
disposition of nonconformity ····· **190**
doctor fee ······································ 280
documentation ························ **210**
Dodge, H.F. ··································· 122
Donabedian ····························· 20, 102
double blind test ···························· 206
DRG 制度 ······································ 172
Drucker, P. ···································· 145

E

education and training ··············· **266**
education and training in health care ·· **268**
education and training in healthcare ································· **268**
Edwards, E. ··································· 249
effectiveness ······························ **110**
efficiency ··································· **110**
employee satisfaction ······················ 99
end result system ·························· 102
endpoint ······································· 102
EuroQol 5 dimensions ····················· 32
evidence based medicine ··············· **80**
externalization ······························ 241

F

facility management service ············ 168
failure cost ···································· 113
failure mode and effects analysis ·· **309**
fault tree analysis ····················· **309**
Feigenbaum, V.A. ·························· 113
fitness for use ·································· 15
five S's ······································ **260**

FT 図 ··· 312
fundamental idea on management ··· **64**
F コスト ·· 113

G

good clinical practice ····················· 207

H

Hawkins, F.H. ······························· 249
health care ·································· **52**
health care connection ·············· **152**
health care insurance system ····· **135**
health care system ···················· **133**
healthcare ··································· **52**
healthcare connection ··············· **152**
healthcare insurance system ······ **135**
healthcare system ····················· **133**
history of quality management ··· **122**
hospital accreditation standard ······· 278
hospital administration index ····· **103**
hospital fee ···································· 280
human error ······························ **255**
human factors ··························· **255**
human resource development ···· **264**
human resource management ······· **70**

I

ICD 10 ·· 229
ICD 10 コーディング病名率 ················ 98
identification ································· 208
IE tools and techniques ············· **314**
IE 手法 ······································ **314**
Improve ·· 121
improvement ····························· **117**
index ·· 97
indicator ······································ **97**
industrial engineering ···················· 314
industrial engineering tools and techniques ······························ **314**

information disclosure ········· **131**	JIS Q 9000 ····················· 235
informed consent ············· **188**	JIS Q 9001 ····················· 235
infrastructure ················ **74**	JIS Q 9004 ····················· 235
inspection ···················· **192**	JIS Q 9023 ····················· 159
internalization ···················· 241	JIS Q 9100 ····················· 235
international classification of diseases ········ 221, 229	JIS Z 8301 ····················· 211
	JIS Z 9900 ファミリー ·········· 236
international labour organization ··· 178	JIT 生産管理システム ············ 165
international organization for standardization ········ 232	joint commission international ········ 278
	joint commission on accreditation of healthcare organizations ······· 278, 282
international standard ········ **232**	Juran, J.M. ········· 15, 25, 123, 189
internship ···················· **270**	just in time ····················· 147
Ishikawa diagram ················ 300	

K

ISO 9000 ······· 101, 149, 162, 213, 235	Kano model ······················ 29
ISO 9000 シリーズ ················ 126	KJ 法 ···························· 302
ISO 9000 ファミリー規格 ···· 35, 233, 235, 236	**knowledge management** ······ **241**
	KT 法 ···························· 121
ISO 9001 ····· 20, 139, 141, 149, 182, 223, 235, 238, 273, 275, 282, 284, 286	KY 活動 ·························· 254

M

ISO 9001 に固有な要求事項 ········ **238**	m-SHEL ·························· 249
ISO 9001 の医療版 ················ 125	machine ························· 165
ISO 9004 ···················· 149, 235	*"Made in America"* ············· 126
ISO 10006 ······················· 173	maintainability ·················· 107
ISO 13485 ······················· 235	Malcom Baldrige national quality award ······························ 125
ISO 14000 ······················· 139	
ISO 14000 ファミリー規格 ········ 233	man ····························· 165
ISO 14001 ·················· 235, 286	**management by fact** ············ **78**
ISO 19011 ······················· 197	management by objectives ······· 145
ISO 22000 ······················· 235	**management by policy** ········· **158**
ISO/TC 69 ······················· 276	**management improvement program** ···················· **145**
ISO/TC 176 ················· 235, 276	
isos ····························· 234	**management philosophy** ······· **64**
ISO 審査登録制度 ················· 196	**management system** ··········· **138**
	management technology ······· **90**

J

Japan accreditation board for conformity assessment ········· 126	Maryland hospital association ····· 279
	Maslow, A.H. ················· 66, 70
Japan council for quality health care 282	material ························· 165
JEAG 4101 ······················ 235	
JIS Q 2001 ······················ 247	

333

material requirements planning 315
MB賞 25, 125, 148, 277, 288
mean time between failure 108
mean time to failure 108
mean time to repair 108
measurement 165
medical outcomes study 32
medical quality improvement 21
medical record **216**
medical SAFER 250
medication related services **59**
method 165
MIL規格 235
MRPシステム 165
must-be quality **29**
my process 96

N

narrative based medicine 79
national intensive care evaluation and
 infection prevalence 279
national nosocomial infections sureveil-
 lance system 279
national standard **232**
natural history 204
new QC seven tools **302**
next processes are our customers
 .... **95**
NICE財団 279
nonconformity **33**
nursing care **57**

O

occupational health & safety assessment
 series 179
occupational health & safety manage-
 ment system 179
occupational health and safety ... **178**
off the job training 266
off-JT 266

OHSAS 18001 .... 139, 179
on the job training 267
operation standard **224**
organization and its management
 .... **61**
organizational administration **66**
**organizations related to quality of
 health care** **278**
**organizations related to quality of
 healthcare** **278**
ORYX project 278
outcome **101**
output **101**

P

Pareto 88
patient satisfaction 99
patient's rights **48**
PDCA cycle **76**
PDCAサイクル 46, 56, **76**, 142, 203, 247
PDPC法 290, 303
PDSAサイクル 77
performance indicator 97, 102
personnel performance evaluation
 .... **273**
Picker調査 99
plan of clinical practice **186**
PL法 130, 180
PM分析 121
policy management **158**
Porter, M.E. 291
predetermined time standard system
 315
preventive cost 113
priority approach **88**
problem oriented medical record 217
problem oriented medical system 217
problem oriented system 223
problem solving **120**

process approach … **84**	QCサークル活動 … 36, 262
process control … **162**	QCサークル綱領 … 262
process decision program chart … 303	QCサークル大会 … 263
process oriented analysis method … 251	QCサークル本部 … 123, 263, 276
process oriented approach … **82**	**QC手法** … 143, **290**
process owner … 96	QCストーリー … 120, 143, 290, **294**
product … **50**	QCチーム … 143, 174, 262
product liability … **180**	**QC七つ道具** … 297, **299**
product liability prevention … 180	QCリサーチグループ … 123
product realization … **182**	QMS監査 … 194
product safety … 180	QMS規格 … 238
production management … **164**	QMS審査登録制度 … 277
profession … 66	QMSの計画 … 141
program evaluation and review technique … 171, 305	QMSモデル … 141, 237
	QS-9000 … 235
progress control … **171**	**quality** … **14**
project management … **72, 173**	**quality assurance** … 35, **37**
project management body of knowledge … 173	**quality audit** … **194**
	quality award … **287**
promotion bodies for quality management … **275**	quality control … 35
promotion of health care safety … **253**	**quality control tools and techniques** … **290**
promotion of healthcare safety … **253**	**quality function deployment** … **306**
prospective payment system … 100, 221, 226	quality improvement … 35
	quality loss … **112**
PTS法 … 315	**quality management** … **35**
purchasing management … **166**	**quality management principles** … **149**
Pコスト … 113	**quality management system** … **140**
Q	**quality management system documentation** … **213**
Q-Japan構想 … 276	**quality management system registration scheme** … **284**
QC circle … **262**	
QC process chart … **175**	**quality management system standard** … **235**
QC seven tools … **299**	
QC story … **294**	**quality of conformance** … **26**
QC活動 … 36	**quality of design** … **26**
QC工程図 … 175	**quality of health care** … **20**
QC工程表 … 156, 162, **175**, 227, 308	**quality of health care management** … **22**
QCサークル … 62, 94, 123, 143, **262**, 264, 267	**quality of healthcare** … **20**

quality of healthcare management **22**
quality of life **31**
quality of organization **24**
quality planning 35

R

randomized controlled trial 111
reliability **107**
requirement **46**
responsibility **68**
review **200**
risk management **246**
Roming, H.G. 122
root cause analysis 244, 250

S

schedule control **171**
SDCA のサイクル 76
SECI モデル 241
sentinel event policy 278
service **50**
SF-36 32
SHEL モデル 249, 255
Shewart, W.A. 29, 122
Short Form 36 32
site management organization 168
social responsibility investment 128
socialization 241
SPD 方式 168
specialist duty **66**
specific requirements of ISO 9001
.... **238**
standard **218**
standard name of diseases **229**
standardization **218**
standardization in health care ... **221**
standardization in healthcare **221**
statistical method **296**
statistical quality control **93**

statistical quality control 296
supply processing and distribution ... 168

T

Taylor, F.W. 314
TC 176 233
TC 207 233
team care **154**
team practice **154**
technical committee 233
technical report 149
test **192**
The Australian council for healthcare
  standards 278, 279
third party assessment **282**
total productive maintenannce 147
total quality control 124, 142
total quality management 124, **142**
Toyota production system 147
TQM 奨励賞 288
TQM 診断 143, 196
TQM 推進室 143
TQM の医療への展開研究会 281
TR Q 0005 .... 148, 149, 235
TR Q 0006 148
traceability **208**
trivial many 88
TS 16949 235

V

validation **200**
value analysis 169
value engineering 169
variation **114**
verification **200**
vital few 88, 299
VTR 法 315

W

Wolferen, K.V. 129

world health organization ·············· 178
WTO/TBT 協定 ··················· 220, 234

Z

Zander, K. ···································· 226

和文索引

あ

- アイデア選択法 …………………………291
- アイデア発想法 …………………………291
- アイテム …………………………………107
- **アウトカム** ……………20, **101**, 105, 227
  - ── アプローチ ………………………279
  - ── 指標 …………………………101, 105
  - ── 評価 …………………106, 205, 216
  - ── 評価事業 ……………………98, 102
- アウトソーシング ………………………166
- アウトソース ……………………………167
- **アウトプット** ………………82, 84, **101**
  - ── 指標 ………………………………101
- アカウンタビリティ ……………………129
- アカウンタブル …………………………130
  - ── な組織 ……………………………130
- アカウント ………………………………129
- アクシデント ……………………………244
- アサーション ……………………………154
- **当たり前品質** …………………19, **29**, 30
- 後工程 ……………………………………95
- **後工程はお客様** …18, 21, 43, **95**, 142, 265
- アドミニストレーション ………………103
- アフターサービス ………………………182
- アベイラビリティ ………………………107
- アローダイアグラム法 …………290, 304
- アンケート調査 …………………………291
- 安全（S） ………………………………160
- 安全確保 …………………58, 186, 216, 245
- 安全推進委員 ……………………………253
- 安全性 ……………………………180, 206
- 安全パトロール …………………………254
- 安全文化 …………………………………254
- あんどん …………………………………165
- 暗黙知 ……………………………………241

い

- 委員会 ……………………………………161
- **委員会の運営** ……………………………**72**
- 医学的介入 ………………………………80
- 維持 ………………………………………117
- 医師会 ……………………………………280
- 意識改革 …………………………100, 263
- 医師技術料 ………………………………280
- 意識レベル ………………………………256
- 意思決定への事実に基づくアプローチ
  ………………………………149, 151
- 医師法 ……………………………………270
  - ── 施行規則第23条 ………………216
  - ── 第24条 …………………………216
- 異常原因 …………………………………115
- 異状死体 …………………………………245
- 異常処置 …………………………………227
- 医師臨床研修マッチング協議会 ………271
- 委託 ………………………………………166
  - ── 業務 ………………………………167
- 1患者1ファイル ………………………216
- 一元品質 …………………………………30
- 一律医療 …………………………………223
- I類 ………………………………………298
- 一般診療 …………………………………55
- 一般病床 …………………………………52
- 医（医師）の行為 ………………………55
- **医療** ……………………………22, **52**, 154
- 医療安全管理者養成講習 ………………281
- **医療安全推進** …………………………**253**
  - ── 委員会 …………………… 252, 253
  - ── 室 …………………………………253
  - ── 室長 ………………………………253
- 医療過誤 …………………………………244
- 医療監視 …………………………………193
- 医療機関 …………………………………135

——の選択 …… 100
——評価認証合同委員会 …… 244
医療機能評価 …… 235
医療経営の構造 …… 23, 25
医療経営の質 …… **17, 22**
医療経営の総合的質研究会 …… 281
医療計画 …… 231
医療行為 …… 54, 55
医療事故 …… **244**, 249
医療事故分析 …… **249**
医療事故防止対策適合品マーク …… 194
医療従事者用パス …… 226
医療制度 …… **133**
——改革 …… 22, 111, 155
医療提供制度 …… 135
医療提供体制 …… 103, 133
医療における教育・研修 …… **268**
医療における標準化 …… **221**
医療の基本法 …… 133
医療の継続性 …… 153, 223
医療の効率 …… 111
医療の質 …… 17, **20**, 23, 102, 152, 203
医療の質関連組織 …… **278**
医療の質向上 …… 72, 204
——活動 …… 21, 23, 58
医療の質奨励賞 …… 20, 196, 273, 276, 281, 288
医療の質の要素 …… 102
医療のTQM推進協議会 …… 281
医療の特性 …… 104, 222
医療の特徴 …… 52
医療は特殊 …… 22, 54
医療は非営利 …… 22
医療版TQMモデル …… 125
医療費削減 …… 111
医療評価プロジェクト …… 81
医療費抑制 …… 204
——策 …… 22
医療不信 …… 245
医療法 …… 52, 75, 103, 111, 130, 133, 154, 193, 225, 268
医療保険制度 …… 22, 103, 133, **135**
医療マネジメント学会 …… 281
医療連携 …… **104, 152**
インシデント …… 244, 249, 253
——レポート …… 89, 94, 163, 242
インターン制度 …… 270
インタビュー調査 …… 291
院内委託 …… 168
院内感染 …… 179
インフォームドコンセント …… 48, 105, 128, 131, 183, **188**, 207, 228
インフォームドチョイス …… 188
インプット …… 101
インフラ …… 74
インフラストラクチャー …… **74**

う

受入検査 …… 192
運営管理 …… 103
運用技術 …… 143

え

営業利益(率) …… 98
英国規格協会 …… 179
衛生管理者制度 …… 178
栄養士 …… 268
営利 …… 22
疫学 …… 102
エビデンス …… 80
エマージェンシープラン …… 247
エラー …… 257
エラープルーフ …… 108, 109, 165, 245, 256, 257
エラーモード …… 257, 310
エラー要因 …… 257
円グラフ …… 300
エンドポイント …… 102
延命 …… 31

お

応急処置	156, 157, 163, 190, 245, 295
オーダーリング	212, 242
── システム	60
お世話業	20
帯グラフ	300
重み付け評価法	291
オランダ認定協会	179
折れ線グラフ	300
オンライン請求	136

か

会議規定	211
会議の質	73
回帰分析	290, 297
介護	52
介護計画	186
介護サービス計画	187
介護施設	52
介護保険	52
── 制度	52
介護療養	52
回診	201
開心術数	98
解析	294
改善	**117**, 140, 142
── 事例発表会	267
階層別教育	266
開頭術数	98
ガイドライン	81, 105
開発	183
── 危険の抗弁	181
外部顧客	18, 43, 99
外部ロス	112
開放病床	152, 153
外来	55
価格管理	166
科学の妥当性	31
科学的分析法	295
科学的方法	296
画一化	222, 228
革新	119
確定診断	56
可視化	91, 112, 226, 241
過失責任主義	180
カスタマーイン	44
家族支援	57
課題	120
── 達成型 QC ストーリー	295
偏り	116
語りに基づく医療	79
価値観の多様化	23
価値工学	169
価値分析	169
価値連鎖	182
活動計画	187
ガットスタンダード協定	220
過程	102
── 決定計画図	303
家庭医	152
稼働率	107, 110
狩野理論	29
川喜田二郎	302
間隔尺度	98
環境 (E)	160
環境分析	291
環境方針	286
環境マニュアル	138
環境マネジメント	233
── システム	138, 286
環境目標	286
看護	**20, 52, 57**
看護業務	57
看護記録	212
看護計画	186
看護師	55, 225
看護の勤務体制	58
看護の質	17, 58
監査	193, 194, 200

監査基準 …………………………………… 194
監査計画 …………………………………… 199
監査結論 …………………………………… 199
監査証拠 …………………………………… 194
監査所見 …………………………………… 199
監査プログラム …………………………… **197**
　　――の管理 ……………………………… 198
患者指向 ………………… 20, 48, 71, 103, 134
患者紹介率 ………………………………… 103
患者状態 …………………………………… 240
　　――適応型パス ……………………… 228
　　――適応型プロセス ………………… 215
患者情報 …………………………………… 152
患者取り違え ……………………………… 209
患者の権利 ……………………… **48**, 132, 188
　　――章典 ……………………………… 48
　　――宣言 ……………………………… 48
患者の識別 ………………………………… 209
患者の自己決定権 ………………………… 132
患者満足 …………………… 22, 25, 49, 99
　　――度 …………………………… 20, 32, 99
患者要求事項 ……………………………… 183
患者要求水準 ……………………………… 23
患者用パス …………………………… 187, 226
がん手術数 ………………………………… 98
感染管理 …………………………………… 58
監督責任 …………………………………… 68
ガントチャート …………………………… 171
かんばん方式 ……………………………… 147
管理医療 …………………………………… 204
管理型臨床研修病院 ……………………… 271
管理技術 ………… 24, 58, 67, **90**, 266, 268
管理業務 …………………………………… 57
管理限界線 ………………………………… 300
管理工程図 ………………………………… 175
管理項目 ……… 77, 98, 105, 112, 156, 162, 175, 227
管理サイクル …………………… 76, 142, 205
管理指標 …………………………… 98, 103
管理図 ………………………… 94, 122, 290, 300
管理水準 …………………………… 156, 175, 227
管理責任 …………………………………… 68
管理責任者 ………………………………… 238

き

機械 ………………………………………… 165
機会損失 …………………………………… 112
規格 ………………… 98, 210, 218, 232, 284
『規格ト標準』 …………………………… 123
規格の意図 ………………………………… 237
企画の質 …………………………… 26, 185
規格票の様式 ……………………………… 211
規格要求事項 ……………………………… 46
危機管理 …………………………………… 246
疑義照会 …………………………………… 201
企業統治 …………………………… 128, 130
企業の社会的責任 ………………………… 127
危険管理 ………………………………… **246**
危険予知活動 ……………………………… 254
技術仕様書 ………………………………… 218
技術水準 …………………………………… 34
技術専門家 ………………………………… 197
技術展開 …………………………………… 306
記述統計 …………………………………… 296
技術標準 …………………………… 210, 211, 241
技術法規 …………………………………… 218
規準 ………………………………………… 98
基準 ………………………………… 98, 284
　　――値 ………………………………… 97
　　――認証 ……………………………… 284
規制緩和 …………………………… 23, 47, 129
規制要求事項 …………………… 47, 184, 213, 235
規則取扱規定 ……………………………… 211
規則ベース ………………………………… 255
期待する権利 ……………………………… 49
規定 ………………………………… 210, 211, 219
　　――要求事項 ………………………… 238
規程 ………………………………………… 219
機能分化 …………………………… 152, 155
機能分担 …………………………………… 223

技能ベース	255
機能別看護	58
機能別管理	62, 160
規範文書	218
基本規格	219
基本事象	312
基本設計	184
基本法	52
基本理念	64
逆紹介	152
——率	98, 104
客観的証拠	200
客観的評価	274, 278
キャッチボール	158
救急患者数（比）	98
救急救命士	55
急性期医療	155
急性期病院	136, 272
教育	266
教育訓練	264, **266**
——規定	211
教育・研修	21, 222
狭義の医療	51
狭義の品質表	307
供給者	42
——との互恵関係	149, 151
競争原理	23
競争力	25
業務改善活動	100
業務機能展開	292, 306
業務指示書	212
業務独占	53, 134, 268
業務の可視化	226
業務の質	20, 308
業務のトレーサビリティ	208
業務の標準化	56
業務フロー図	156
業務分掌規定	156
協力型研修病院	271
魚骨図	300
許容できるばらつき	114
距離	298
記録	140, 210, 213
——の質	217
緊急性	52

く

具合のよさ	33
クライシスマネジメント	246
クラスター分析	290, 298
グラフ	290, 300
クリティカルパス	171, 186, 226, 305
——ウェイ	226
クリニカルインディケーター	100
クリニカルパス	28, 41, 79, 89, 98, 105, 161, 163, 171, 176, 186, 201, 223, **226**, 242
——ウェイ	226
グルーパー	231
クレーム	99
クロスファンクショナル管理	62

け

ケアプラン	187
ケアマップ	186, 226
経営	22, 24
経営改善プログラム	**145**
経営革新	25
経営基本方針	64
経営工学	90, 314
経営資源	70, 274
経営指標	22, 25, 97, 98, 102, 103
経営戦略	64
経営の質	17, 20, 23
経営ビジョン	64
経営品質	24, 25
経営方針	158
経営要素	160
経営要素管理	142, **160**
経営理念	**64**, 134

計画の質 ················· 17, 26, 185
計画立案能力 ················· 120
経済原理 ························· 23
経済性 ··························· 20
形式知 ·························· 241
── 化 ······················ 210
警鐘事例 ······················ 244
経常利益 ······················· 98
継続性 ························· 152
継続的改善 ··· 117, 149, 150, 203, 283, 286
── の導入 ················· 237
継続的向上 ···················· 21
継続的質向上 ··················· 41
計測のトレーサビリティ ·········· 208
系統図 ························· 251
── 法 ················· 290, 303
刑法の傷害罪の適用が除外 ······· 53
契約 ···························· 239
ケースマネジメント ············· 187
ケースミックス ············ 203, **231**
── 分類 ···················· 230
血液製剤 ······················ 209
結果 ······················ 102, 110
結果系の管理項目 ··············· 162
結果責任 ························ 68
欠陥 ··························· 180
結合化プロセス ················· 241
決定権 ··························· 46
原因結果図 ···················· 301
原因追究 ················ 115, 254
原価（C） ····················· 160
原価管理 ····················· **169**
原価企画 ······················ 169
原価低減 ······················ 170
── 活動 ···················· 166
原価見積 ······················ 169
研究開発 ······················ 184
現金給付 ················ 133, 135
権限 ······················ 61, **68**
── 委譲 ······················ 68

健康関連 QOL 尺度 ············ 32
健康状態を評価 ················· 55
健康診査 ························ 55
健康に関する世話 ··············· 52
健康保険法 ···················· 52
言語データ ··········· 94, 302, 305
検査 ················ 38, **192**, 194, 200
顕在要求 ························ 47
検査技師 ················· 55, 268
検査規定 ······················ 211
検査の質 ······················· 17
検査標準 ······················ 212
検収 ··························· 166
研修 ··························· 266
── 医 ······················ 221
検収支払管理 ·················· 166
検証 ······················ 185, **200**
── 可能 ······················ 80
現状打破 ······················ 159
現状把握 ······················ 294
健診 ····························· 55
検診 ····························· 55
検定 ······················ 290, 297
見読性 ························· 217
『現場と QC』 ················· 123
現物給付 ················ 133, 135
権利意識 ························ 49
権利─義務の関係 ··············· 49
源流管理 ························ 83
権利擁護活動 ··················· 49

こ

コアコンピタンス ·············· 151
── の認識 ·················· 149
コアマネジメントシステム ········ 142
効果 ··························· 110
効果の確認 ···················· 295
効果判定 ························ 56
後期診療 ························ 55
広義の医療 ····················· 51

広義の品質表	307
工業標準化法	123
後期臨床研修	272
工数	110
厚生省レセプト電算処理システムマスター	229
構造	102
——設備基準	103
工程	95, 162
工程異常報告書	163
工程 FMEA	309
工程解析用管理図	300
公定価格表	135
工程間検査	192
工程管理	114, **162**, 175
——計画	175
——方法	175
——用管理図	300
工程設計	164, 175, 182, 184
工程で質を作り込む	82
工程能力	114
工程保証項目一覧表	175
公的医療保険	55
合同監査	197
購入	166
——者	42
購買	166
購買管理	**166**
購買業務規定	166
購買計画	166
購買物品	167
購買要求事項	46
公平性	97
効率	**110**
——化	23
——性	97
高齢者医療保険制度	226
5S	**260**
5M	165
コーディング	**229**
コーポレートガバナンス	128, 130
互換性	218
顧客	15, 24, **42**, 44, 50, 99, 284
顧客価値創造	149
顧客歓喜	41
顧客指向	15, 20, **44**, 144, 227, 237, 254
顧客思考	227
顧客重視	25, **44**, 144, 149, 285, 286
顧客所有物	239
顧客の視点	25, 268
顧客満足	15, 41, 43, 99
——度	15, 44, 99
顧客要求	46, 182, 306
——事項	46, 99, 184, 213, 235, 286
国際規格	**232**
国際疾病分類	221, 229, 231
国際的標準化	220
国際統計協会	229
国際標準化機構	232
国際労働機関	178
国民皆保険制度	22, 133, 135
コクラン共同計画	81
コクランライブラリー	81, 242
誤差	116
故障	107
故障の木解析	246, 250
故障メカニズム	309
故障モード	309
——影響解析	89, 246, 250
故障率	108
個人情報	49, 132
——の保護に関する法律	132
——保護	211, 286
個人の評価	273
コストテーブル	169
コスト展開	306
国家規格	**232**
国家的標準化	220
個の尊重	23
個別性	52

コホート研究 ……………………………… 111
コミットメント ……………………………… 65
コミュニケーション ……………………… 210
　　── ツール …………………………… 227
誤薬 ……………………………………… 244
小柳賢一 ………………………………… 122
固有技術 ………………… 58, 90, 266, 268
根拠に基づいた医療 …………………… **80**
根拠に基づく看護 ………………………… 79
根拠の質 …………………………………… 81
混合型看護方式 …………………………… 58
混合診療 …………………………………… 55
コンジョイント分析 …………………… 291
根治度 ……………………………………… 31
コンティンジェンシープラン ………… 247
コンプライアンス ……………………… 127
根本原因解析 …………………… 244, 250

さ

サービス ………………………………… **50**
　　── 業 ……………………………… 52
　　── クォリティ推進協議会 ……… 281
　　── の質 ………………… 17, 100, 134
再格付け ………………………………… 190
在庫管理 ……………………… 89, 164, 315
最終検査 ………………………………… 192
最終製品 ………………………………… 50
再診 ……………………………………… 56
再入院率 ………………………………… 98
再発防止 ………………………………… 69, 254
　　── 策 ……………………………… 156, 157, 163
　　── 処置 …………………………… 295
財務指標 …………………………… 98, 103
材料 ……………………………………… 165
魚の骨 …………………………………… 300
作業FMEA ……………………………… 310
作業改善 ………………………………… 165
作業基準書 ……………………………… 224
作業研究 ………………………………… 314
作業指図書 ……………………………… 224

作業指示書 ……………………………… 213
作業設計 ………………………………… 164
作業測定 ………………………………… 315
作業標準 ……………………… 175, 176, 224
作業標準（書） ………………………… **224**
作業標準書 ……………………………… 224
作業マニュアル ………………………… 224
作業要領書 ……………………………… 224
作業療法士 ……………………………… 268
サケット博士 …………………………… 80
サプライチェーンマネジメント ……… 166
3現主義 ………………………………… 260
3σ ……………………………………… 300
暫定的診断 ……………………………… 56
散布図 …………………………… 290, 301
参謀 ……………………………………… 66
III 類 …………………………………… 298

し

死因検討会 ……………………………… 28
シーン展開 ……………………………… 308
資格要件 ………………………………… 286
識別 ……………………………………… 208
事業所表彰 ……………………………… 287
磁気レセプト …………………………… 229
試験 ……………………………………… 192
資源使用量 ……………………………… 231
資源の運用管理 ………………………… 237
資源の使用量 …………………………… 231
資源配分分析 …………………………… 291
自工程 …………………………………… 95
次工程はお客様 ………………………… 95
自己決定権 ……………… 48, 132, 188, 273
自己実現 ………………………………… 70
　　── 欲求 …………………………… 67
自己情報の制御権 ……………………… 49
自己責任 ………………………………… 23
自己選択権 ……………………………… 273
自己適合宣言 …………………………… 195
自己抜去 ………………………………… 244

自己評価	20, 147, 274, 284
事故報告書	252
事故報告制度	253
資材調達	182
指示箋	212
事実	94
事実に基づくアプローチ	151
事実に基づく管理	**78**, 93, 118, 142, 286, 296, 299
自主管理	265
自主検査	265
市場クレーム	112
市場分析	291
指針	98, 219, 213
指数	97
システム指向	16
システムの質	17
施設基準	52, 103
施設基準法	133
質	**14**, 33
質（Q）	160
質改善	35
質概念	15
疾患特異的尺度	98
質管理	35, 166
── 規定	211
シックスシグマ	121, 145
しつけ	260
質経営	15, 36
質計画	35
実験計画法	290, 297
質向上の取組み	231
質コスト	113
実施基準	218
実施賞	287
実習	266
質重視	20, 25, 134
実証	37
質水準	18
質達成	186
質展開	18
質特性	18, 306
質特性値	93
質特性展開表	306
質に関する目標	141
質の改善	31
質の評価	278
失敗コスト	113
質は企画・設計で作り込め	39
質は工程で作り込め	39
疾病管理	**204**
疾病特異的尺度	32
質方針	158
質保証	15, 21, 35, **37**, 42, 50, 104, 192, 207
── 活動	104
── システム	39, 49
── 体系図	40, 43, 86
── 部門	40
質マニュアル	138, 140, 214
質マネジメント	**35**, 114, 120, 122, 142, 287
質マネジメント国際会議	123
質マネジメントシステム	63, 138, **140**, 149, 266, 283
質マネジメントシステム規格	**235**, 238
質マネジメントシステム審査登録制度	**284**
質マネジメントシステム文書	**213**
質マネジメント推進団体	**275**
質マネジメントの原則	**149**
質マネジメントの歴史	**122**
質マネジメント要求事項	46
質目標	18, 158, 159
質要求事項	35, 37
質要素	18, 29
質ロス	**112**
質を保証	52
自働化	147, 165
指導・調整技術	24

市販後臨床試験	206
自費診療	55
指標	**97**, 103
死亡率	98, 102
事務管理	229
社会経済国民会議	277
社会経済生産性本部	275
社会貢献	127
社会的価値重視	149
社会的の質	17
社会的責任投資	128
社会保険	135
── 診療報酬支払基金	136
尺度	97
── 開発	32
社訓	64
社是	64
社長診断	158
社内標準化	220
重回帰分析	297
従業員就業規則	211
従業員定着率	265
従業員満足度	265
収支比率	98
修正	190
重点課題	88
重点管理	88
重点指向	**88**, 118, 174, 294, 299
修理	112, 190
主観的の評価	274
主管部門	160
手技標準	212
樹形図	312
手術	56
── 症例検討会	201
主成分分析	290, 298, 305
出荷検査	193
術前検討会	185
術前症例検討会	201
術前診断	31

出力	101
守秘義務	66
寿命データ	108
需要予測	164
準委任契約	56, 130, 240
順序尺度	98
俊敏性	149, 151
仕様	182, 219
紹介率	98, 104, 136, 152
証拠	210
詳細設計	184
小集団活動	262, 264, 294
仕様書	210, 213
状態が変化	240
状態適応性	53
使用適合性	15
商品企画	182
── 七つ道具	143, 291
情報	213
情報開示	54, 129, **131**
情報技術	223
情報公開	129, **131**
── 法	129
情報システム	97
情報セキュリティ	286
── マネジメントシステム	139
情報伝達	210
情報の共有	56, 216
情報の非対称性	54, 130, 188
症例検討会	28, 56, 183, 193, 201, **202**, 242
症例対照研究	80, 111
症例報告	56
初期診療	55
初期卒後臨床研修	56
初期臨床研修	270
職員	22, 25
職員の質	20, 155
職員の処遇	273
職員満足	99

| ——度 99
| 職制 66
| 褥瘡対策 58
| 職能団体 66, 281
| 職場風土 154
| 初診 56
| ジョブローテーション 264
| 処方箋 212
| 自律性 149, 151
| 知る権利 48
| 人員配置基準 103
| **新QC七つ道具** 143, 290, **302**
| 進行度 31
| 審査 195
| 人材育成 261, 264, 267
| **人材開発** 70, **264**
| 審査員研修機関 285
| 審査員評価登録機関 285
| 診査支払機関 135
| 審査登録 284
| ——制度 126, 138, 235, 236
| 人事 273
| **人事考課** 70, 264, **273**
| ——制度 273
| ——の3要件 273
| 侵襲行為 244
| 侵襲性 52
| 人事労務管理 70, 273
| ——制度 273
| 診診連携 152
| 新生児死亡率 98
| 真正性 217
| 人生の質 31
| 診断 55, 196
| 診断関連群 231
| 診断群分類 221
| 進捗管理 171
| **人的資源の管理** **70**
| 人的能力 159
| 進度管理 171

真の要求事項 240
信頼関係 130, 154, 189
信頼性 31, **107**, 292
　　——技法 247
　　——工学 292
　　——展開 306
信頼度 108
診療 20, 22, 25, 51, 52, **55**
診療ガイドライン 47, 81, 102, 105, 201, 204, 223
診療記録 209, 212, **216**, 223
　　——開示 131
　　——監査 28
診療圏 53
診療計画 185, **186**, 200
診療指針 47
診療所 152
診療情報開示 100, 216
診療情報管理 229
　　——士 229
診療情報推進委員会 131
診療情報の提供に関する指針 131
診療の質 17, 98, 100, 105, 161, 200, 202, 205, 221
診療の補助 52
診療報酬 103, 170, 231
　　——査定率 103
　　——制度 22
　　——点数表 135
診療補助業務 57
診療録 216
親和図法 290, 302

す

遂行責任 68
推測統計 296
推定 290, 297
数値化 97
数値データ 94
数量化 290, 298

——理論	296
スクラップ	190
スケジューリング	165
——手法	315
スタッフ	66, 69
——機能	61
——部門	61
ステークホルダー	15, 24, 42, 127, 129
ストップウォッチ法	315
ストラクチャー	20
スパイラルアップ	77
図面	210
すり合わせ	158

せ

成果	101, 110
正確度	116
成果指標	97
生活圏	53
生活支援	57
——業務	57
生活上の世話	52
生活の質	31
正規分布	108
制御権	189
清潔	260
政策評価	110
生産管理	**164**
——規定	211
——システム	165
生産計画	315
生産試作	184
生産システム	314
生産準備	182
生産スケジューリング	164
生産性	110, 111
生産統制	164
生産の4M	165
生産プロセス計画	164
生産平準化	165
清掃	260
製造者責任法	130
製造責任	180
製造の質	26
製造物責任	180
製造物責任法	180
生存率	31
精度	116
——管理	222
整頓	260
製品	**50**, 101
製品安全	180
製品監査	194
製品企画	26
製品規格	219
製品計画	164
製品検査	194
製品・サービスのライフサイクル	39
製品実現	**182**, 238
——の計画	183
製品責任予防	180
製品設計	26
製品認証	194
製品分析	291
製品要求事項	46
生物統計学	81
生物由来製品	209
精密度	116
生命の質	31
整理	260
セーフティマネジメント	89, 209, 247, 253
セーフティマネジャー	248, 253, 268
世界保健機関	178
責任	61, **68**
——追及	254
セクター規格	235
是正処置	115, 214
設計	182, 183
設計・開発	**184**

設計試作	184
設計信頼性	107, 292
設計の質	**26**, 185
設備	165
——管理	147
——生産性	111
説明	41
説明責任	54, 128, **129**
説明と同意	131
世話	52
全員参加	142, 144, 262
全国労働衛生週間	178
潜在顧客	25
潜在要求	47
潜在リスク	246
全社的質マネジメント	124, 142
全身状態評価	56
全体最適	25, 150
選択権	46, 48
センチネルイベント	244
全日本病院協会	102
全般的な生産計画	164
専門委員会	233
専門医制度	271
専門技術	24, 58
専門職	**66**
専門診療	55
専門知識	67
専門分化	153
戦略要因分析	291
戦略立案七つ道具	143, 291

そ

相関関係	301
相関研究	80
総合診療科	55
総合的質	22
——経営	21, 23
——マネジメント	23, 25, 36, 65, 103, 262, 266, 287
相互運用性	223
操作性	108
想定外の悪い結果	34
層別	94, 97, 115, 290, 301
即時性	52
測定	165
素材製品	50
組織	**22**, **61**
組織医療	21
組織横断的な活動	66
組織および個人の学習	149, 151
組織活動	24
組織間調整	57
組織管理	**22**, 25, 54, **66**
組織規定	211
組織経営	62
組織構造	61
組織図	61
組織的医療	154
組織的運営	21
組織統治	130
組織とその経営	**61**
組織の構成要素	273
組織の質	17, 20, **24**, 155
組織の使命	158
組織の正四面体理論	24
組織のビジョン	158
組織の評価	273
組織の理念	158, 273
組織風土	24
組織理念	273
組織をあげた活動	20
卒後研修プログラム	221
卒後臨床研修	221
ソフトウェア	50

た

第一者監査	195
第Ⅰ相試験	206
耐久性	107, 292

対策	295
第三者監査	195
第三者機関	284
第三者による評価	100
第三者評価	20, 196, 278, **282**
第III相試験	206
対診	193
第二者監査	195
第二者評価	284
第II相試験	206
大病院志向	153
代用特性	18
── 展開表	307
多次元尺度構成法	290, 298
多社購買	167
他者評価	20, 274
立入検査	193
妥当性	206
妥当性確認	184, **200**
妥当性を評価	80
多能工化	165
多変量解析	290
多変量解析法	298
多面的に評価	31
単回帰分析	297
短期療養	52
団体内標準化	220
単独型臨床研修病院	271

ち

地域医療	155
── 支援病院	103
── 連携	153
地域性	52
地域標準化	220
地域連携	223
チーム	22, 154
チーム医療	21, 55, 63, 67, 71, 72, 96, **154**, 186, 203, 216, 217, 222, 226, 269
チームナーシング	58

チームリーダー	58
チェックシート	290, 299
チェックリスト	299
治験	94, 168, 206
── コーディネーター	207, 268
── 薬	206
知識	210
── ベース	255
中央労働災害防止協会	179
中間製品	50
中長期経営計画	158
注文	239
長期記憶	256
長期療養	52
頂上事象	310
調達	166
── 計画	184
帳票類	211
治療	55
治療計画	201
治療効果	206
── 判定	56
治療工程	227
治療的診断	56
治療方法	59

つ

追跡性	208
通常暗黙のうちに了解されている	14

て

提案制度	62, 143, 264
定額払い	135
定款	211
提供体制	20
定型的業務	54
帝王切開率	98
ディペンダビリティ	107
データ	80
データから計算した値	116

データ収集	97
データの2次利用	217
データベース	81
データマネジメント	204
データを重視	81
テーマ選定	294
適格性確認プロセス	238
適合	**33**, 190
適合性	284
適合性評価	192
適合度	101
適合の質	**26**
出来高払い	135
——方式	170
できばえの質	26
適用不可能	238
デザイン	80
——レビュー	175, 185
デジュール標準	219
手順書	140, 210, 211
手直し	112, 190
デファクトスタンダード	278
デファクト標準	219
手待ち	164
デミング賞	123, 125, 196, 287
——委員会	276, 287
点検項目	77
電子カルテ	60, 212, 217, 223, 242
転倒・転落	244

と

東京都病院協会	102, 279
統計的質管理	78, 93, 296
統計的質マネジメント	122
統計的方法	78, 122, 290, **296**
統計量	116, 297
当事者評価	20, 278
透明化	80
特殊工程	83
特性	192

特性要因図	251, 290, 294, 300, 303
特定機能病院	55, 136, 221, 272
トップ事象	310
トップ診断	143, 158, 196
トップダウン	62, 63
トップマネジメント	68, 159, 237, 238
トヨタ生産方式	147
取引契約	166
トレーサビリティ	**208**

な

内外製区分	166
内部監査	99, 195, 197, 214, 267, 284
内部顧客	18, 21, 43, 99
内部ロス	112
内面化プロセス	241
ナレッジマネジメント	**241**

に

二重盲検法	206
日常管理	142, 159, 160
日常管理	**156**
日経品質管理文献賞	287
日程管理	**171**, 176, 304
日程計画	171
日当点	103
日本医療機能評価機構	100, 203, 271, 279, 282
日本科学技術連盟	122, 142, 196, 263, 275, 281, 287
日本規格協会	123, 223, 275, 281
日本クリティカルパス学会	281
日本経営品質賞	277, 288
日本工業規格	219, 232
日本工業標準調査会	232
日本社会生産性本部	288
日本生産性本部	277
日本適合性認定協会	126, 275, 281, 284
日本能率協会	275
日本病院管理学会	281

日本品質管理学会	275, 281
日本品質システム審査登録認定協会	126
日本品質奨励賞	288
日本品質保証機構	281
日本プラントメンテナンス協会	147, 277
日本ものづくり・人づくり質革新機構	124
入院	55
── 診療計画	186
入外比	98
ニュルンベルク綱領	48
II類	298
人間工学	109, 257
人間信頼性	292
── 工学	109, 251, 257
人間性尊重	142
人間ドック	55
認識欲求	67
認証制度	284
認定機関	284
認定施設	271

ぬ

| 抜取検査表 | 122 |

ね

| ねらいの質 | 26 |

の

納期	165
── 管理	166
能力開発制度	264
野中郁次郎	241

は

バーコード	245
ハードウェア	50
パートナーとの協働	151
賠償責任	180
破壊検査	193
箱根宣言	124
パス	47, 105, 183, 212, 226
── 大会	146
── 法	47, 186, 226
パターナリズム	48, 188
80/20の法則	88
バックアッププラン	247
発注管理	166
ハット	244
歯止め	295
パフォーマンスインディケーター	97, 102
パフォーマンス測定	231
ばらつき	93, **114**
バランストスコアカード	146
バリアンス	79, 94, 187, 227, 228
針刺し事故	179
バリューチェーン	85, 182
パレート図	89, 290, 295, 299
パレートの原理	88
パレートの法則	88
パレート分析	89, 299
半製品	51
判別分析	290, 298

ひ

非営利	22
被害者保護	181
比較研究	80
ビジネスプロセスリエンジニアリング	147
比尺度	98
ビジョナリーリーダーシップ	149
ヒストグラム	290, 300
非定型業務	54
非定型性	52
人	165
人々の参画	149, 150
批判の吟味	81
批判的に吟味	80
ヒヤリ	244
ヒヤリハット	98, 244, 249

ヒューマンエラー	249, **255**, 312
ヒューマンパフォーマンス	255
ヒューマンファクター	249, **255**
──工学	255
病院	22, 152, 154
病院管理指標	**103**
病院機能評価	20, 65, 100, 141, 196, 203, 223, 273, 282
──認定	30
病院情報	152
病院団体	281
評価機関	284
評価基準	97, 284
評価項目	102
評価コスト	113
評価指標	98, 104, 105
評価者	284
評価尺度	32
評価方法	284
表出化プロセス	241
標準	98, 156, **218**
標準化	21, 56, 102, 109, 115, 116, 117, 144, 156, 215, **218**, 221, 230, 231, 232, 242, 260, 286, 295
──活動	220, 232
標準管理規定	211
標準作業	314
標準時間	314
標準資料法	315
標準診断指針	242
標準診療指針	185, 212
標準的電子カルテ	217, 223
標準病名	**229**
──マスター	229
標準偏差	116
標準報告書	149
標準マスター	229
病床回転率	104
病床管理	57
病床特性	103
病床利用率	103, 104
病診連携	152
費用対効果	20
病病連携	152
病名告知	189
比率尺度	98
比例尺度	98
品質	14
品質監査	**194**
『品質管理』	123
品質技術革新賞	288
品質機能展開	27, 47, **306**
品質強調月間	275
品質記録の管理	214
品質計画書	213
品質賞	**287**
品質展開	143, 292, 303, 306
品質表	143, 291, 306
品質方針	214
品質マニュアル	213
品質目標	214
品質要素	29

ふ

ファシリテーター	73
不安全行為	54
フィロソフィー	142
フェールセーフ	108, 109, 245, 256
不確実性	52, 215
不具合	56
複合監査	197
複雑性	52
服薬指導	59
父権主義	188
不測事態対応計画	247
付帯サービス	20
物理的充足度	29
物流	315
不適合	**33**, 190
不適合処置	**33**, **190**

不適合製品の管理 …………………… 214
不満足度 ……………………………… 33
プライバシー権 ………………… 49, 189
プライマリーケア ……………………… 55
　── 医 ……………………………… 152
プライマリーナーシング ……………… 58
プライマリーナース …………………… 58
ブランチラボ ………………………… 168
不良品 …………………………… 33, 112
ブレーンストーミング ……………… 303
プロジェクト ……………… 62, 172, 173
プロジェクトチーム …… 63, 72, 173, 262
プロジェクトの運営 ………………… **72**
プロジェクトマネジメント ……… 72, **173**
　── 学会 ………………………… 173
プロジェクトマネジャー …………… 173
プロジェクトリーダー ……………… 173
プロセス ………… 20, 82, 84, 95, 101, 162
プロセスアプローチ ……… **84**, 149, 150
プロセス管理 ……………… 82, 142, 162
プロセス検査 ………………………… 195
プロセス指向 …… 104, 118, 144, 215, 286
プロセス重視 ………………………… **82**
　── の概念 ……………………… 82
プロセス図 …………………………… 175
プロセスチャート …………………… 175
プロセスネットワーク ………… 84, 104
プロセスの質 ………………………… 17
プロセスの妥当性確認 ……………… 200
プロセスバリデーション …………… 201
プロセスフロー図 ……………… 86, 163
プロセスマネジメント ……………… 286
プロダクトアウト ……………………… 44
プロダクトポートフォリオ分析 …… 291
プロフェッション ……………………… 66
分散 …………………………………… 116
文書 …………………………… 210, 213
分掌業務 …………………………… 156
文書化 ……………………… **210**, 213, 214
文書管理 …………………………… 211, 214
　── 規定 ……………… 211, 212, 225
文書規定 …………………………… 211
文書体系 ……………………… 211, 212

へ

平均故障間隔 ………………………… 108
平均故障時間 ………………………… 108
平均在院日数 ……… 98, 103, 104, 136
平均修復時間 ………………………… 108
ベストプラクティス ………… 146, 269
ヘルシンキ宣言 ……………………… 48
ベンチマーキング ……………… 97, 146
ベンチマーク …………………… 99, 205, 221

ほ

包括化診療報酬支払制度 …………… 221
包括支払制度 ………………………… 170
包括的尺度 …………………………… 32
包括払い ……………………………… 135
法規 …………………………………… 218
棒グラフ ……………………………… 300
剖検 …………………………………… 202
　── 率 …………………………… 203
報告書 ………………………………… 210
方策 …………………………… 158, 159
放射線技師 ……………………… 55, 268
方針 …………………………………… 158
方針管理 ……… 65, 142, 145, **158**, 160, 196
法的適合性 …………………………… 193
方法 …………………………………… 165
　── 規格 ………………………… 219
　── 研究 ………………………… 314
法令遵守 ……………………………… 127
保険医及び保険医療機関療養担当規則
　……………………………………… 52
保険医療 ……………………………… 52
保険外診療 …………………………… 55
保健師助産師看護師法 ……………… 52
保険診療 ………………………… 22, 55
ポジショニング分析 ………………… 291

母集団	296, 298
保証	38
補償	38
母数	297
保全性	107, 292
保全度	108
保存性	217
ボトムアップ	62
本賞	287
本来備わっている特性	14

ま

マーケットイン	44, 307
マイルストン	171
前工程	95
マッチング	271
── 方式	221
マテリアルハンドリング技法	315
マトリックス管理	62
マトリックス図法	290, 303
マトリックス・データ解析	305
── 法	290
マニュアル	156, 211
マネジドケア	204
マネジメント	76, 103
マネジメントシステム	61, **138**, 140, 233, 282, 284
── 規格	219
マネジメントへのシステムアプローチ	149, 150
マネジメントレビュー	195, 267
マルコム・ボルドリッジ国家品質賞	25, 125, 277, 288
慢性期医療	155
満足度	29, 33, **99**

み

未然防止	34, 69, 245, 254, 312
身分法	133, 268
魅力品質	19, **29**, 30
── 理論	29
民事訴訟法	129

む

無過失責任主義	180
無関心品質	30
無作為化	80
── 比較試験	80, 111

め

名義尺度	97
名称独占	134, 268
メタ分析	80, 81
滅菌バリデーション	201
メディケア	226, 231, 278
目に見えないロス	112
目に見えるロス	112
メリーランド病院協会	106, 279
免責事由	181

も

目的適合性	105
目的への適合性	101
目標管理	99, 145
目標状態	227
目標売価	169
目標利益	169
モジュール型継続受け持ち方式	58
モチベーション	274
もてなし業	20
モノのトレーサビリティ	208
モラール（M）	160
問題	120
問題解決	56, 80, 116, **120**, 299
── 型QCストーリー	295
── サイクル	56
── 能力	121
── 法	290
問題志向型診療記録	217
問題志向方式	223

問題発見能力 ……………………………… 121

や

薬剤管理指導業務 ……………………… 59
薬剤関連業務 ………………………… **59**
薬剤師 …………………………………… 55, 59
薬剤標準 ………………………………… 212
薬事法 …………………………………… 207
薬物過剰反応 …………………………… 244
薬効 ……………………………………… 94

ゆ

有効性 ……………………………… **110**, 206
── 評価 ……………………………… 111
ユーザーインターフェイス …………… 108
ユーザビリティ ………………………… 108
ユーティリティー ……………………… 75
輸血ミス ………………………………… 244
ユニットプロセス管理 ………………… 84

よ

よい結果はよいプロセスから生じる … 83
要因系の管理項目 ……………………… 162
要求事項 …… 14, 37, **46**, 99, 180, 238, 284
── の除外 …………………………… 238
要求水準 ………………………………… 21
要求品質 ……………………………… 18, 27
── 展開表 …………………………… 306
様式 ……………………………………… 210
予期しない再入院率 ……………… 103, 104
予後告知 ………………………………… 189
欲求5段階説 …………………………… 66
予防コスト ……………………………… 113
予防処置 …………………………… 34, 214
与薬 ……………………………………… 197
── 業務 ……………………………… 225
4M-4E …………………………………… 250
── マトリックス分析 ……………… 250
四病院団体協議会 ……………………… 281
Ⅳ類 ……………………………………… 298

ら

ライン ……………………………… 66, 69
── 機能 ……………………………… 61
── バランシング …………………… 164
── 部門 ……………………………… 61

り

リーダー ………………………………… 73
リーダーシップ ………………… 24, 64, 149
リードタイム …………………………… 165
利害関係者 ……… 15, 24, 42, 64, 127, 129
理学療法士 ……………………………… 268
リカバリープラン ……………………… 247
罹患率 …………………………………… 102
力量 ……………………………………… 70
── 評価 ……………………………… 71
リコール ………………………………… 208
リスク管理 ……………………………… 166
リスク性 ………………………………… 52
リスクマネジメント …… 41, 181, **246**, 253
リスクマネジャー ……………………… 280
リストラクチャリング ………………… 147
リスボン宣言 …………………………… 48
立証責任 ………………………………… 180
リハビリテーション標準 ……………… 212
良質な医療 ……………………………… 83
量・納期（D） ………………………… 160
療養 ……………………………………… 52
療養上の世話 …………………………… 52
療養担当規則 …………………………… 52
療養病床 ………………………………… 52
稟議制度 ………………………………… 62
臨床疫学 ………………………………… 81
臨床化学検査 ……………………… 94, 115
臨床決断 ………………………………… 80
臨床研究 …………………………… 80, 216
臨床検査 ………………………………… 221
── 値 ………………………………… 31
臨床研修 ……………………………… **270**

── 病院 ………………… 30, 203, 270
　　── 病院群 ………………………… 271
臨床工学技師 ………………………… 268
臨床試験 ………………………………… **206**
臨床指標 ……… 31, 98, 100, 102, 103, **105**, 203, 221
臨床判断 ………………………………… 80
臨床病理検討会 ………………… 28, 201, 202
倫理綱領 ………………………………… 66
倫理的責任 ……………………………… 66

る

類似性 ………………………………… 298

れ

レイアウト …………………………… 315
　　── 技法 ……………………………… 315
レーダーチャート …………………… 300
レスポンシビリティ ………………… 129

レビュー ………………………………… **200**
連関図法 ………………………… 290, 302

ろ

老人保健施設 …………………………… 52
労働安全衛生 ……………… 139, **178**, 286
　　── 法 ……………………………… 178
労働安全衛生マネジメント ………… 178
　　── システム …………………… 179
労働基準法 …………………………… 178
労働災害 ……………………………… 178
労働生産性 …………………………… 111

わ

ワークサンプリング ………………… 315
ワイブル解析 …………………… 108, 292
悪さ加減 …………………………… 33, 120
ワン・ツー・ワン・マーケティング … 44

医療の質用語事典

定価：本体 3,000 円（税別）

2005 年 9 月 8 日	第 1 版第 1 刷発行
2014 年 7 月 16 日	第 4 刷発行

監 修 者　飯田修平・飯塚悦功・棟近雅彦
編 著 者　医療の質用語事典編集委員会
発 行 者　揖斐　敏夫
発 行 所　一般財団法人 日本規格協会
　　　　　〒 108-0073　東京都港区三田 3 丁目 13-12　三田 MT ビル
　　　　　http://www.jsa.or.jp/
　　　　　　　振替　00160-2-195146
印 刷 所　三美印刷株式会社
製　　作　有限会社カイ編集舎

権利者との
協定により
検印省略

© Shuhei Iida, et al., 2005　　　　　　　Printed in Japan
ISBN978-4-542-20310-5

● 当会発行図書，海外規格のお求めは，下記をご利用ください．
　営業サービスユニット：(03)4231-8550
　書店販売：(03)4231-8553　注文 FAX：(03)4231-8665
　JSA Web Store：http://www.webstore.jsa.or.jp/